A Thousand Brains

知能の謎を解く「1000の脳」理論

脳は世界をどう見ているのか

ジェフ・ホーキンス
大田直子 訳

A New Theory of Intelligence
A Thousand Brains

早川書房

Jeff Hawkins

A Thousand Brains

脳は世界をどう見ているのか

——知能の謎を解く「1000の脳」理論

A THOUSAND BRAINS
A New Theory of Intelligence
by
Jeff Hawkins

Translated by
Naoko Ohta
First published 2022 in Japan by
Hayakawa Publishing, Inc.
This book is published in Japan by
arrangement with
Levine Greenberg Rostan Literary Agency
through The English Agency (Japan) Ltd.

装画／石川和人「Humanity 049」
装幀／大倉真一郎

目次

序文

進化生物学者、『利己的な遺伝子』著者
リチャード・ドーキンス

この本を寝る前に読んではいけない。怖いわけではない。悪夢にうなされることはないだろう。そうではなく、痛快で、とても刺激的なので、頭の中でわくわくするような大胆なアイデアが激しく渦《うず》を巻く。眠るよりも、外に飛び出して誰かに話したくなるのだ。この序文を書いているのはその渦巻きの犠牲者であり、そのうちあなたにもわかると思う。

チャールズ・ダーウィンは、大学と関係なく政府の助成金もなしに研究を行なう手段をもっていたという点で、科学者の中では異例だった。ジェフ・ホーキンスはシリコンバレーの有閑科学者と呼ばれることを望まないだろうが、それでも似ている点はある。ダーウィンの強烈な発想はあまりに革命的で、短い論説で述べられても理解しにくかったため、一八五八年のダーウィンとウォレスの共同論文はほとんど無視された。ダーウィン自身が言ったとおり、その考えを伝えるには本一冊が必要だったのだ。案の定、一年後に彼の名著がビクトリア朝の根本を揺るがした。伝えるには本一冊が必要だということは、ジェフ・ホーキンスの一〇〇〇の脳理論にも言える。座標系という、的を射たアイデア——「考えることは一種の動きである」——についても同様だ。

この二つの発想はそれぞれ、一冊の本を埋めるほど深遠である。しかしそれだけではない。T・H・ハクスリーが『種の起源』を読み終えて、こう言ったことは有名だ。「これを考えつかなかったとは、私はなんて大ばかなのだろう」。私は、脳科学者がこの本を読み終えたとき、必ず同じことを言うと思っているわけではない。本書に述べられているのは、ダーウィンの場合のようなひとつの壮大な発想ではなく、たくさんの刺激的な発想なのだ。

T・H・ハクスリーだけでなく、彼の三人の聡明な孫たちも、本書を気に入ったのではないだろうか。なぜなら、アンドリューは神経インパルスの仕組みを発見し（ホジキンとハクスリーは神経系のワトソンとクリック〔訳注：DNAの二重らせん構造を発見した〕である）、オルダスは心がさまよえる最も遠くまで詩的な空想の旅をし、そしてジュリアンは、現実のモデルすなわち宇宙の縮図を構築する脳の能力を称えて、次の詩を書いているからだ。

事物の世界が、あなたの幼い心に入り込み
その透き通った小部屋《キャビネット》にすみついた。
その部屋の中で、きわめて奇妙なパートナーと出会い、
そして、事物は思考に変じ、仲間を増やした。
ひとたびその部屋に入れば、有形の事実はその魂《スピリット》を
見つけることができたからだ。互いにお陰《かげ》をこうむりあう事実とあなたは、
そこに小さなミクロコスモスを築いた――だが、まだ
その小さな自我に担わすべき最大の課題が残っていた。

死人もそこでは生きることができ、星と言葉を交わすこともできる。
赤道は北極と語りあい、夜は昼と語りあう。
精神は、世界の物質的な仕切りを溶かし――、
無数の孤立が燃え尽きる。
宇宙は生き、働き、計画することができ、
最後には、人間の心の中に神をつくる。
（リチャード・ドーキンス『悪魔に仕える牧師』早川書房、垂水雄二訳より）

脳は暗闇の中にあって、外の世界を感知するには、アンドリュー・ハクスリーが発見した神経インパルスの嵐に頼るしかない。眼からの神経インパルスは耳や足の親指からのものと変わらない。それが区別されるのは、最後に行き着く脳の中である。私たちが知覚する現実は構築された現実、すなわちモデルであり、感覚器官から流れ込むニュース速報によって情報を知らされ、更新される。そう提案した科学者や哲学者は、ジェフ・ホーキンスが初めてではない。しかしホーキンスは、そのようなモデルはひとつではなく何千もあって、それぞれが脳の皮質を構成するたくさんのきっちり並べられた「コラム」の中に一個ずつ収まっているのだという考えを、雄弁に語った最初の人物だと思う。そうしたコラムは約一五万個あって、彼が「座標系」と呼ぶものとともに、本書第1部の主役になっている。両者に関するホーキンスの主張は刺激的で、ほかの脳科学者にどう受け止められるかを確かめるのはおもしろい。少なくとも私はそう思う。とくに興

味をそそられるのは、皮質コラムは世界をモデル化するとき、半自律的に働くという考えである。「私たち」が知覚するものは、コラムの民主的な合意だという。

脳の中の民主主義？　合意、そして論争？　すばらしい発想だ。それが本書の主要テーマである。私たち人間という哺乳類は、頻発する論争の犠牲者だ。無意識に生存機械を動かす古い爬虫類脳と、その上のいわば運転席にすわっている哺乳類の新皮質とが、激しく争う。この新しい哺乳類脳――大脳皮質――は考える。意識の座である。過去と現在と未来を認識し、古い脳に指示を送り、古い脳がそれを実行する。

糖類が生き延びるためには不十分で貴重だった数百万年間、自然選択に訓練されてきた古い脳は「ケーキだ。ケーキがほしい。おいしそうなケーキ。よこせ」と言う。糖類がありあまっているのはわずか数十年だが、そのあいだ本と医者に訓練されてきた新しい脳は「だめだめ。ケーキはだめ。いけない。そのケーキを食べないで」と言う。古い脳は言う。「痛い、痛い、すごく痛い、いますぐ痛みを止めろ」。新しい脳は言う。「いやいや、拷問に耐えろ、拷問に負けて国を裏切るな。国と同志への忠誠は、おまえ自身の命より優先される」

古い爬虫類脳と新しい哺乳類脳の対立が、「なぜ痛みはそれほどひどくつらい必要があるのか？」という謎に答えを出す。結局、痛みとは何のためなのか？　痛みは死の代弁者なのだ。脳に警告している。「二度とそれをやるな。ヘビをいじめるな、熱い燃えさしを拾うな、あまりに高いところから飛び降りるな。今回は痛かっただけだが、次は死ぬかもしれない」。しかしここで設計技術者が、私たちに必要なのは脳内の痛みを覚えない旗《フラグ》に相当するものだと主張してもいい。旗が上がったら、いまやったことを繰り返すな。しかし私たちが実際に受け取るのは、技術者の提案する楽で無痛の旗ではなく、痛みである——たいていは耐えられないようなひどい痛みだ。なぜだろう？　感知できる旗の何が悪いのか？

答えはおそらく、脳の意思決定プロセスの論争的性質にある。古い脳と新しい脳の激しい争いだ。痛みのない旗システムでは、新しい脳が古い脳の票を覆すのが簡単すぎるので、うまく機能しないだろう。どちらも本人を痛めつけない。

新しい脳は私の仮説上の旗など遠慮なく無視して、どんな数のハチに刺されても、足首を捻挫しても、親指をねじで締められて拷問されても、もしなんらかの理由で「そうしたい」なら耐えるだろう。古い脳は遺伝子を伝えるために生き延びることを実際に「気にする」ので「抵抗する」が、無駄に終わりかねない。自然選択は生存のために、新しい脳が古い脳の発言を封じられないほど痛みをひどくつらいものにすることによって、古い脳の「勝利」を確実にしているのかもしれない。もうひとつ例を挙げよう。古い脳がセックスの進化論的目的を「認識」していたら、コンドームを使う行為は耐えられない痛みをともなうだろう。

ホーキンスは、二元論とかかわらないようにしている博識な科学者と哲学者の多数派を支持している。機械の中に幽霊はいない。ハードウェアと切り離されているので、ハードウェアが死んでも生き延びる不気味な魂はない。カラー画面に映し出された世界の映像を自己が見ている（ダニエル・デネットの言う）カルテジアン劇場はない。代わりにホーキンスが提案するのは多数の世界モデル、すなわち構築されるミクロコスモスである。それは感覚器官から降り注ぐ神経インパルスの雨によって、情報を与えられ調整される。ちなみにホーキンスは、脳をコンピューターにアップロードすることによって死を逃れるという遠い将来の可能性を、完全に排除してはいないが、あまり楽しくないだろうと考えている。

脳が構築するモデルでさらに重要なのは、体そのもののモデルである。そのモデルは必要に応じて、頭蓋という監獄の壁の外にある世界の見え方が体自体の動きによって変わることに対処する。そしてこれは、本書第2部の最大の関心事である機械知能に関係している。ジェフ・ホーキンスは私と同様、超知的な機械が人間の座を奪い、人間を従属させ、まとめて葬《ほうむ》りさえしかねないことを恐れる、優秀な人びとや友人たちをおおいに尊重している。しかしホーキンスはそんな機械を恐れない。その理由のひとつは、チェスや囲碁に熟達する才能は、現実世界の複雑さに対処できる能力ではないことだ。チェスができない子どもたちが「どうやって液体がこぼれるか、ボールがころがるか、イヌが吠えるかを知っている。鉛筆やサインペンや紙や糊《のり》の使い方を知っている。本の開き方を知っているし、紙が破れることも知っている」。そして子どもたちは自己イメージ、つまり体のイメージをもっている。そのイメージのおかげで物理的現実の世界における自分の位置がわかるからこそ、彼らは難なくその世界を進んでいける。

ホーキンスは人工知能（ＡＩ）の力や未来のロボットを過小評価しているわけではない。逆だ。しかし、現在の研究の大半がまちがった方向に進んでいると考えている。彼の考える正しい方向とは、脳の仕組みを理解してそのやり方を取り入れながら、大幅にスピードアップすることなのだ。

そして古い脳のやり方を取り入れる理由はない（というか、取り入れるのはやめよう）。その強欲と空腹感、渇望と怒り、感情と恐怖は、新しい脳にとって有害に思える道へと、私たちを駆り立てるおそれがある。少なくともホーキンスと私が（そしてほぼ確実にあなたも）大事だと思う観点からすると、有害である。見識のある私たちの価値観は、利己的な遺伝子の根本的で原始的な価値観——なんとしても繁殖しろという未熟な命令——と大きくかけ離れていることを、彼は確信している。彼の意見では（議論を呼ぶかもしれないが）、古い脳がなければ、ＡＩが私たちに対して邪悪な感情を抱くと予想する理由がない。同様に、そしてやはり議論を呼ぶかもしれないが、彼は意識のあるＡＩのスイッチを切ることは殺人ではないと考える。古い脳がなければ、なぜ恐怖や悲しみを感じるだろう？　なぜ生き延びたいと思うだろう？

「遺伝子vs.知識」の章を読むと、古い脳の目的（利己的な遺伝子に仕えること）と新しい脳の目的（知識）の差異がはっきりわかる。利己的な遺伝子の命令に逆らう力があることは、人間の大脳皮質の誇りである——あらゆる動物の中で唯一無二であり、地球が誕生して以来、前例のないことだ。私たちは子づくりでないセックスを楽しめる。人生を哲学や数学、詩作、宇宙物理学、音楽、地質学、あるいは温かい人間愛にささげられる。そういうことは時間の無駄であり、ライバルと闘い、複数のセックス相手を追いかけることに時間を費やす「べき」だという、古い脳の遺伝子による呼びかけを無視する。ホーキンスは言う。「私の目から見ると、私たちは難しい選択に直面している。古い脳か新しい脳、どちらに味方するかの選択だ。もっと具体的には、いまの私たちをつくり上げたプロセス、すなわち自然選択、生存競争、そして利己的な遺伝子の欲求によって、自分たちの未来が決定されるのを望むのか？　それとも、世界を理解したいという欲求と知能によって、未来が決定されるのを望むのか？」

私は最初に、ダーウィンの『種の起源』を読み終えたときの、Ｔ・Ｈ・ハクスリーの親しみのこもった謙虚な発言を引用した。最後に、ジェフ・ホーキンスの数ある魅力的な発想のひとつについて話そう。彼はそれをたった二ページにまとめ上げているが、それを読んで私はハクスリーの言葉をそのまま繰り返した。ホーキンスは宇宙の墓碑、つまり私たちがかつてここにいて、その事実を告知できたことを銀河系に知らせるものの必要性を感じながら、あらゆる文明は短命であることに触れている。宇宙時間のスケールでは、文明による電磁通信の発明からその消滅までの間隔は、ホタルが放つ光のようなものだ。ひとつの光が別の光と同時に発生する確率は、残念ながら小さい。であれば、私たちに必要なのは「私たちがここにいる」ではなく「私たちはかつてここにいた」というメッセージである——だからこそ私は墓碑と呼んだ。そして墓碑は宇宙スケールの時間で持続しなくてはならない。何光年も離れた場所から見えなくてはならないだけでなく、私たちが絶滅したずっとあとに、ほかのつかの間の知能が傍受したときにメッセージを表明しているように、何十億年ではないにしても、何百万年も続かなくてはならない。素数や何十桁もの円周率を発信してもうまくいかない。とにかく、無線信号やパルスレーザービームではだめだ。そうした信号はたしかに生物学的知能を確実に示し、だからこそSETI（地球外知的生命体探査）やSFの十八番《おはこ》だが、持続時間が短すぎるし、現状どおりすぎる。では、どんな信号なら十分に長く続き、全方向のはるか彼方からでも検知できるだろう？　ここでホーキンスは私の内なるハクスリーを呼び覚ました。

いまの私たちにはできないが、将来的には、人類のホタルの光が尽きる前に、「太陽の光を自然には生じないパターンでほんの少しさえぎる」衛星を、太陽の周回軌道に乗せることができるかもしれない。「そうした周回する太陽光遮断物は、私たちがいなくなってからもずっと、何百万年も太陽を周回し続け、はるか遠くからでも見つけられるかもしれない」。こうした本影衛星の間隔が文字どおりの連続する素数ではなくても、メッセージはまちがいようがないはずだ。
「知的生命体がここにいた」

私がなかなか楽しいと思うのは、スパイクの（彼の話の場合、衛星は太陽を薄暗くするので逆スパイクの）間隔のパターンにコード化される宇宙へのメッセージは、ニューロンと同じ種類のコードを使っている点だ。すばらしい本から楽しみをもらったことに感謝して、ジェフ・ホーキンスにこの寸描をささげる。

本書は脳の働きに関する本である。そしてまさしく脳を刺激する働きをする。

第1部
脳についての新しい理解

あなたの頭の中の細胞がこの言葉を読んでいる。それがどれだけすごいことか、考えてほしい。細胞は単純だ。一個の細胞は読むことや考えることはもちろん、たいしたことはできない。それなのに、脳をつくるのに十分な細胞をまとめると、本を読み、さらには書く。建物を設計し、テクノロジーを発明し、宇宙の謎を解明する。単純な細胞でつくられた脳がどうやって知能を生み出すのか。これは非常に興味深い疑問であり、いまだに解明されていない。

脳の仕組みを理解することは、人類にとって大きなチャレンジのひとつと考えられている。そのために、欧州のヒューマン・ブレイン・プロジェクトや国際ブレイン・イニシアチブのような、国家的・国際的な取り組みが数多く生まれている。世界中のほぼあらゆる国々で、何万人もの神経科学者が、脳を理解しようとさまざまな専門分野で研究している。神経科学者は多様な動物の脳を研究し、いろいろな疑問に答えているが、神経科学の最終的な目標は、人間の脳がどうやって人間の知能を生み出しているかを知ることである。

人間の脳はいまだに解明されていないという話に、あなたは驚くかもしれない。毎年、脳に関する新たな発見が発表され、新しい脳の本が出版され、人工知能（ＡＩ）のような関連する分野の研究者は、たとえばマウスやネコの知能に近いものをつくり出していると主張する。このことから、科学者は脳の仕組みについてかなりよくわかっていると思われがちだ。しかし神経科学者に尋ねたら、ほぼ全員が、まだ何もわかっていないと認めるだろう。脳について膨大な量の知識と事実がわかっているが、全体の仕組みはほとんど理解できていない。

一九七九年、ＤＮＡ研究で知られるフランシス・クリックが、脳科学の状況に関する小論「脳について考える」を書いている。彼は科学者が集めた脳についての大量の事実を説明し、それでもこう断じた。「詳細な知識は着実に蓄積されているが、人間の脳の仕組みはいまだにまったくの謎である」。彼はさらに「とくに足りないのは、こうした結果を解釈するための考え方の大まかな枠組みである」と述べている。

クリックが言うには、科学者は何十年もの間に脳に関するデータを集めてきた。科学者はたくさんの事実を知っている。しかしそうした事実をまとめて、何か意味のあるものを組み立てる方法を考え出した人はいない。脳はピースが何千個もある巨大なジグソーパズルのようなもので、パズルのピースは目の前にあるのに、私たちはそれを理解できない。答えがどんなふうになるはずか、誰にもわからない。クリックによると、脳が謎である原因は十分なデータが集まっていないことではなく、すでに手元にあるピースの並べ方がわからないことにある。クリックがこの小論を書いてから四〇年間に、脳について多くの重要な発見があり、そのうちのいくつかについて私はあとで話すつもりだが、結局、彼の意見はいまだにそのとおりである。頭の中の細胞からどうやって知能が生まれるのかは、いまだに深遠な謎なのだ。毎年、パズルのピースがさらに集められると、脳に対する理解に近づくのではなく、逆に遠ざかっているように感じられることもある。

　私は若いときにクリックの小論を読んで刺激を受けた。私が生きている間に脳の謎が解かれる可能性もあると感じ、それ以来、その目標を追いかけている。この一五年間、私はシリコンバレーで、新皮質と呼ばれる脳の部位を研究するチームを率いてきた。新皮質は人間の脳の約七割を占めており、視覚、触覚、聴覚から、あらゆる形式の言語、そして数学や哲学のような抽象的思考まで、知能と結びつくものすべてをつかさどっている。われわれの研究の目標は、脳の生物学を説明し、同じ原理で働く知的機械をつくることができるくらい、新皮質の仕組みを詳しく理解することである。

　二〇一六年初め、われわれの研究は劇的に進歩した。理解が大躍進をとげたのだ。われわれもほかの科学者も、重要な材料を見逃していたことに気づいた。この新しい洞察によって、パズルのピースがどう組み合わさるかがわかった。言い換えれば、クリックが書いていた枠組み、新皮質の仕組みの基本を説明するだけでなく、知能についての新しい考え方をも生み出す枠組みが発見されたのだと、私は考えている。まだ完璧な脳理論はない――それにはほど遠い。科学の各分野は一般に、理論的枠組みから始めて、あとになってようやく細部が解明される。おそらく最も有名な例は、ダーウィンの進化論だろう。ダーウィンは種の起源に関する大胆な新しい考え方を提案したが、遺伝子とＤＮＡの仕組みのような細部は、ずっとあとになってようやくわかった。

　知能をもつには、脳は世界について非常に多くのことを学ばなくてはならない。私が言っているのは、たんに学校で学ぶことではなく、日常的なものがどう見えるか、どう聞こえるか、どう感じられるかのような、基本的なことである。ドアがどうやって開閉するのかから、スマートフォンの画面をタッチするとアプリは何をするのかまで、物体のふるまい方を学ばなくてはならない。個人の持ち物を家のどこにしまうかから、図書館や郵便局が町のどこにあるかまで、あらゆるものが世界のどこに位置するかを学ぶ必要がある。そしてもちろん、「同情」や「政府」の意味のような、高度な概念も学ぶ。何より、私たちはそれぞれ、何千何万という言葉の意味を学ぶ。私たちはみな、世界について膨大な量の知識をもっている。食物の摂取方法や痛みの避け方のように、遺伝子で決まっている基本スキルもある。しかし私たちが世界について知っていることのほとんどは、学ばれたものだ。

脳は世界のモデルを学ぶ、と科学者は言う。「モデル」という言葉は、私たちが知っていることは事実の山としてただ蓄積されるのではなく、世界とそこに含まれるすべての構造を反映するように体系化されることを意味する。たとえば、自転車が何かを知るために、私たちは自転車についての事実のリストを覚えるわけではない。そうではなく、私たちの脳はさまざまな部品、その部品が互いに対してどう配置されるか、さまざまな部品がどう動いて連動するかなど、自転車のモデルをつくり出す。何かを認識するためには、私たちはまず、それがどう見えるか、どう感じられるかを学ぶ必要があり、目標を達成するためには、私たちが世界の事物と相互作用するとき、そうした事物が一般にどうふるまうかを学ぶ必要がある。知能は脳がつくる世界のモデルと密接につながっている。したがって、脳がどうやって知能をつくるのかを理解するには、単純な細胞からなる脳が、どうやって世界とそこにある万物のモデルを学ぶかを解明しなくてはならない。

われわれの二〇一六年の発見で、脳がどうやってこのモデルを学ぶかの説明がつく。新皮質は人が知るすべてのこと、すべての知識を蓄積するのに、座標系（reference frame）と呼ばれるものを使う、とわれわれは推定した。このことはあとでもっと詳しく説明するが、さしあたって、たとえとして紙の地図を考えてほしい。地図はモデルの一種だ。町の地図は町のモデルであり、緯線や経線のような格子線《グリッド》は一種の座標系である。地図の座標系である格子線は、地図の構成を支えている。座標系はあなたに事物の相対的な位置を教え、ある場所から別の場所への行き方のような、目標達成方法を教えることができる。脳の世界モデルは地図のような座標系を使って構築されていることに、われわれは気づいた。ひとつではなく、一〇万を超える座標系だ。それどころかわれわれの現在の理解では、新皮質内の細胞のほとんどは、座標系をつくり、操作することに専念しており、脳はその座標系を使って計画を立てたり考えたりしている。

この新しい洞察によって、神経科学者の最大の疑問に対する答えが見え始めた。さまざまな感覚入力が、どうやってひとつの経験に統合されるのか？ 私たちが考えるとき、何が起こっているのか？ ふたりの人間はどうして同じ観察結果から異なる意見に到達しうるのか？ そしてなぜ私たちには自己意識があるのか？

本書はこうした発見と、それらが人びとの未来にもつ意味について語る。資料のほとんどは科学誌で発表されており、論文へのリンクを巻末に示した。しかし科学論文は大規模な理論の説明にはあまり適していないし、専門家でない人が理解できるような説明にはなおさら向かない。

本書は三部に分かれている。第1部では、座標系の理論、われわれが「一〇〇〇の脳理論（Thousand Brains Theory）」と呼ぶものを説明する。この理論は論理的推論にもとづいている部分もあるので、われわれが結論に達するまでの足どりを案内する。さらに、この理論が脳についての思想の歴史にどう関連しているかがわかるように、歴史的背景も少し紹介する。第1部を読み終えるまでに、あなたが世界の中で考え、行動するとき、あなたの頭の中で何が起こっているか、そして知能をもつとはどういう意味なのか、理解してもらえると思う。

第2部のテーマは機械知能である。二〇世紀がコンピューターによって変革されたのと同じように、二一世紀は知的機械によって変革される。一〇〇〇の脳理論は、なぜ現在のAIはまだ知的ではなく、真に知的な機械をつくるために何をする必要があるのかを説明する。将来の知的機械はどんなもので、人びとはそれをどう使うことになるのか、詳しく語る。なぜ一部の機械は意識をもつようになるのか、それについて私たちがやるべきことがあるなら、それは何かを説明する。最後に、知的機械は人類存亡のリスクであり、私たちは人類を破滅させるテクノロジーをつくろうとしているのだと心配する人はたくさんいる。私はそうは思わない。われわれの発見は、機械知能そのものは無害である理由を明らかにしている。しかしテクノロジーには力があるので、リスクは人間がそれをどう使うかにかかっているのだ。

第3部では、脳と知能の観点から人間のありようを見ていく。脳がつくる世界のモデルには、私たちの自己のモデルも含まれる。このことから、あなたと私が一瞬一瞬に知覚するものは世界のシミュレーションであって現実の世界ではないという、奇妙な真実につながっていく。一〇〇〇の脳理論の結論のひとつは、世界について私たちが思っていることは誤っているかもしれない、ということである。どうしてそうなるのか、なぜ誤った思い込みは排除しにくいのか、そして原始的な感情と合わさった誤った思い込みは、どういうふうに私たちの長期生存にとって脅威なのかを説明する。

最終章では、人間が種として直面する最も重要な選択と考えられることについて議論する。私たち自身についての考え方は二通りある。ひとつは、生物学的有機体として、進化と自然選択の産物として考えること。この視点から見ると、人間は遺伝子によって定義され、生命の目的は遺伝子を複製することだ。しかしいま人間は、純粋に生物学的な過去から脱しつつある。高い知能をもつ種になった。地球上で初めて宇宙の大きさと年齢を知った種である。初めて地球がどういうふうに進化し、自分たちがどうやって生まれたかを知った種である。宇宙を探検し、その秘密を学ぶための道具を初めて開発した種である。この視点から見ると、人間は遺伝子ではなく知能と知識によって定義される。未来について考えるときに直面する選択はこうだ。人は生物学的過去によって動かされ続けるべきなのか、それとも新たに出現した知能を活用することを選ぶべきなのか。

どちらかを選ばなくてはならない。私たちは地球を根本的に変え、生物学を操作し、そしてまもなく自分たちより賢い機械をつくることができる、強力なテクノロジーを生み出しつつある。しかしいまだに、いまの私たちをつくり出した原始的行動も起こす。この組み合わせこそが、取り組まなくてはならない真の人類存亡にかかわるリスクである。もし人間を定義するものとして遺伝子ではなく知能と知識を活用する覚悟があるのなら、私たちはより長く続き、より崇高な目的のある未来を創出できるだろう。

一〇〇〇の脳理論につながる旅は、長く曲がりくねっていた。私は大学で電気工学を勉強し、フランシス・クリックの小論を読んだときは、インテルに就職したばかりだった。あの小論に深く影響されたおかげで、仕事を変え、人生を脳の研究にささげることに決めた。インテルで脳の研究をする職に就く試みに失敗したあと、私はＭＩＴ（マサチューセッツ工科大学）のＡＩ研究所の大学院生を志願した（知的機械をつくる最善の方法は、まず脳を研究することだと感じていた）。ところがＭＩＴの教授陣との面接で、脳の理論にもとづいて知的機械をつくるという私の提案は却下された。脳はたんなる面倒なコンピューターであり、それを研究しても意味がないと言われたのだ。意気消沈したもののひるまなかった私は、次に、カリフォルニア大学バークレー校の神経科学博士号プログラムに登録した。そして一九八六年一月、研究を始めた。

バークレーに到着してすぐに、神経生物学の院生グループ担当教授のフランク・ウェルブリン博士にアドバイスを求めた。すると、博士論文のために私がやりたい研究を説明する論文を書くように言われた。そこでその論文で、新皮質の理論について研究したいと説明した。新皮質がどうやって予測するかを調べることによって、問題にアプローチしたいとわかっていたのだ。ウェルブリン博士が数人の教授に私の論文を読ませたところ、その評判はよかった。博士によると、私の熱意は称賛に値し、私のアプローチは確実で、私が研究したがっている問題は科学の中でとくに重要だ。しかし——続きがあるとは思わなかった——どうすればいま私がその夢を追いかけられるのかわからない、と言い足した。神経科学の大学院生として、私は教授のための研究をしなくてはならない。教授がすでに取り組んでいることと似たような研究をするのだ。そしてバークレーには、というかウェルブリン教授が知るかぎりほかのどこにも、私がやりたいことに近いことをやっている人はいなかった。

脳機能の総合的理論を構築しようとする試みは、あまりに野心的であり、ひいてはあまりにリスクが高いとされた。学生がそれに五年間取り組んでも、進展がなかったら卒業できないだろう。

教授にとっても同様にリスクが高い。終身在職権が手に入らないのだ。研究に資金を分配する政府機関も、リスクが高すぎると考えた。理論に重点を置く研究の提案は、いつも決まって却下される。

実験研究所で働くこともできたが、いくつか面接を受けて、自分にはあまり向いていないとわかった。動物を訓練し、実験装置を構築し、データを集めることに、ほとんどの時間を費やすことになる。展開する理論はどれも、その研究所で研究される脳の部位に限定される。

それから二年間、私は毎日、大学の図書館で片っ端から神経科学の論文を読んだ。それまでの五〇年間に発表されたとくに重要な論文すべてを含めて、読んだ論文は数百に上る。さらに、心理学者、言語学者、数学者、哲学者が脳と知能について考えたものも読んだ。型破りではあったが、一流の教育を受けたのだ。二年間の独学のあと、変化が必要だった。そしてある計画を思いついた。四年間また産業界で働き、そのあと学界でのチャンスを見直すのだ。そこで、シリコンバレーでパーソナルコンピューターの仕事にもどった。

私は起業家として成功するようになった。一九八八年から九二年にかけて、ほぼ業界初のタブレットコンピューター、グリッドパッドを開発した。そして一九九二年、パーム・コンピューティング社を設立し、パームパイロットやトレオのような、当時最先端の携帯型コンピューターとスマートフォンを設計する一〇年が始まった。パームで私と一緒に働く人たちはみな、私の心が神経科学にあり、モバイルコンピューティングは当座の仕事と考えていることを知っていた。最先端の携帯型コンピューターやスマートフォンを設計するのはわくわくする仕事だ。何十億という人びとが、最終的にこうした装置に頼ることになるとわかっていたが、それでも脳を理解するとのほうが重要だと感じていた。脳理論はコンピューターよりも大きなプラスの影響を、人類の未来に与えると信じていたのだ。だから私は脳研究にもどる必要があった。

退職に都合のいいタイミングなどなかったので、私はある日を選び、設立を手伝った企業を去った。数人の神経科学者の友人（とくにUCバークレーのボブ・ナイト、UCデイヴィスのブルーノ・オルスハウゼン、NASAエイムズ研究センターのスティーヴ・ゾルネッツァー）の助けと催促を受けて、二〇〇二年、レッドウッド神経科学研究所（RNI）を設立した。RNIは新皮質理論を専門とし、一〇人の専任科学者を抱えた。私たちはみな、脳の大理論に関心があり、RNIはこの着目が許されるばかりか期待される、世界でもごくわずかな場所のひとつだった。私がRNIを運営した三年のあいだ、一〇〇人を超える学者の訪問を受け、なかには何日も何週間も滞在する人もいた。毎週、一般公開の講演を行ない、それがたいてい何時間にもわたる議論と論争に発展した。

私を含めてRNIで働く人はみな、それがすばらしいと考えていた。私は多くの世界トップクラスの神経科学者と知り合い、ともに時間を過ごすようになった。そのおかげで、神経科学の複合的な分野に精通することができたが、そんなことは典型的な大学の研究職では難しい。問題は、私は一連の具体的な疑問に対する答えを知りたいのに、チームはその問題に関して意見が一致する方向に動いてはいないとわかったことだ。個々の科学者は自分のことをするのに満足していた。そのため私は、研究所を三年間運営したあと、自分の目標を達成する最善の道は、自分自身の研究チームを率いることだと決断した。

RNIはほかの面では万事順調だったので、UCバークレーに移すことに決めた。そう、私が脳理論を研究する場はないと告げたのと同じ組織が、一九年後、脳理論センターはまさに必要なものだと判断したのだ。RNIはいまも、レッドウッド理論神経科学センターとして続いている。

RNIがUCバークレーに移ると、私は数人の同僚とともにヌメンタを始めた。ヌメンタは独立系の研究会社である。第一の目的は、新皮質の仕組みの理論を構築すること。第二の目的は、脳についてわかったことを、機械学習と機械知能に応用すること。ヌメンタは大学の典型的な研究室と似ているが、もっと柔軟である。私はチームを監督し、全員が同じ課題に集中するようにし、必要であれば何度でも新しい発想を試すことができる。

この原稿を書いているいま、ヌメンタは創立一五周年を過ぎたが、いまだにある意味でスタートアップのようだ。新皮質の仕組みを解明しようとすることは、きわめて困難だがやりがいがある。進歩するためには、スタートアップ特有の環境の柔軟性と集中が必要だ。多大な忍耐も必要であり、それはスタートアップの特徴ではない。われわれが最初の重要な発見――どうやってニューロンは予測するのか――をしたのは二〇一〇年、始めてから五年後だった。新皮質に地図のような座標系があるという発見は、六年後の二〇一六年である。

二〇一九年、われわれは二番目のミッションに取り組み始めた。脳の原理を機械学習に応用することだ。その年は、われわれが学んだことを共有するために、私がこの本を書き始めた年でもある。

宇宙が存在することを知る宇宙内で唯一のものが、私たちの頭の中を漂う一四〇〇グラムの細胞の塊《かたまり》であるとは驚きだ。古いなぞなぞが思い出される。森の中で木が倒れたとして、それを聞いている人が誰もいない場合、木は音を立てたのか？　同様に、私たちはこう問うことができる。もし宇宙が誕生して消滅し、それを知る脳がなかったら、宇宙は実際に存在したのだろうか？　誰にわかるのだろう？　あなたの頭蓋内を漂っている数十億個の細胞は、宇宙が存在することだけでなく、それが広大で古いことも知っている。その細胞は世界のモデルを学んでいる。私たちが知るかぎり、ほかのどこにもない知識だ。脳がどうやってこれをするのかを理解しようと、私は生涯努力してきて、学んだことにわくわくしている。あなたにもわくわくしてほしい。

さあ、始めよう。

第1章　古い脳と新しい脳

どうやって脳が知能をつくり出すのか理解するために、まず知るべき基本がいくつかある。

チャールズ・ダーウィンが進化論を発表してまもなく、生物学者は、人間の脳そのものが時間をかけて進化してきたのであり、その進化史は一目瞭然だと気づいた。生物も種はたいてい新しいものが出現すると古いものが消えるが、それとちがって脳は古い部位の上に新しい部位を加えることによって進化した。たとえば、最も古く最も単純な神経系の一例が、小さな蠕虫《ぜんちゅう》の背中を走る一連のニューロン（神経細胞）である。このニューロンは蠕虫の単純な運動を可能にするものであり、私たちの脊髄《せきずい》の祖先だ。脊髄は同じように私たちの基本的な運動の多くをつかさどっている。次に体の一方の端に、消化や呼吸のような機能を制御するニューロンの塊が現われた。この塊は、やはり私たちの消化と呼吸を制御する脳幹の祖先である。脳幹はすでにあったものを引き伸ばしたが、それを取り替えたわけではない。脳は時間をかけて、古い部位に加えて新しい部位を進化させることによって、だんだんに複雑なふるまいができるようになっていった。この足し算による成長の手法は、とりわけ複雑な動物の脳に当てはまる。古い脳の部位がいまだにあ

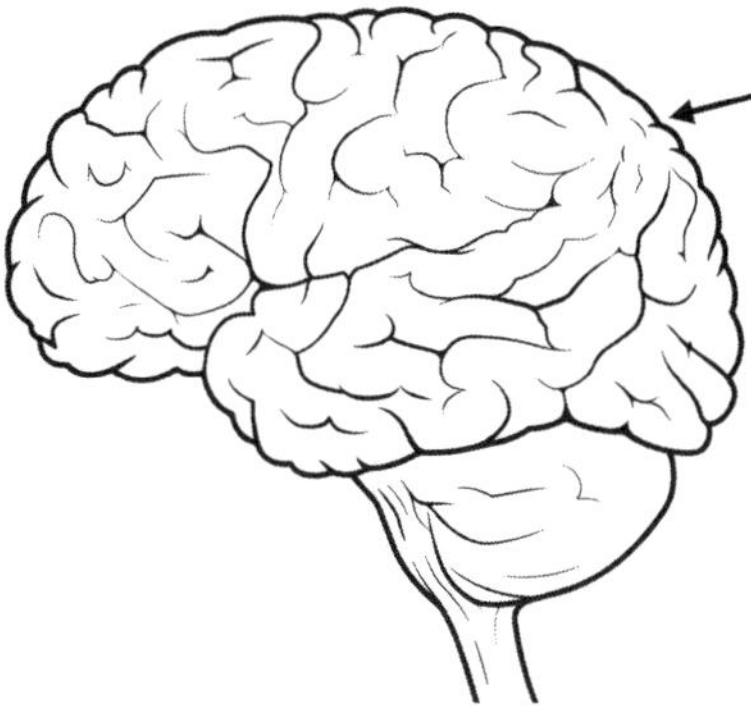

人間の脳

る理由はわかりやすい。私たちがどれだけ賢くて高機能でも、呼吸、飲食、セックス、そして反射反応は、生存にとっていまだに不可欠なのだ。

私たちの脳の最も新しい部位は新皮質である。すべての哺乳類に新皮質があり、新皮質があるのは哺乳類だけだ。人間の新皮質はとくに大きく、脳の容積の約七割を占める。もし新皮質を頭から取り出して、平たくのばすことができるなら、サイズは大きめの食事用ナプキンくらい、厚さは二倍（約二・五ミリ）になるだろう。新皮質は脳の古い部位を包んでいるので、人間の脳を眺めると、見えるものの大部分が（特徴的なひだとしわのある）新皮質であり、古い脳の一部と脊髄がその下から突き出ている。

新皮質は知能の器官である。私たちが知能として思いつく能力――たとえば視覚、言語、音楽、数学、科学、工学――のほとんどが、新皮質で生み出されている。私たちが何かを考えるとき、考えているのはおもに新皮質である。あなたの新皮質がこの本を読んでいて、私の新皮質がこの本を書いている。知能を理解したければ、新皮質が何をどういうふうにやっているのか理解しなくてはならない。

動物が複雑な生活を送るのに新皮質は必要ない。ワニの脳は私たちの脳とほぼ同じだが、ちゃんとした新皮質はない。それでもワニは複雑な行動をとり、子どもの面倒を見て、周囲の状況の切り抜け方を知っている。ほとんどの人は、ワニにもある程度の知能があるがヒトの知能に近いものではない、と言うだろう。

脳の新皮質と古い部位は神経線維によってつながっているので、まったく別々の器官だとは考えられない。どちらかと言うとルームメートに似ていて、行動予定も性格もばらばらだが、何かをやるのに協力する必要がある。新皮質は行動を直接制御するわけではないので、いかにも不当な立場にある。脳のほかの部位とちがって、新皮質の細胞はどれも筋肉に直接つながっていないので、新皮質だけでは筋肉を動かすことができない。新皮質が何かをしたいときは、古い脳に信号を送る。指示どおりにするように古い脳に依頼するのだ。たとえば、呼吸は脳幹の機能であり、新皮質からの思考や入力は必要ない。あなたがわざと息を止めると決めたときのように、新皮質は一時的に呼吸を制御することができる。しかし脳幹があなたの体はもっと酸素を必要としていると気づけば、新皮質を無視して、制御権を取りもどすだろう。同様に、新皮質は「このケーキを食べるな。健康に悪い」と考えるかもしれない。しかしもっと古くて原始的な脳の部位が「おいしそうに見えるし、おいしそうなにおいがするから、食べろ」と言えば、ケーキに抵抗するのは難しい。古い脳と新しい脳のこの闘いは、本書の根本的なテーマだ。人類が直面する存亡のリスクについて議論するとき、重要な役割を果たすことになる。

古い脳にはたくさんの別々の器官が含まれ、それぞれが固有の機能をもっている。見た目もちがっていて、その形、大きさ、そして結合に、機能が反映されている。たとえば、扁桃体《へんとうたい》は比較的古い脳の部位で、そこには豆粒サイズの器官がいくつかあり、計画的攻撃と衝動的攻撃のような異なるタイプの攻撃をつかさどっている。

新皮質はまったくちがう。脳容積の四分の三近くを占めていて、多種多様な認知機能に関与しているにもかかわらず、目で見てわかる区分がない。ひだとしわは新皮質を頭蓋内に収めるために必要だ。大きいワイングラスにナプキンを無理矢理押し込むときの様子に似ている。ひだとしわを無視すれば、新皮質は明確な仕切りのない、一枚の大きな細胞のシートのように見える。

とはいえ、新皮質は異なる機能を果たすいくつもの「野《や》」、つまり領域に分かれている。なかには視覚をつかさどるもの、聴覚または触覚をつかさどるものもある。言語や計画をつかさどる領域もある。新皮質が損傷を受けたときにどんな障害が生じるかは、新皮質のどの部位が影響を受けるかによる。後頭部への損傷で失明し、頭の左側に損傷を受ければ言語能力を失うかもしれない。

新皮質のさまざまな領域は、いわゆる脳の白質である新皮質の下を通る神経線維の束によって互いにつながっている。この神経線維を注意深くたどることによって、研究者は領域がいくつあるのか、それらがどう結びついているのかを判断できる。人間の脳を研究するのは難しいので、このように分析された最初の複雑な哺乳類はマカクサルだった。一九九一年、ダニエル・フェルマンとデイヴィッド・ヴァン・エッセンというふたりの科学者が、何十という別々の研究からデータを合わせて、有名なマカクサルの新皮質の図を作成した。次ページの図は彼らがつくったイメージのひとつである（人間の新皮質の地図は細部が異なるが、全体的な構造は似ている）。

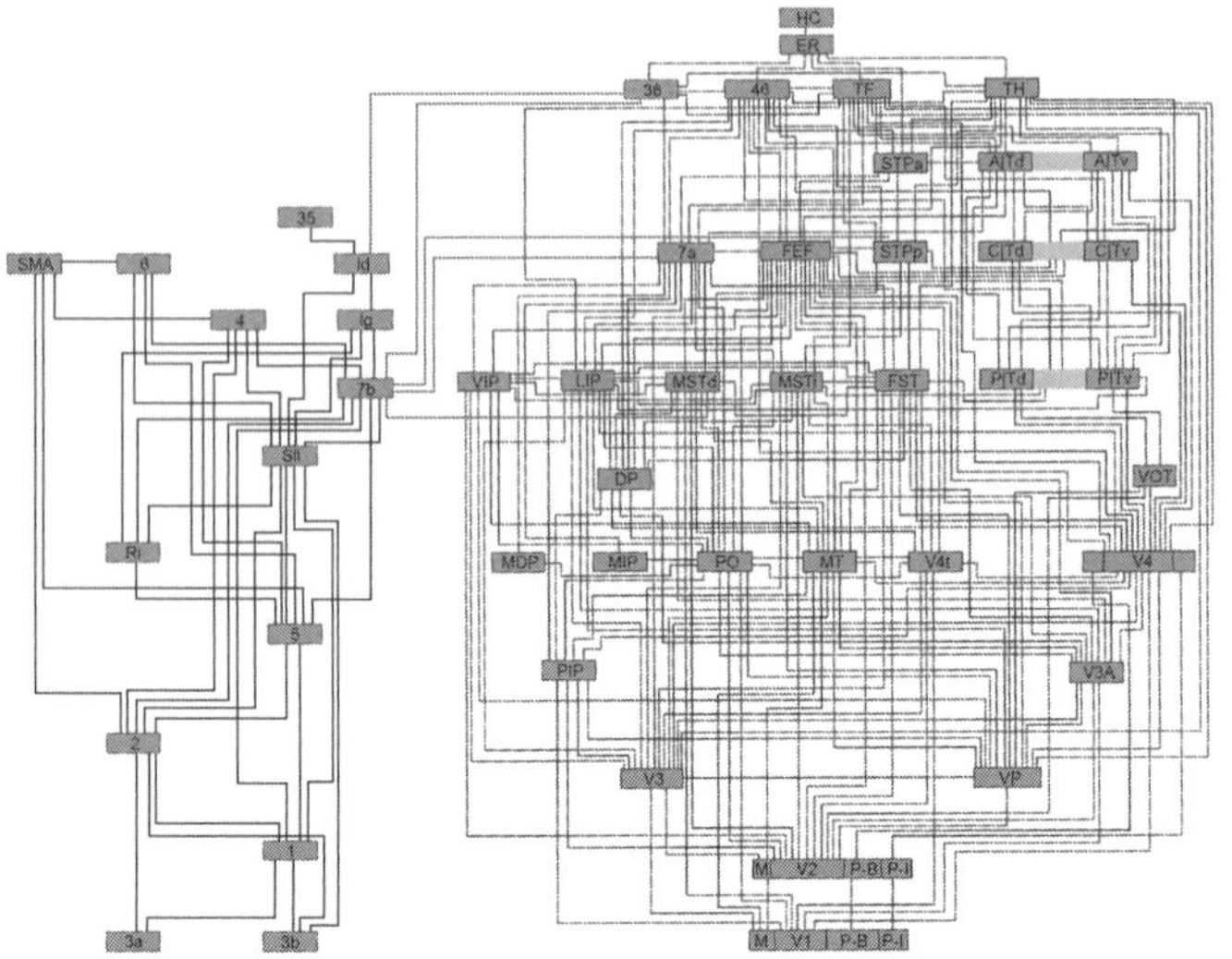

触覚　　　　　　　　視覚

新皮質の結合

この図に描かれているたくさんの小さな四角形は、新皮質のさまざまな領域を表わしており、線は情報が白質を通してひとつの領域から別の領域にどう流れるかを表わしている。

　このイメージを一般的に解釈すると、新皮質はフローチャートのように階層的である、ということになる。感覚器官からの入力が一番下に入る（この図では、皮膚からの入力が左側、眼からの入力が右側）。入力は一連のステップで処理され、ステップごとにますます複雑な特性を入力から引き出していく。たとえば、眼からの入力を受け取る最初の領域は、線や境界のような単純なパターンを検出する。この情報を送られる次の領域は、角や形のようなもっと複雑な特徴を検出する。この段階的なプロセスが続いて、やがてどこかの領域が複雑な物体を検出する。

　フローチャート階層の解釈を支持する証拠はたくさんある。たとえば、階層の一番下の領域にある細胞を調べると、そうした細胞が単純な特徴によく反応するが、次の領域はもっと複雑な特徴に反応するのがわかる。そして、複雑な物体に反応する細胞がもっと高い領域に見つかることもある。しかし、新皮質はフローチャートのようではないことを示唆する証拠もたくさんある。図でわかるように、領域はフローチャートの場合のように、ひとつの領域が別の領域の上に配列されているわけではない。各レベルに複数の領域があって、ほとんどの領域は階層の複数のレベルとつながっている。実際、領域間の結合の大部分は、階層的構成にまったく合わない。おまけに、特徴検出器のように働くのは、各領域の細胞の一部だけだ。各領域の大部分の細胞が何をしているのか、研究者は断定することができていない。

　私たちには謎が残されている。知能の器官である新皮質は、異なることをする何十という領域に分かれているが、表面上はみな同じに見える。領域どうしの結合はフローチャートに多少似ているが、ほとんどがそうではなく、複雑でごちゃごちゃである。知能の器官がなぜこのように見えるのか、すぐにはわからない。

　次に当然やるべきことは、新皮質の内部を覗くこと、その二・五ミリの厚さに収まっている回路を詳しく見ることだ。新皮質の異なる部位は、たとえ外側は同じに見えようと、内側では視覚、触覚、言語を生み出す神経回路の細部はちがって見えるだろう、とあなたは想像するかもしれない。しかしそうではない。

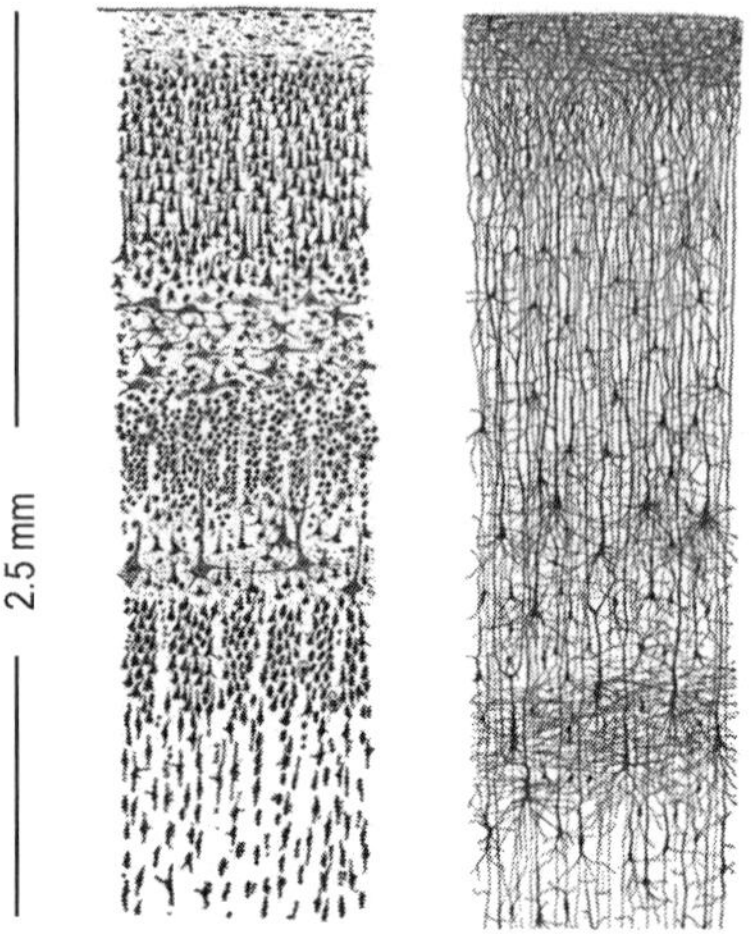

カハル、1899年

薄く切った新皮質のニューロン

新皮質内の詳細な回路を初めて見た人物は、サンティアゴ・ラモン・イ・カハルである。一九世紀末、脳内の個々のニューロンを顕微鏡で見られるようにする染色技法が発見された。カハルはその染料を使って、脳のあらゆる部分の絵を描いた。彼が描いた数千枚の画像は、細胞レベルで脳がどう見えるかを初めて示した。カハルの美しく複雑な脳の画像はすべて手描きだった。彼は最終的にノーベル賞を受賞している。上に示したのはカハルが描いた新皮質の絵の二枚である。左はニューロンの細胞体だけを示している。右は細胞どうしの結合も描いている。この図は、新皮質の厚さ二・五ミリの横断面を示している。

　こうした図を描くのに使われた染料で色がつくのは、細胞のごく一部だけだ。これは運がいい。なぜなら、すべての細胞が染色されたら、見えるものすべてが黒くなるからだ。実際のニューロンの数はここに見られるものよりはるかに多いことを、心に留めておいてほしい。

カハルらが最初に観察したのは、新皮質内のニューロンが層状に見えることだ。層は新皮質の表面と平行（図中では水平）になっており、ニューロンの大きさのちがいと、どれだけ密に詰まっているかによって生じている。ガラス管があって、そこにエンドウ豆を三センチ、レンズ豆を三センチ、大豆を三センチ注いだとしよう。その管を横から見ると、三層になっているのが見える。先ほどの図にも層が見える。いくつの層があるかは、誰が数えていて、層を区別するのにどんな基準を使っているかによる。カハルは六つの層を見た。単純に解釈すれば、ニューロンの各層は異なることをやっている、ということになる。

現在、新皮質には六種類ではなく数十種類のニューロンがあることがわかっている。それでも研究者は六層構造という用語を使う。たとえば、あるタイプの細胞は第三層に、別のタイプは第五層に見つかる。第一層は新皮質のいちばん外側で、カハルの絵の上部、頭蓋骨に最も近い。第六層は脳の中心部に最も近く、頭蓋骨から最も遠い。層は特定のタイプのニューロンがどこで見つかるかを示すおおまかなガイドにすぎないことを、覚えておいてほしい。ニューロンが何につながっていて、どうふるまうかのほうが重要だ。ニューロンを結合で分類すれば、何十というタイプがある。

こうした画像で次に観察されたのは、ニューロン間の結合はほとんど垂直方向、つまり層と層をまたがっていることだった。ニューロンには軸索と樹状突起と呼ばれる枝分かれした付属器官があって、そのおかげで互いに情報を送り合うことができる。カハルはほとんどの軸索が層間を、つまり新皮質の表面と直角に（36ページの図では上下に）伸びていることに気づいた。一部の層には長い距離を水平につながるニューロンもあるが、ほとんどの結合は垂直方向だ。ということは、新皮質のある領域に到着する情報は、ほかの場所に送られる前に、だいたい層間を上下に動いているのである。

カハルが初めて脳を描いてから一二〇年の間に、大勢の科学者が新皮質を調べて、ニューロンと回路についてできるだけ多くの詳細を知ろうとした。これをテーマにした科学論文は膨大で、とても私が要約できる量ではない。そのため、三つの一般的な所見にとくに注目したい。

1　新皮質の局所回路は複雑である

新皮質一平方ミリメートル（約二・五立方ミリメートル）当たり、ニューロンはおよそ一〇万、（シナプスと呼ばれる）ニューロン間結合は五億、軸索と樹状突起は数キロメートルにおよぶ。想像してみてほしい。針金を数キロにわたって道路沿いに這わせ、それからそれを二立方ミリメートル、おおよそ米粒の大きさに押しつぶそうとするところを。一平方ミリに何十ものタイプのニューロンが詰まっている。そしてタイプごとにほかのタイプとの典型的な結合がある。新皮質の領域は、特徴検出のような単純な機能を果たすものとして説明されることが多い。しかし特徴検出にはひと握りのニューロンしか必要ない。新皮質のいたるところに見られる精密で極端に複雑な神経回路から、あらゆる領域が特徴検出よりはるかに複雑なことをしているのだとわかる。

2　新皮質はどこでも似たように見える

新皮質の複雑な回路は、視覚野、言語野、触覚野で非常によく似ている。ラット、ネコ、人間のような種間でさえも似たように見える。ちがいはある。たとえば、新皮質の領域によって特定の細胞がほかより多かったり少なかったりするし、ほかでは見られない特別な細胞のタイプがある領域もある。何にせよ新皮質のその領域がやっていることは、おそらく、そうした差異で得をしているのだろう。しかし全体として、領域間の差異は類似性にくらべて小さい。

3　新皮質のあらゆる部位が運動を引き起こす

長いあいだ、情報は「感覚野」経由で新皮質に入り、領域の階層を上がったり下がったりして、最終的に「運動野」に下りるのだと信じられていた。運動野の細胞は筋肉と四肢を動かす脊髄内のニューロンに投射する。現在、この説明は誤解を招くおそれがあるとわかっている。調べたすべての領域で、動きに関係する古い脳の部位に投射する細胞が見つかっているのだ。たとえば、眼から入力を受け取る視覚野は、眼の動きをつかさどる古い脳の部位に信号を送る。同様に、耳から入力を受け取る聴覚野は、頭を動かす古い脳の部位に投射する。眼をどう動かすかで見えるものが変わるように、頭をどう動かすかで聞こえるものが変わる。いまある証拠は、新皮質のあらゆる場所に見られる複雑な回路は、感覚運動タスクを行なうことを示している。純粋な運動野も純粋な感覚野もないのだ。

まとめると、新皮質は知能の器官である。平らに広げるとナプキン大の神経組織であり、数十の領域に分かれている。視覚、聴覚、触覚、言語をつかさどる領域がある。容易にラベルを貼れない、高次の思考と計画をつかさどる領域がある。領域は互いに神経線維の束でつながっている。階層的な領域間の結合もあって、情報は領域から領域へ、フローチャートのように整然と流れることを示している。しかしあまり秩序がないように思える領域間の結合もあって、情報はいちどに全体に広がることを示唆している。どんな機能を果たすにしても、すべての領域はほかのすべての領域と細部が似たように見える。

こうした観察結果を理解した最初の人物を、次章で紹介しよう。

ここで本書の文章のスタイルについてひと言。私は知的好奇心のある一般読者向けに書いている。私の目標は、新しい理論を理解するために知る必要のあることをすべて伝えることだが、それ以上詳しいことには触れていない。ほとんどの読者は限られた神経科学の予備知識しかないと思う。しかし神経科学の知識がある人なら、私が細部をはしょって、難しい話題を単純にしている箇所がわかるだろう。もしあなたがそうであるなら、ぜひ理解していただきたい。巻末に推奨文献のリストを示し、関心のある方々のために、どこでもっと詳細を知ることができるかを記している。

第2章　ヴァーノン・マウントキャッスルのすばらしい発想

『意識する脳（The Mindful Brain）』はわずか一〇〇ページの小さな本だ。一九七八年に出版されたこの本には、ふたりの著名な科学者による脳についての小論が二篇収録されている。そのうちの一篇はジョンズ・ホプキンス大学の神経科学者ヴァーノン・マウントキャッスルによるもので、脳について書かれた研究論文の中でも、いまだにとりわけ象徴的で重要なものである。マウントキャッスルが提案した脳についての考え方はエレガント――偉大な理論の顕著な特徴――だが、同時に非常に意外なので、神経科学界での評価は両極端に分かれ続けている。

私は一九八二年に初めて『意識する脳』を読んだ。そしてすぐさまマウントキャッスルの小論に深く感化され、これから明らかになるように、彼の提案は私が本書で示す理論におおいに影響している。

マウントキャッスルの文章は正確で学識豊富だが、読みづらくもある。小論のタイトルはあまり受けそうにない「大脳機能の構成原理――単位モジュールと分散型システム」である。冒頭部分はわかりにくく、私がここに引用するのは、彼の小論がどんな感じかを、なんとなくわかってもらうためだ。

一九世紀半ばのダーウィン革命が神経系の構造と機能の概念に圧倒的影響を与えたことは、ほぼまちがいないだろう。スペンサー、ジャクソン、シェリントン、そして彼らに続く大勢の人たちの考えは、脳は頭部部位の連続的な追加により、系統発生的に発達するという進化論に根ざしていた。この理論によれば、新しい追加や拡張のたびに、より複雑な行動の精緻化が起こり、同時に、もっと下方の原始的な部位と、それらが制御する原始的と思われる行動に調節が強いられた。

この最初の三文でマウントキャッスルが言っているのは、脳は進化するあいだ、古い脳の部位の上に新しい部位を加えることによって大きくなった、ということだ。古い部位はより原始的な行動を制御する一方、新しい部位はもっと高度な行動を生み出す。この考えは前章で話したので、あなたにも覚えがあるだろう。

しかしマウントキャッスルはさらに、脳の大部分は古い部位の上に新しい部位を加えることで大きくなったが、新皮質が脳の七割を占めるまでになったのはそのやり方ではなかった、と述べている。新皮質は同じものを、つまり基本回路のコピーを、たくさんつくることによって大きくなったのだ。私たちの脳が進化するビデオを見ているとしよう。最初、脳は小さい。新しいピースが一方の端に出現し、そのあと別のピースがその上に現われ、さらに別のピースが前のピースの上に追加される。数百万年前のある時点で、私たちが現在新皮質と呼んでいる新しいピースが現われる。新皮質は初め小さいが、そのあと、何か新しいものをつくることによってではなく、基本回路を何度も繰り返しコピーすることによって大きくなる。新皮質が大きくなるとき、面積は広がるが、厚みは増えない。マウントキャッスルの主張によると、人間の新皮質はラットやイヌの新皮質よりはるかに大きいが、すべて同じ要素でできているという。私たちはただその要素をたくさんコピーしたのだ。

マウントキャッスルの小論を読むと、チャールズ・ダーウィンの『種の起源』を思い出す。ダーウィンは自分の進化論が騒動を引き起こすと不安に思っていた。そのため本の中で、動物界の変異に関する難解であまりおもしろくない資料をたくさん取り上げたあと、ようやく最後のほうで自分の理論を述べている。その時点でさえ、進化が人間に当てはまるとは明言していない。マウントキャッスルの小論を読んだとき、私は同じような印象を受けた。マウントキャッスルは自分の提案が抵抗を引き起こすことを知っていて、慎重によく考えて書いているように感じられる。再びマウントキャッスルの小論から引用しよう。

　要するに、運動野には本質的に運動であるものはないし、感覚野には本質的に感覚であるものはない。したがって、どこであれ新皮質の局所的なモジュール回路について、その動作モードの解明を一般化することには大きな意味がある。

この二文でマウントキャッスルは、自分の小論が提案する主要な考えを要約している。それによると新皮質の部位はどれも同じ原理で働くのだという。私たちが知能と考えるもの——視覚から触覚、言語、高次の思考まで――すべて、根本的に同じなのだ。

思い出してほしい。新皮質は何十もの領域に分かれていて、それぞれが異なる機能を果たす。外から新皮質を見ると、そのいくつもの領域は見えない。境界がない。衛星画像が国と国との政治的境界を示さないのと同じだ。新皮質を切ってみると、皮質のどの領域を切り込んだにしても、細部は同じように見える。視覚をつかさどる皮質の薄片は触覚をつかさどる皮質の薄片と同じに見えるし、言語をつかさどる皮質の薄片も同じに見える。

マウントキャッスルは、領域が同じように見える理由はみな同じことをしているからだ、と提案した。ちがうのは本質的な機能ではなく、何とつながっているかである。皮質のある領域を眼とつなげれば、視覚が生まれる。同じ皮質領域を耳とつなげれば、聴覚が生まれる。領域をほかの領域とつなげれば、言語のような高次の思考が生まれる。そして、新皮質のあらゆる部位にある基本機能を見つけられれば、全体の仕組みを理解できる、とマウントキャッスルは指摘する。

マウントキャッスルの考えは、ダーウィンの進化の発見と同じくらい意外で、核心を突いている。ダーウィンは、生命の信じられない多様性を説明するメカニズム――いうなればアルゴリズム――を提案した。表面的には異なるたくさんの動植物、さまざまなタイプの生きものに見えるものは、実際には同じ基本的な進化アルゴリズムの現われである。同様に、知能と結びつくものはすべて、表面的にはちがうように見えるが、実際には同じ基本的な皮質アルゴリズムの現われである、とマウントキャッスルは提案している。彼の提案がどれだけ予想外で革命的か、あなたにも理解してもらいたい。ダーウィンは、生命の多様性はひとつの基本アルゴリズムのなせる業だと提案した。マウントキャッスルは、知能の多様性もひとつの基本アルゴリズムのなせる業だと提案したのだ。

歴史的に重要なものの例にもれず、マウントキャッスルがこの考えを提案した最初の人物かどうかに関して論争がある。私の経験からすると、あらゆる考えには少なくともいくつかの先例がある。しかし私の知るかぎり、共通の皮質アルゴリズムを支持する意見を明確かつ慎重に展開したのは、マウントキャッスルが初めてだ。

マウントキャッスルとダーウィンの提案は、ある興味深い点で異なる。ダーウィンはアルゴリズムが何かを知っていた。進化の基盤はランダムな変異と自然選択だ。しかしダーウィンはそのアルゴリズムが体内のどこにあるかを知らなかった。だいぶあとになってＤＮＡが発見されるまで、誰にもわからなかった。それに対してマウントキャッスルは、皮質のアルゴリズムが何かを知らなかった。知能の原理が何かを知らなかった。しかしこのアルゴリズムが脳のどこにあるかを知っていた。

では、皮質アルゴリズムの場所に関して、マウントキャッスルの提案は何だったのか？　新皮質の基本単位、知能の単位は、「皮質のコラム（柱状構造）」だと言っている。新皮質の表面を見ると、皮質コラム一個は約一平方ミリメートルを占めている。二・五ミリの厚さを貫通して伸びているので、容積は二・五立方ミリになる。この定義からすると、人間の脳にはおよそ一五万個の皮質コラムがぎっしり並んでいる。皮質コラムは、細いスパゲッティの小さなかけらのようなものと想像してかまわない。人間の新皮質は、一五万個の短いスパゲッティのかけらが、縦にぎっしり並べられているようなものだ。

皮質コラムの太さは種によっても領域によっても異なる。たとえば、マウスやラットにはヒゲ一本につき皮質コラムが一個あり、その直径は約〇・五ミリ。ネコでは視覚コラムが直径約一ミリのようだ。人間の脳のコラムの大きさについては、あまりデータがない。話をわかりやすくするために、引き続き一個のコラムは一平方ミリ、ひとり当たり約一五万個の皮質コラムがあるものとする。実際の数はこれとちがうかもしれないが、本書の目的では同じことである。

皮質コラムは顕微鏡では見えない。数少ない例外はあるものの、コラム間に目に見える境界がないのだ。それでも存在することがわかっているのはなぜかというと、あるコラムの細胞すべてが網膜の同じ部分、あるいは皮膚の同じ部分に反応するが、隣のコラムの細胞はすべて、網膜の異なる部分、または皮膚の異なる部分に反応するからだ。この反応のグループ分けこそが、コラムを定義するものである。コラムは新皮質のあらゆる場所に見られる。マウントキャッスルは、コラムそれぞれはさらに数百の「ミニコラム」に分かれていると指摘した。皮質コラムが細いスパゲッティのようだとしたら、ミニコラムは髪の毛一本のようなさらに細いものが、スパゲッティのなかにぎっしり並んでいるものと想像していい。ミニコラムそれぞれには、すべての層にまたがって伸びる一〇〇個あまりのニューロンが入っている。大きい皮質コラムとちがって、ミニコラムは物理的に区別できるので、たいていは顕微鏡で見える。

マウントキャッスルは、コラムやミニコラムが何をするのか知らなかったし、示唆してもいない。どのコラムも同じことをしていて、ミニコラムが重要なサブ構成要素とだけ述べている。

おさらいしよう。新皮質は大きめのナプキンくらいのサイズの薄い組織である。やることが異なる何十もの領域に分かれている。各領域は何千ものコラムに分かれている。各コラムは数百の髪の毛のようなミニコラムで構成されていて、ミニコラムはそれぞれ一〇〇あまりの細胞からなっている。マウントキャッスルの提案によると、新皮質全体で、コラムとミニコラムが同じ機能を果たしているという。知覚と知能のあらゆる面をつかさどる基本アルゴリズムを実行しているのだ。

マウントキャッスルは普遍的なアルゴリズムの提案を、いくつかの証拠にもとづいて行なっている。第一に、すでに触れたとおり、新皮質のあらゆる場所に見られる込み入った回路は、驚くほど似ている。回路設計がほぼ同じシリコンチップを二個見せられたら、ほぼ同じ機能を果たすと思っていいだろう。同じ論理は新皮質の込み入った回路にも当てはまる。第二に、ヒト科の祖先にくらべて現生人類の新皮質が大きく拡張したのは、進化にしては急速で、ほんの数百万年間のことだった。この時間ではおそらく、進化によって複数の新しい複雑な能力が現われるには十分でないが、進化が同じもののコピーをたくさんつくるには十分だろう。第三に、新皮質の各領域の機能は固定されていない。たとえば、先天的に目の見えない人たちの場合、新皮質の視覚野は眼から有益な情報を得られない。そのためこの領域は、聴覚や触覚に関係する新しい役割を担う場合がある。最後に、極端な柔軟性の根拠がある。人間は進化圧力のないさまざまなことができる。たとえば、私たちの脳はコンピューターをプログラムしたり、アイスクリームをつくったりするように進化してはいない――どちらも最近の発明だ。私たちがこういうことをできるという事実から、脳は汎用の学習手法に頼っていることがわかる。私にとって、この最後の論拠が最も説得力がある。事実上どんなことでも学習可能であるためには、脳が普遍の原理にもとづいて働く必要がある。

マウントキャッスルの提案を支持する証拠はもっとある。しかしそれでも彼が発表したとき、その考えは物議を醸《かも》し、いまだに多少は議論の的である。関連する理由は二つあると私は考えている。ひとつに、マウントキャッスルは皮質コラムが何をするかをわかっていなかった。彼はたくさんの状況証拠にもとづいて驚くような主張をしたが、皮質コラムがどうやって実際に知能から連想されるものすべてを行なうのかを提案しなかった。もうひとつの理由は、彼の提案の意味するところが、一部の人たちにとって信じがたかったことにある。たとえば、視覚と言語が基本的に同じだとは、なかなか受け入れられないかもしれない。同じとは感じられないのだ。こうした心もとなさを前提に、新皮質の領域間の差異を指摘することによって、マウントキャッスルの提案を拒否する科学者もいる。類似性にくらべれば差異は小さいが、そうした差異に注目すれば、新皮質の異なる領域は同じでないと主張できる。

マウントキャッスルの提案は神経科学の分野に聖杯のようにそびえている。どんな動物、どんな脳の部位を研究するにしても、ほぼすべての神経科学者は、人間の脳の仕組みを理解したいのだ。それはつまり、新皮質の仕組みを理解するということだ。それには、皮質コラムが何をするかを理解する必要がある。結局、脳に対する理解の探求、知能に対する理解の探求は、皮質コラムが何をどうやってやるかの解明ということになる。脳にとっても、新皮質にとっても、謎は皮質コラムだけではない。しかし皮質コラムを理解することは、圧倒的に最大かつ最重要なパズルのピースだ。

二〇〇五年、私はジョンズ・ホプキンス大学に招かれ、講演をした。新皮質に対する理解の探求について、問題にどうやってアプローチしているかについて、そして実現した進歩について話した。このような講演のあと、講演者はたいてい教授陣の一人ひとりに会う。この出張で私が最後に訪ねたのは、ヴァーノン・マウントキャッスルと彼の学部の学部長だった。私の人生においてこれほど多くの洞察とひらめきを与えてくれた人物に会うのは光栄なことだ。会話の途中、私の講演に出席していたマウントキャッスルが、私はジョンズ・ホプキンスに来て研究するべきであり、私のためにポストを用意しようと言ってくれた。彼の提案は予想外で異例だった。カリフォルニアの家族や仕事を考えると、真剣に検討することはできなかったが、一九八六年、新皮質を研究したいという提案をＵＣバークレーに却下されたときのことを思い返した。あのときなら、彼の提案に飛びついていただろうに。

　別れる前、私はマウントキャッスルに、何度も読み込んだ自分の『意識する脳』にサインしてほしいと頼んだ。立ち去りながら、私は幸せで、同時に悲しくもあった。彼に会ったことが幸せで、彼が私を高く評価してくれたことに安堵した。でも、もう二度と彼に会えないかもしれないとわかって悲しかった。私が自分の探求で成功しても、私が学んだことを彼と共有し、彼の協力とフィードバックをもらうことはできないだろう。タクシーに向かいながら、私は彼が追いかけてきた目標をやり遂げようと心に誓った。

第3章　頭のなかの世界モデル

脳がすることはわかりきっているように思えるかもしれない。脳は感覚器官から入力を受け取り、それを処理し、そして活動する。結局、感じるものに対してどう反応するかで、その動物の死活が決まる。感覚入力から活動への直接マッピングは、たしかに一部の脳の部位には当てはまる。たとえば、偶然熱いものに触ってしまうと、腕が反射反応を起こす。それを起こす入出力回路は脊髄にある。しかし新皮質はどうだろう？　新皮質の仕事は感覚器官から入力を受け取り、すぐさま活動することだと言えるか？　ノーだ。

あなたはこの本を読んでいるが、そのためにページをめくるとか、画面にタッチすること以外に、直接的な行動はしていない。たくさんの単語があなたの新皮質に流れ込んでいるのに、あなたはその単語に対してほとんど行動していない。この本を読んだせいで、あとでいつもとちがう行動をするかもしれない。あなたは将来、この本を読んでいなかったらすることがなかったような、脳の理論と人類の未来について会話をするかもしれない。あなたが将来考えることや選ぶ言葉は、私の言葉に微妙に影響されるかもしれない。あなたは脳の原理にもとづいた知的機械の開発に取り組むことになり、私の言葉がその方向にあなたを刺激するかもしれない。しかしいま、あなたはただ読んでいる。新皮質を入出力システムとして説明することを強く主張するなら、言えるのはせいぜい、新皮質はたくさんの入力を受け、そうした入力から学習し、そしてのちに――ひょっとすると何時間後か、何年後かに――こうした前の入力にもとづいて、ちがう活動をするということだ。

私は脳の仕組みに興味をもつようになった瞬間から、新皮質を入力が出力につながるシステムとして考えても実りはないと気づいた。さいわい、バークレーの大学院生だったとき、成功に通じる別のひらめきがあった。私は自宅にいて、机に向かって仕事をしていた。机の上にも部屋の中にもたくさんの物があった。そのうちのどれかひとつが、ほんの少しでも変化したら、それに気づくだろうと私は思った。ペン立てはいつもテーブルの右側にある。もしある日それが左側にあるのを見たら、その変化に気づいて、どうして動かされたのかと考えるだろう。ホチキスの長さが変わったら気づくだろう。ホチキスに触れたり、目を留めたりしたら、変化に気づくだろう。使ったときにホチキスが変な音を立てても気づくだろう。壁に掛かっている時計の位置や種類が変わったら気づくだろう。マウスを右に動かしたとき、コンピューター画面のカーソルが左に動いたら、すぐに何かがおかしいとわかるだろう。さらに、たとえ私がそういう物に注意を払っていなくても、そうした変化に気づくだろうとも思った。部屋を見渡すとき、「ホチキスの長さは正しいか？」と疑ったりしない。「時計の短針は長針より短いかどうか確認しよう」とは考えない。いつもの状態に対する変化は、ふと頭に浮かぶだけで、そのあと注意が引きつけられる。私の脳がほぼ即座に気づくような変化は、私の環境には文字どおり何千とありえる。

考えられる説明はひとつだけだった。私の脳、厳密には私の新皮質は、何を見たり聞いたり感じたりしようとしているか、同時に複数の予測を立てているのだ。私が眼を動かすたびに、新皮質はこれから何を見るのかを予測する。私が何かを手に取るたびに、新皮質は指が何を感じるはずかを予測する。そして私が行動を起こすたびに、何が聞こえるはずかを予測することになる。コーヒーカップの取っ手の手ざわりのようなごく小さい刺激も、カレンダーに示されるはずの正しい月のような包括的な概念も、脳は予測する。こうした予測は、低次の感覚特性のためにも高次の概念のためにも、あらゆる感覚様相で起こる。このことから、新皮質のあらゆる部位、ひいてはあらゆる皮質コラムが、予測をしていることがわかった。予測は新皮質の普遍的な機能なのだ。

当時、脳を予測マシンとして説明する神経科学者はほとんどいなかった。新皮質がどうやってたくさんの予測を並行して行なうかに焦点を合わせることは、その仕組みの研究方法としては斬新だった。私は新皮質が予測だけをするわけでないことを知っていたが、予測は皮質コラムの謎に挑む体系的方法の典型だったのだ。ニューロンがさまざまな状況下でどうやって予測するのかについて、具体的な疑問を投げかけることができる。そうした疑問への答えは、皮質コラムが何を、どうやってやるかを明らかにするだろう。

予測するために、脳は何が標準か――つまり、過去の経験をもとに何が予想されるはずか――を学習しなくてはならない。私は前著『考える脳 考えるコンピューター』（伊藤文英訳、ランダムハウス講談社）で、この学習と予測の考えを探った。その本では、全体的な考え方を説明するのに「記憶による予測の枠組み」という表現を使い、脳をそういう観点から考えることの意味について書いた。新皮質がどうやって予測するかを研究することによって、新皮質の仕組みを解き明かせると主張したのだ。

現在、私は「記憶による予測の枠組み」という表現は使っていない。同じ考えを説明するのに、新皮質は世界のモデルを学び、そのモデルにもとづいて予測するのだと言っている。「モデル」という言葉のほうを好む理由は、新皮質が学習する情報の種類を、より正確に表現するからだ。たとえば、私の脳には私のホチキスのモデルがある。そのホチキスのモデルには、ホチキスがどう見えるか、どういう感触か、使われているときにどんな音を立てるかが組み込まれている。脳がもつ世界のモデルには、物体がどこにあるか、そして自分がその物体とかかわり合うと、物体がどう変わるかも組み込まれる。たとえば、私の脳にあるホチキスのモデルには、ホチキスの底面に対して上部がどう動くか、上部が押し下げられたときに針がどう出てくるかも組み込まれている。こうした動きは単純に思えるかもしれないが、人はこの知識を生まれつきもってはいない。人生のどこかで学習し、新皮質に蓄えているのだ。

脳は予測モデルをつくる。これは、脳は入力が何かをたえず予測する、という意味だ。予測は脳がときおりやることではない。けっして止まることのない固有の属性であって、学習にきわめて重要な役割を果たす。脳の予測が正しいと証明されたとき、それはつまり、脳がもつ世界のモデルが正確だということだ。予測がまちがっていたら、人はその誤りに注意を向けて、モデルを更新する。

こうした予測は、脳への入力と合っているかぎり、ほとんど意識されない。私がなにげなくコーヒーカップをつかもうと手を伸ばすとき、私は脳がその手ざわりや、重さ、温度、机にもどしたときに立てる音などを、予測していると気づいていない。しかしもしカップが急に重くなったり、冷たくなったり、キーキー音を立てたら、私はその変化に気づくだろう。こうした入力のどれかが少しでも変化すると気づくからこそ、そうした予測が行なわれているのだと確信できる。しかし、ほとんどの場合のように予測が正しいとき、私たちは予測が行なわれたことに気づかない。

人が生まれたばかりのとき、その新皮質はほとんど何も知らない。どんな言葉も、建物とはどんなものかも、コンピューターをどう使えばいいかも、ドアとは何で、蝶番《ちょうつがい》によってどう動くかも、新皮質は知らない。かぎりなく多くのことを学習する必要があるのだ。新皮質の全体的構造は無作為ではない。その大きさ、領域の数、領域がどうつながるかは、おもに遺伝子によって決まる。たとえば、新皮質のどの部位が眼とつながるか、どの部位が耳につながるか、その部位どうしがどうつながるかは、遺伝子が決める。したがって、新皮質は生まれつき見たり、聞いたり、言語を学習したりするような構造になっていると言える。しかし、新皮質は自分が何を見て、何を聞いて、具体的に何の言語を学習する可能性があるかを知らない、というのも事実である。新皮質は生まれながらに世界についてなんらかの想定をしているが、具体的には何も知らない、と考えることができる。経験をとおして、世界の豊かで複雑なモデルを学習するのだ。

新皮質が学ぶものの数は膨大である。私がいまいる部屋には何百という物がある。適当にそのひとつを選ぼう。プリンターだ。私が学習したプリンターのモデルには、プリンターには紙用のトレイがあること、そのトレイをどうやって本体に差し込み、引き抜けばいいかも組み込まれている。私は紙のサイズの変え方や、新しい用紙の束の包みを開いて、トレイにセットする方法を知っている。紙詰まりを直すために取るべき処置を知っている。電源コードは片端にD型端子がついていて、一方向にしか差し込めないことを知っている。プリンターの音や、紙の片面ではなく両面に印刷しているときには音がどう変わって聞こえるかを知っている。部屋には引き出しが二段の小型ファイルキャビネットもある。そのキャビネットについて自分が知っていることをたくさん思い出せる。たとえば、引き出しそれぞれに何が入っているか、引き出しの中身がどう並べられているか。錠がついていることを知っていて、鍵がどこにあるか、キャビネットを施錠するには鍵をどうやって差し込み、回せばよいかを知っている。鍵と錠がどんな手ざわりで、使うとどんな音を立てるかを知っている。鍵には小さな輪がついていて、ほかの鍵を追加したり外したりするために、その輪をこじ開けるのに指の爪を使う方法を知っている。

家の中で部屋から部屋へと歩きまわるところを想像してほしい。どの部屋でも、そこにある物を何百と思いつくことができるし、それぞれの品目について、たくさんの学習した知識を次々にたどることができる。住んでいる町についても同じように、どんな建物、公園、自転車置き場、そして木が、どんな位置にあるかを思い出すこともできる。それぞれについて、連想される経験や、自分がどうかかわり合っているかを思い出すことができる。あなたが知っていることの数は膨大であり、知識と結びつくものは果てしなく思える。

私たちは高次の概念もたくさん学習する。人はおよそ四万の単語を知っていると推定されている。私たちには話し言葉、書き言葉、手話、数学用語、音楽用語を学ぶ能力がある。理解は人によってちがうかもしれないが、電子媒体がどう働くか、サーモスタットが何をするか、共感や民主主義が何を意味するかも学習する。新皮質がほかに何をするかにかかわりなく、信じられないくらい複雑な世界のモデルを学習するということは、確実に言える。このモデルは私たちの予測、知覚、そして行動の基盤である。

動くことで学習する

脳への入力はつねに変化している。その理由は二つ。第一に、世界は変化する。たとえば、音楽を聴いているとき、耳からの入力は、音楽の展開を反映してどんどん変わる。同様に、風に揺れる木は、視覚とおそらく聴覚の変化につながる。この二つの例では、脳への入力が一瞬ごとに変化するのは、あなたが動いているからではなく、世界の事物が勝手に動いて変化しているからだ。

第二の理由は、人が動くことにある。人が一歩踏み出す、手足を動かす、眼を動かす、頭を回す、声を発するたびに、感覚器官からの入力は変化する。たとえば、眼は一秒に三回くらい、サッカードと呼ばれる急速な動きをする。サッカードをするたび、視線が世界の新しいポイントに固定され、眼から脳への情報がすっかり変わる。この変化は私たちが眼を動かさなければ起こらないだろう。

脳は入力が時間とともにどう変わるかを観察することによって、世界のモデルを学習する。ほかに学習の方法はない。コンピューターの場合とちがって、脳にファイルをアップロードすることはできない。脳が何かを学習する唯一の方法は、入力の変化である。脳への入力が変化しなければ、何も学習することはできない。

メロディーのようなものは、体を動かさなくても学習できる。眼を閉じて、じっとしてすわっていながら、ただ音が時間とともにどう変わるかを聞くことによって、新しいメロディーを学習できる。しかしほとんどの学習は、私たちが能動的に動いて探検することを必要とする。前に来たことのない新しい家に入ったとしよう。あなたが動かなければ、感覚入力に変化はなく、家について何も学習できない。家のモデルを学習するには、さまざまな方向を見て、部屋から部屋へと歩きまわらなくてはならない。ドアを開け、たんすの中を覗き、物を手に取る必要がある。家とその中にある物はほとんど変化しない。それ自体は動かない。家のモデルを学習するには、あなたが動かなくてはならない。

コンピューターのマウスのような単純な物体を例に取ろう。マウスがどんな感触なのかを学習するには、指をその上に滑らせなくてはならない。マウスがどう見えるかを学習するには、さまざまな角度から眺めて、さまざまな場所に視線を固定させなくてはならない。マウスが何をするか学習するには、そのボタンを押したり、電池用カバーをスライドさせたり、マウスパッドの上で動かし、何が起こるかを見て、感じて、聞く必要がある。

このことを表わす用語が「感覚運動学習」である。つまり、私たちが動くと感覚入力がどう変わるかを観察することによって、脳は世界のモデルを学習するのだ。動かなくても歌を学習できるのは、家の中の部屋から部屋へと移動する場合の順序とちがって、歌の音の順序は固定だからだ。しかし世界の大部分はそうではない。たいていの場合、私たちは物、場所、作用の構造を知るには動かなくてはならない。感覚運動学習では、メロディーとちがって感覚の順序は固定していない。私が部屋に入ったときに見るものは、頭をどちらの方向に向けるかによって変わる。コーヒーカップを手にするときに指が何を感じるかは、指を上方向か、下方向か、横方向のいずれに動かすかによって変わる。

それぞれの動きについて、新皮質は次に何を感じるかを予測する。コーヒーカップに触れている指を上に動かせばふちを感じると予測し、指を横方向に動かせば取っ手を感じると予測する。キッチンに入るとき、頭を左に向ければ冷蔵庫が見えると予測し、頭を右に向ければガスコンロが見えると予測する。視線を左手前のバーナーに動かせば、修理する必要のある壊れた点火装置が見えると予測する。入力が脳の予測と一致しなければ、私の注意は予測がまちがった部分に引きつけられる――妻が点火装置を修理したのかもしれない。このことで新皮質は、世界のその部分のモデルを更新する必要があると警告を受ける。

新皮質がどう働くのかという疑問は、もっと正確に表現できるようになっている。「膨大な数のほぼそっくりの皮質コラムからなる新皮質は、どうやって動きから世界の予測モデルを学習するのか？」

これは私がチームとともに答えを目指した疑問である。われわれの信念はこうだ。もしこの疑問に答えられれば、新皮質をリバースエンジニアリングできる。新皮質が何を、どうやって行なうかを理解できる。そして最終的に、同じように働く機械をつくることができる。

神経科学の二つの教義

前述の疑問に答え始める前に、知っておく必要のある基本的な考えがいくつかある。第一に、体のほかのあらゆる部位と同様、脳も細胞でできている。ニューロンと呼ばれる脳の細胞は、多くの点でほかのあらゆる細胞と似ている。たとえば、ニューロンにも境界をはっきり定める細胞膜と、DNAが入っている核がある。しかしニューロンには、体内のほかの細胞にはない、固有の特性がいくつかある。

まず、ニューロンは樹木に似ている。細胞膜が枝のように伸びている部分があり、軸索と樹状突起と呼ばれる。樹状突起の枝は細胞体のそばに群生していて、入力を収集する。軸索は出力装置だ。たくさんの近隣のニューロンとつながるが、遠くまで伸びるものも多い。たとえば、脳の片側から反対側まで、または新皮質からはるばる脊髄まで、という具合だ。

二番目のちがいは、ニューロンはスパイクとも呼ばれる活動電位を発生する。活動電位とは、細胞体近くで始まり、軸索を伝わり、最後に枝の端に到達する電気信号である。

三番目の固有の特性は、ニューロンの軸索はほかのニューロンの樹状突起とつながることだ。その結合点はシナプスと呼ばれる。軸索を伝わる活動電位がシナプスに到達すると、化学物質を放出し、それが受信側ニューロンの樹状突起に入る。どんな化学物質が放出されるかによって、受信側ニューロンが独自の活動電位を発生する可能性の大小が決まる。

ニューロンがどう働くかを考えると、二つの基本教義を明言できる。この教義は脳と知能に対する理解に重要な役割を果たす。

教義1　思考、発想、知覚はニューロンの活動である

ある時点で、新皮質には積極的に活動電位を発生しているニューロンもあれば、そうしていな

いニューロンもある。一般に、同時に活動するニューロンの数は少なく、おそらく二パーセントだ。あなたの思考と知覚は、どのニューロンが活動電位を発生しているかで決まる。たとえば、医師が脳外科手術を行なうとき、場合によっては、目覚めている患者の脳のニューロンを活性化する必要がある。医師は小さな探針《プローブ》を新皮質に差し込み、電気を使って数個のニューロンを活性化する。医師がそうすると、患者は何かを聞いたり、見たり、考えたりする可能性がある。医師が刺激をやめると、何であれ患者が経験していたことは止まる。医師が別のニューロンを活性化すると、患者には別の思考や知覚が生じる。

思考と経験はつねに、一連の同時に活性化するニューロンが生み出すものである。個々のニューロンはさまざまな思考や経験に参加できる。あなたの思考はどれもニューロンの活動だ。あなたが見るもの、聞くもの、感じるものもまたすべて、ニューロンの活動だ。私たちの精神状態とニューロンの活動は同一である。

教義2　私たちが知っていることはすべて、ニューロン間の結合に蓄えられている

脳はたくさんのことを記憶する。あなたには、自分がどこで育ったかのような恒久記憶がある。昨日の夕食に何を食べたかのような一時記憶もある。さらに、ドアの開け方や「dictionary（辞書）」という単語の綴り方のような基礎知識もある。こうしたものはすべて、シナプス、つまりニューロン間の結合を使って蓄えられる。

脳がどうやって学習するかの基本的な考えはこうだ。各ニューロンには何千というシナプスがあって、そのニューロンをほかの何千というニューロンとつなげる。二つのニューロンが同時に

活動電位を発生すると、両者間の結合が強まる。私たちが何かを学ぶときには結合が強まり、何かを忘れるときには結合が弱まる。この基本的考えは、一九四〇年代にドナルド・ヘッブによって提案され、現在、ヘッブの学習則と呼ばれる。

長年にわたって、成人の脳におけるニューロン間の結合は固定していると考えられていた。学習に関与するのはシナプスの強さの増減である、と考えられていたのだ。これはいまだにほとんどの人工ニューラルネットワークでの学習の起こり方だ。

しかし、この二、三〇年の研究で、新皮質を含めて脳の多くの部位では、新しいシナプスが形成されて古いものが消えることがわかった。毎日、個々のニューロンで多くのシナプスが消え、新しいシナプスが取って代わる。したがって学習のほとんどは、以前はつながっていなかったニューロン間に新しい結合を形成することによって起こるのだ。そして古い結合、あるいは使われていない結合が完全に取り除かれると、忘却が生じる。

脳内の結合は、私たちが経験から学んだ世界のモデルを蓄積する。私たちは日々新しいことを経験し、新しいシナプスを形成することによって、モデルに新しい知識を追加する。ある時点で活動しているニューロンは、そのときの思考と知覚を表わしている。

これまでに、新皮質の基本構成要素をいくつか取り上げた――パズルのピースの一部だ。次章では、これらのピースを組み合わせて、新皮質全体がどう働くかを明らかにしていく。

第４章　脳がその秘密を明かす

脳は宇宙で最も複雑なものだとよく言われる。そのため、その仕組みに関する単純な説明はない、あるいは私たちにはけっして理解できない、と結論づけられる。しかし科学的発見の歴史は、その結論がまちがっていることを示している。主要な発見はたいてい、困惑するくらい複雑な観察結果から始まる。けれども正しい理論的枠組みがあれば、複雑さは消えなくとも、何が何だかわからないとか、くじけそうだとは思わなくなる。

よく知られている例が惑星の運動だ。何千年ものあいだ、天文学者は恒星間を動く惑星を注意深く追いかけた。一年間に惑星が通る道筋は複雑で、こちらに向かったかと思うとあちらに動き、空にいくつも輪を描く。このでたらめな動きの説明はなかなか思い浮かばなかった。ところが今日、どんな子どもも惑星は太陽の周りを回っているという基本の考えを学ぶ。それでも惑星の運動は複雑で、その進路を予測するには難しい数学が必要だが、適切な枠組みがあれば、その複雑さはもはや不可解ではない。基本を理解しにくい科学的発見はほとんどない。地球が太陽の周りを回っていることは、子どもでも学べる。高校生なら進化、遺伝学、量子力学、相対性などの理論を学ぶことができる。こうした科学の進歩はどれも、わけのわからない観察結果から始まった。しかしいまでは明快で論理的に思える。

同様に、新皮質が複雑に見えるのは、おもに私たちが理解していないからであって、わかってみれば比較的単純に思えるだろうと、私はずっと考えていた。ひとたび問題が解ければ、私たちは振り返って「ああ、そうか、なぜそれを思いつかなかったんだ?」と言うだろう。研究が行き詰まったときや、脳は難しすぎて理解できないのだと言われたとき、私は脳理論がすべての高校でカリキュラムの一部になっている未来を想像したものだ。それでやる気を失わずにすんだ。

新皮質を解明しようとするわれわれの進歩には波があった。一八年——レッドウッド神経科学研究所での三年とヌメンタでの一五年——にわたって、私は同僚たちとともにこの問題に取り組んだ。ほんの少し前進したときもあれば、大きな進歩をとげたときもあり、当初は刺激的に思えた考えを追究して、最終的には行き止まりだとわかったこともある。この歴史すべてを紹介するつもりはない。われわれの理解が飛躍をとげ、見落としていたことを自然がわれわれの耳にささやきかけてくれた、重要な瞬間をいくつか話したいのだ。私が鮮明に記憶している、そのような「なるほど!」の瞬間が三回ある。

発見その1　新皮質は世界の予測モデルを学習する

一九八六年をきっかけに、新皮質が世界の予測モデルを学習することに気づいた経緯は、すでに説明した。この考えの重要性はいくら誇張してもかまわない。私がそれを発見と呼ぶのは、当時そう感じられたからだ。関連する考えについて、哲学者や科学者はずっと昔から語っていて、いまでは神経科学者が脳は世界の予測モデルを学習すると主張するのも珍しくない。しかし一九八六年当時は神経科学者も教科書も、脳をコンピューターのようなものとして説明していた。情報が入ってきて、処理され、そのあと脳が活動する、というわけだ。もちろん、新皮質は世界のモデルを学習して予測するだけではない。しかし、新皮質がどうやって予測するかを研究することによって、システム全体の仕組みを解明できると私は信じていた。

　この発見は重要な疑問につながった。脳はどうやって予測するのか？　ひとつ考えられる答えは、脳には二種類のニューロンがある、ということだ。脳が実際に何かを見ているときに発火するニューロンと、脳が何かを見ると予測しているときに発火するニューロンだ。幻覚を起こさないように、脳は予測を現実と区別しておく必要がある。二組のニューロンを使えば、これがうまくいく。しかしこの考えには問題が二つある。

　まず、新皮質が膨大な数の予測をたえず行なっているとしたら、大量の予測ニューロンが見つかると思われる。いまのところ、そういう状況は観察されていない。入力より前に活性化するニューロンは見つかったが、そうしたニューロンは思ったほど多くない。第二の問題の根っこは、長いあいだ私を悩ませてきた観察結果にある。新皮質がどんなときも何百何千という予測をしているなら、なぜ人はその予測の大半に気づかないのだろう？　私が手でカップをつかんでも、指が何を感じるはずかを脳が予測していることに私は気づかない。たとえばひびのような、何か異常なものを感じないかぎり気づかない。予測ミスが起こらないかぎり、人は脳による予測の大半を意識しないのだ。そして新皮質内のニューロンがどうやって予測するのかを理解しようとすることが、第二の発見につながった。

発見その2　予測はニューロン内部で起こる

新皮質による予測には二種類あることを思い出してほしい。ひとつは、周囲の世界が変わっているから起こる。たとえば、あなたはメロディーを聴いている。目を閉じ、じっとすわったままでも、メロディーが進行するにつれて耳に入る音が変わる。もし知っているメロディーなら、あなたの脳はたえず次の音を予測し、音が正しくなければあなたはそれに気づく。二番目のタイプの予測は、あなたが世界に対して動いているから起こる。たとえば、私がオフィスのロビーで自転車を施錠するとき、私の新皮質は私の動きをもとに、私が何を感じ、何を見て、何を聞くか、たくさんの予測をする。自転車も錠もそれ自体が動くわけではない。私の行動すべてが一連の予測につながる。私が行動の順序を変えれば、予測の順序も変わる。

共通の皮質アルゴリズムというマウントキャッスルの提案は、新皮質内のあらゆるコラムが、両方のタイプの予測をすると示唆していた。そうでなければ、皮質コラムは異なる機能をもつことになる。私のチームは、二種類の予測が密接に関係していると実感していた。したがって、一方の問題についての進展が、もう一方の問題についての進展につながると感じた。

メロディーの次の音を予測することはシーケンス記憶とも呼ばれ、二つの問題のなかでは比較的単純なので、私たちはまずそちらに取り組んだ。シーケンス記憶は、ただメロディーを学習するよりもっといろいろなことに利用され、行動を形成するのにも用いられる。たとえば、私はシャワーのあとにタオルで体をふくとき、だいたいほぼ同じ動きのパターンにしたがう。それが一種のシーケンス記憶だ。シーケンス記憶は言語でも使われる。話される言葉を認識するのは、短いメロディーを認識するのに似ている。単語は音素のシーケンスによって定義されるが、メロディーは音程のシーケンスで定義される。例はもっとたくさんあるが、話をわかりやすくするためにメロディーの話を続けよう。皮質コラム内のニューロンがどうやってシーケンスを学ぶのかを推定することによって、ニューロンがあらゆることについてどうやって予測するかの基本原理を見つけられる、とわれわれは考えた。

そして答えを推定するまでに、数年間、メロディー予測問題に取り組んだ。ニューロンは非常に多くの能力を発揮しなくてはならない。たとえば、メロディーにはベートーヴェンの交響曲第五番の「ジャ・ジャ・ジャ・ジャーン」のような、節の繰り返しが多い。次の音を予想するためには、直前の音や、前の五音に注意するだけではだめだ。正しく予測するには、ずっと前に生じた音が頼りになるかもしれない。正しい予測をするのにどれだけの文脈が必要かを、ニューロンは割り出さなくてはならない。さらに、ニューロンは曲名当てクイズをやらなくてはならない。あなたが聞く最初の数音で始まるメロディーはいくつかあるかもしれない。ひとつのメロディー以外を除外できるだけの音を聞くまでは、脳はそれまで聞いたものと一致すると考えられるメロディーすべてを追いかけなくてはならない。

シーケンス記憶問題への答えを工学的に考案するのは容易だろうが、新皮質内に配列されている現実のニューロンが、どうやってこのような必要条件をクリアするかを理解するのは難しかった。われわれは数年かけて、さまざまなアプローチを試した。ほとんどがある程度はうまくいったが、必要な能力すべてを示すものはなく、脳についてわかっている生物学的詳細にぴったり合うものはなかった。われわれは部分的な答えにも、「生物学的に示唆された」答えにも興味はなかった。新皮質に見られるとおりに配列された本物のニューロンが、正確にどうやってシーケンスを学習し、予測するかを知りたかったのだ。

私はメロディー予測問題に対する答えを思いついた瞬間を覚えている。二〇一〇年、感謝祭の祝日の前日だった。その答えは突然ひらめいた。しかしそれについて考えるうちに、ニューロンに可能なのかどうか私にわかっていないことを、ニューロンがやる必要があることに気づいた。言い換えれば、私の仮説は、検証できる詳細で意外な予測をいくつか立てたのだ。

科学者はふつう理論を検証するのに、その理論による予測が事実であるかどうかを確かめる実験を行なう。しかし神経科学はふつうではない。どんなサブフィールドでも何百何千という論文が発表されていて、そうした論文のほとんどは、包括的理論に組み込まれない実験データを示している。そのおかげで私のような理論家には、新しい仮説をすみやかに検証するチャンスがある。過去の研究を検索して、新しい仮説を裏づける、または否定するような実験的証拠を見つけることができるのだ。私は新たなシーケンス記憶説に光を当てられる実験データを含む論文を、科学誌で数十本見つけた。親戚たちが休暇中ずっと滞在していたが、私はあまりに興奮して、みんなが帰途に就くまで待てなかった。料理しながら論文を読み、ニューロンとメロディーについての議論に親戚を巻き込んだことを覚えている。読めば読むほど、自分が重要なことを発見したのだと確信した。

カギを握る洞察は、ニューロンについての新しい考え方だった。

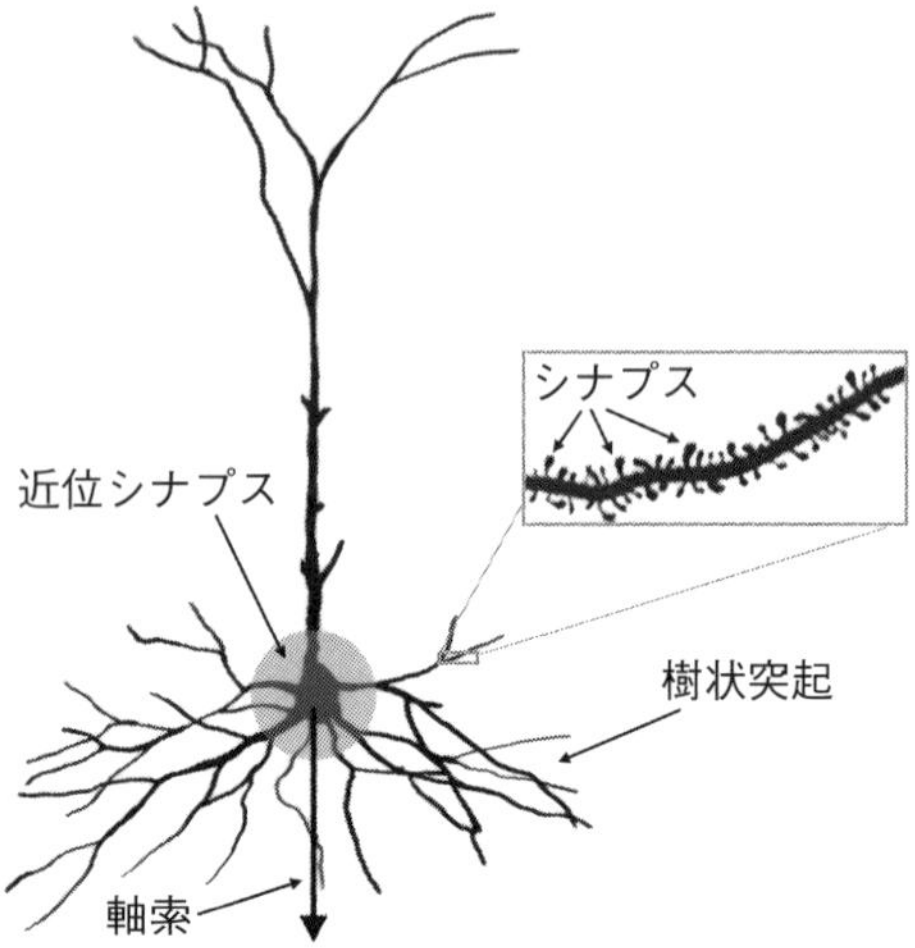

典型的なニューロン

上図は新皮質に見られる最も一般的なタイプのニューロンである。このようなニューロンには、樹状突起の枝に沿って何千何万というシナプスがある。細胞体に近い樹状突起（図の下のほう）もあれば、遠く離れている樹状突起（図の上のほう）もある。枠内は樹状突起の枝のひとつを拡大したもので、シナプスがいかに小さく、密集しているかがわかる。樹状突起に沿ったこぶ一個がひとつのシナプスだ。細胞体周囲の領域も強調されている。この領域のシナプスは近位シナプスと呼ばれる。近位シナプスが十分な入力を受け取れば、ニューロンは活動電位を発生する。活動電位は細胞体で始まり、軸索経由でほかのニューロンに伝わる。軸索はこの図では見えないので、どこにあるかを示すために下向きの矢印を加えた。

近位シナプスと細胞体だけを考えるなら、これがニューロンの典型的な図である。ニューロンについて読んだり、人工ニューラルネットワークについて勉強したりしたことがある人なら、この説明がわかるだろう。

ところが妙なことに、細胞の近くにあるシナプスは全体の一割に満たない。九割以上が、活動電位を発生するには遠く離れすぎている。枠内に示されているもののような遠位シナプスのひとつに入力が到達しても、細胞体にはほとんど影響しない。研究者には、遠位シナプスはなんらかの調節の役割を果たしているとしか言えなかった。長年にわたって、新皮質のシナプスの九割が何をするのか、誰にもわからなかったのだ。

一九九〇年ごろから、この見方が変わった。樹状突起に沿って伝わる新しいタイプの活動電位が発見されたのだ。それまで、活動電位のタイプはひとつしか知られていなかった。細胞体で始まり、軸索に沿って伝わり、ほかの細胞に到達するものだ。ところが樹状突起を伝わる別の活動電位があることがわかった。あるタイプの樹状突起活動電位は、一本の樹状突起で隣り合う二〇ほどのシナプス集団が同時に入力を受けるときに始まる。ひとたび樹状突起活動電位が生じると、樹状突起を伝わって、最終的に細胞体に到達する。そこに着くと細胞の電圧を上げるが、ニューロンの活動電位を発生させるほどではない。樹状突起の活動電位はニューロンをからかっているかのようだ――もう少しでニューロンを活性化できるが、活性化させるまでには至らない。

ニューロンが刺激されるこの状態はしばらく続いたあと、正常にもどる。科学者は再び当惑した。樹状突起活動電位は、細胞体に活動電位を発生させられるほど強くないのなら、何の役に立つのか？　樹状突起活動電位が何のためかわからないまま、ＡＩの研究者はそういう活動電位を生じない模造ニューロンを使っている。そうしたニューロンには樹状突起も、樹状突起上に見られる何千というシナプスもない。遠位シナプスが脳の機能に不可欠の役割を果たすにちがいないと、私にはわかっていた。シナプスの九割を考えに入れない理論やニューラルネットワークはうまくいかないはずだ。

私の重要なひらめきとは、樹状突起活動電位は予測である、ということだ。樹状突起活動電位が発生するのは、遠位樹状突起上の隣り合うシナプス集団が同時に入力を受け取ったときであり、つまり、そのニューロンがほかのニューロン内の活動パターンを認識しているということだ。活動パターンを検出すると、ニューロンは樹状突起活動電位を発生し、それが細胞体の電圧を上昇させ、細胞をいわゆる予測状態にする。そうするとニューロンは活動電位発生の準備が整う。「位置について、用意……」の合図を聞くランナーが、走り始める準備を整える様子に似ている。予測状態にあるニューロンが次に、活動電位を発生するのに十分な近位入力を受ければ、ニューロンが予測状態ではなかった場合よりも少し早く、細胞は活動電位を発生する。

近位シナプスで同じパターンを認識するニューロンが一〇個あるとしよう。これは一〇人のランナーがスタートラインについて、全員レースを始めるための同じ合図を待っているのに似ている。ひとりのランナーは「位置について、用意……」を聞き、まさにレースが始まろうとしているのだと予想する。彼女はスターティングブロックに足を置き、スタートする準備が整っている。「ドン」の合図が聞こえたら、用意の合図が聞こえていなくて、準備が整っていなかったほかのランナーより、すばやくスタートする。最初のランナーが早々とリードするのを見て、ほかのランナーはあきらめ、スタートさえしない。彼らは次のレースを待つ。このような競争が新皮質のあちこちで起こる。

各ミニコラムの中では、複数のニューロンが同じ入力パターンに反応する。スタートラインについて、全員で同じ合図を待っているランナーに似ている。望ましい入力が来れば、みんなが活動電位を発生し始めたい。しかしわれわれの理論では、いくつかのニューロンが予測状態にあるなら、そのニューロンだけが活動電位を発生し、ほかのニューロンは抑制される。結果的に、予想外の入力が到着すると、複数のニューロンが一度に発火する。入力が予測されていれば、予測状態のニューロンだけが活性化する。これは新皮質についての一般的な観察結果と一致する。予想外の入力のほうが、予想されていたものより、はるかに多くの活動を引き起こすのだ。

数千のニューロンを選んだら、ミニコラムの中に並べて、互いにつなぎ合わせ、いくつか抑制性ニューロンを加えると、ニューロンはシーケンスを学習する。するとニューロンは曲名当てクイズ問題を解決し、繰り返されるサブシーケンスにも混乱せず、一丸となって、シーケンスの次の要素を予測する。

これをうまく実現させるための秘訣は、ニューロンに対する新たな理解だった。予測は脳のあちこちで行なわれる機能であることは、前から知られていた。しかし、具体的にどこでどうやって行なわれるのかはわかっていなかった。この発見で、ほとんどの予測がニューロン内部で起こることがわかった。予測が起こるのは、ニューロンがパターンを認識し、樹状突起活動電位を発生し、ほかのニューロンより早く活動電位を発生する準備が整ったときだ。何千もの遠位シナプスがあるので、各ニューロンは、ニューロンが活性化すべきときを予測する何百ものパターンを認識できる。予測は新皮質を構成するニューロンに組み込まれているのだ。

われわれはまる一年かけて、新しいニューロンモデルとシーケンス記憶の回路を検証した。その容量を検証するシミュレーションソフトを書き、わずか二万のニューロンが何千という複雑なシーケンスを学習できると知って驚いた。たとえニューロンの三割が死んでも、あるいは入力が雑音だらけでも、シーケンス記憶は働き続けることがわかったのだ。理論を検証するのに時間をかければかけるほど、新皮質で起きていることを正確にとらえているという自信が強まった。われわれの考えを裏づける実験研究所からの経験的証拠もどんどん増えていった。たとえば、われわれの理論は、樹状突起活動電位のふるまい方は特異だと予測しているが、当初、決定的な実験証拠は見つけられなかった。しかし、実験主義者と話すことによって、彼らの発見をより明確に理解し、データはわれわれの予測と一致していると考えることができた。われわれはこの理論をまず二〇一一年に白書で発表した。その後、二〇一六年に審査のある専門誌で「なぜニューロンに何千ものシナプスがあるのか、新皮質内のシーケンス記憶理論」と題した論文として発表した。論文に対する反応は心強かった。すぐにその専門誌で最も読まれる論文になったのだ。

発見その3　皮質コラムの秘密は座標系

次に、われわれは二番目の予測問題に注目した。人が動くとき、新皮質はどうやって次の入力を予測するのだろう？　メロディーとちがって、この状況での入力の順序は固定されていない。人がどちらに動くかで変わる。たとえば、もし私が左を向けば、あるものが目に入る。右を向けば、別のものが目に入る。皮質コラムが次の入力を予測するには、どんな動きが起ころうとしているかを知らなくてはならない。
シーケンスの次の入力を予測することと、人が動くときの次の入力を予測することは、似たような問題である。感覚器官がどう動いているかを表わす入力もニューロンに与えられれば、シーケンス記憶の回路はどちらのタイプの予測もできることに、われわれは気づいた。ただし、動きに関連する信号はどういうものであるかはわからなかった。

そこで、考えられる最も単純なことから始めた。動きに関連する信号が、ただ「左に動く」または「右に動く」だったらどうだろう？　この考えをテストしたところ、うまくいった。左右に動くときに入力を予測する小さなロボットアームまでつくって、神経科学の会議でデモンストレーションした。しかしロボットアームには限界があった。二方向に動くというような単純な問題ではうまくいったが、現実世界の複雑さに取り組むように拡張しようとすると、必要な訓練が多すぎる。正しい答えに近づいているとは感じたが、何かがちがっていた。いくつかバリエーションを試したがうまくいかない。もどかしかった。数カ月後、われわれは行き詰まった。問題を解決する方法が見えなかったので、この問題を脇に置いて、しばらくほかのことに取り組んだ。

二〇一六年二月末ごろ、私は一緒にランチに行こうと、オフィスで妻のジャネットを待っていた。ヌメンタのコーヒーカップを手に持ち、自分の指が触れているところを観察した。そして単純なことを自問した。指が動くと何を感じるかを予測するには、脳は何を知る必要があるのだろう？　指の一本がカップの側面に触れていて、それを上に向けて動かせば、脳はふちの丸いカーブを感じると予測する。脳は指がふちに触れる前にこの予測をする。この予測をするために、脳は何を知る必要があるのか？　答えは容易に言葉にできた。脳は二つのことを知る必要がある。

触れている対象は何なのか（この場合はコーヒーカップ）、指は動いたあとにカップのどこにあるのか。

脳が知る必要があるのは、カップに対して指がどこにあるかだということに注意してほしい。体に対して指がどこにあるかは関係ないし、カップがどこにあるかも、どんなふうに置かれているかも関係ない。カップは左に傾いていても、右に傾いていてもかまわない。私の目の前にあるかもしれないし、横にずれているかもしれない。問題なのは、カップに対する指の位置だ。

この観察結果は、カップに付随する座標系内での指の位置を表わすニューロンが、新皮質にあるにちがいないことを意味する。私たちが探していた動きと関連する信号、次の入力を予測するのに必要な信号は、「物体上の位置」だった。

あなたは座標系について高校で習ったかもしれない。何かの空間内の位置を定義するｘとｙとｚの軸は、座標系の一例だ。ほかによく知られている例として、地球上の位置を定義する緯度と経度がある。当初、ニューロンがｘｙｚ座標のようなものをどうやって表現できるのか、想像しにくかった。しかしもっとわけがわからなかったのは、ニューロンがコーヒーカップのような物体に座標系を結びつけられることだ。カップの座標系はカップに対するものなので、座標系はカップとともに動くはずだ。

オフィスのイスを想像してほしい。そのイスにさわるとき、私が何を感じるかを脳は予測する。コーヒーカップにさわるとき、何を感じるかを予測するのと同じだ。したがって、新皮質にはイスに対する指の位置を知っているニューロンがあるはずだ。つまり、新皮質はイスに固定された座標系を構築するはずである。私がイスをぐるぐる回せば、座標系も回る。イスをひっくり返せば、座標系もひっくり返る。座標系は、イスを取り囲み、イスに付随している、目に見えない三次元の格子《グリッド》だと考えられる。ニューロンは単純だ。そんなニューロンが、物が世界を動いたり回転したりしているときにも、座標系をつくって物に取りつけられるとは想像しがたい。しかし事態はさらに驚きである。

私の体のさまざまな部位（指先、手のひら、唇）は、同時にコーヒーカップを感じられる。カップに触れる体の部位それぞれが、それぞれに固有のカップ上の位置にもとづいて、何を感じるかを別々に予測する。したがって、脳はひとつの予測をしているのではない。同時に何十何百もの予測をしているのだ。カップに触れている私の体のあらゆる部位がカップに対してどういう位置にあるかを、新皮質は知らなくてはならない。

視覚は触覚と同じことをしていることに私は気づいた。網膜の区画は皮膚の区画と似ている。網膜の各区画が、物体全体の一部分だけを見る。皮膚の各区画が物体の一部分だけに触れるのと同じことだ。脳はひとつの像を処理するのではない。始まりは眼の奥に映るひとつの像だが、そのあとそれを何百という断片に分解する。そして各断片を、観察されている物体に対する位置に割り当てる。

座標系をつくって位置を追うことは、簡単な仕事ではない。こうした計算をするには、数種類のニューロンと複数の細胞層が必要であることを、私は知っていた。どの皮質コラムにもある複雑な回路は似ているので、位置探索と座標系は新皮質の普遍的特性であるはずだ。新皮質のどのコラムにも――視覚入力、触覚入力、聴覚入力、言語、高次の思考、どれを表現するにせよ――座標系と位置を表現するニューロンがあるはずだ。

その時点まで、私を含めてほとんどの神経科学者は、新皮質はおもに感覚入力を処理するのだと考えていた。その日私が気づいたのは、新皮質はおもに座標系を処理していると考える必要があることだ。ほとんどの回路がそこにあるのは、座標系をつくって位置を追跡するためである。感覚入力はもちろん必須だ。次章以降で説明するとおり、脳は世界のモデルを構築するのに、感覚入力を座標系内の位置と関連づける。

なぜ座標系がそんなに重要なのか？　座標系があることで脳は何を得るのだろう？　まず、座標系のおかげで脳は何かの構造を学習することができる。コーヒーカップが一個の物であるのは、空間内での相対的配置が決まっている一連の特徴と面で構成されているからだ。同様に、顔は鼻と目と口が相対的な位置に配置されたものである。相対的な位置と物体の構造を特定するには、座標系が必要なのだ。

第二に、座標系を使って物体を定義することによって、脳は物体全体をいちどに処理することができる。たとえば、車には配置が相対的に決まっているさまざまな特徴がある。人はいったん車を学習すれば、視点を変えたらどう見えるか、あるいはひとつの次元を引き伸ばされたらどう見えるか、想像することができる。こんな芸当をなし遂げるために、脳は座標系を回転させたり引き伸ばしたりするだけでいい。そうすれば車のあらゆる特徴が回転し、引き伸ばされる。

第三に、座標系は動きを計画して実行するのに必要だ。たとえば、私の指が携帯電話の前面に触れていて、いちばん上の電源ボタンを押したいとしよう。脳が指の現在の位置と、電源ボタンの位置を知っていれば、現在の位置から望ましい新たな位置に指を動かすために必要な計算をすることができる。電話に対応する座標系は、この計算をするのに必要である。

座標系はさまざまな分野で使われる。ロボット研究者は座標系を頼りに、ロボットのアームとボディーの動きを計画する。座標系はアニメ映画でも、キャラクターの動きどおりに描画するのに使われる。少数ながら、座標系はＡＩアプリケーションに必要だと示唆した人もいた。しかし、新皮質は座標系に取り組む、つまり、各皮質コラム内のニューロンの大部分が果たす機能は座標系をつくって位置を追跡することだとする、重要な考察は私の知るかぎりなかった。いま、私にはそのことが明白に思える。

ヴァーノン・マウントキャッスルは、あらゆる皮質コラム内に存在する普遍的アルゴリズムがあると主張したが、そのアルゴリズムが何であるかはわからなかった。フランシス・クリックは、私たちには脳を理解するための新しい枠組みが必要だと書いたが、彼もまた、その枠組みがどんなものであるはずかを知らなかった。二〇一六年のその日、カップを手にして、私はマウントキャッスルのアルゴリズムもクリックの枠組みも、根拠は座標系にあるのだと気づいた。どうやってニューロンが実現するのかはまだわからなかったが、それが真相にちがいないとわかった。座標系こそが欠けていた材料であり、新皮質の謎を解明して知能を理解するためのカギなのだ。

位置探索と座標系についてのこうした考えすべてが、瞬間的に思い浮かんだように思えた。私はひどく興奮し、イスから飛び上がり、同僚のスブタイ・アーマドに話すために駆け出した。彼のデスクまでの六メートルをダッシュするあいだに、私はジャネットと鉢合わせして、あやうく彼女を突き飛ばすところだった。私はとにかくスブタイと話したかったが、ジャネットをなだめ、彼女に謝っているあいだに、彼にはあとで話すほうが賢明だと気づいた。ジャネットと私は一緒にフローズンヨーグルトを食べながら、座標系と位置探索について話し合った。

ここで、私がよく質問されることを取り上げたい。実験で検証されていなければ、どうして理論について自信をもって話せるのか？　私がたったいま語ったのは、こうした状況の一例だ。新皮質には座標系が満ちあふれているのだとひらめいてから、私はすぐにそれについて自信をもって語り始めた。本書を書いているいま、この新しい考えを裏づける証拠は増えているが、まだ徹底して検証されてはいない。それでも、この考えを事実として説明することにためらいはない。理由はこうだ。

私たちが問題に取り組むとき、私が制約と呼ぶものが見つかる。制約とは、問題に対する解決法が対処しなくてはならないものだ。シーケンス記憶を説明するとき、曲名当てクイズなど、制約の例をいくつか挙げた。脳の生体構造と生理機能も制約だ。脳の理論は最終的に、脳の細部をすべて説明しなくてはならないし、正しい理論はそうした細部のどれも無視できない。

問題に取り組む時間が長ければ長いほど、たくさんの制約が見つかり、解決法を推測するのが難しくなる。本章で説明した発見の瞬間は、われわれが長年取り組んだ問題についてのものだ。そのため、われわれはその問題を深く理解していて、制約のリストは長かった。解決法が解く制約の数が増えれば、その解決法が正しい可能性は飛躍的に高まる。クロスワードパズルを解くようなものだ。たいてい、個々のヒントに合致する言葉はいくつかある。その言葉のひとつを選ぶと、まちがいかもしれない。交差してうまく当てはまる二つの言葉が見つかれば、両方とも正しい可能性ははるかに高い。交差する言葉が一〇個見つかれば、すべてがまちがっている確率はとても小さい。心配せずに答えをペンで書ける。

発見の瞬間は、新しい考えが複数の制約を解くときに生まれる。問題に取り組んだ時間が長ければ長いほど――ひいては解決法が解く制約が多いほど――目からうろこが落ちた気持ちは強く、答えに対する自信は強い。新皮質には座標系が満ちあふれているという考えは、非常に多くの制約を解決したので、私はすぐにそれが正しいとわかったのだ。

この発見の意味を解明するのに三年以上かかり、これを書いているいまも、まだなし遂げていない。このことに関して、これまでに数本の論文を発表した。最初の論文のタイトルは「新皮質内のコラムが世界の構造の学習を可能にする方法に関する理論」。この論文は、ニューロンとシーケンス記憶に関する二〇一六年の論文で説明したのと同じ回路で始まる。そして、位置を表現するニューロンの層と感覚の対象を表現する第二層が加えられている。この追加により、単一の皮質コラムが感じて動き、感じて動くことで、物体の三次元形態を学習できることを明らかにしたのだ。

たとえば、黒い箱の中に手を入れて、何だかわからない物体を一本の指でさわるとしよう。そのへりに沿って指を動かすことによって、物体全体の形を知ることができる。私たちの論文は、どうして単一の皮質コラムにこれができるのかを説明したのだ。さらに、前に学習した物体を、たとえば指を動かすなど、同じ方法でコラムが認識できる経緯も示した。そのあと、よりすばやく物体を認識するために、新皮質の複数のコラムがどういうふうに連携するのかを示した。たとえば、黒い箱に手を入れて、知らない物体を手全体でつかめば、より少ない動きで、場合によっては一回つかむだけで認識できる。

われわれはこの論文を投稿することに不安を感じ、待つべきかどうか議論した。新皮質全体が座標系をつくり、数千が同時に活性化することによって働くのだと提案していたが、これは過激な考えだった。それに、ニューロンがどうやって実際に座標系をつくるかの提案はない。われわれの主張は「位置探索と座標系は存在するにちがいないと推測しており、実際に存在すると仮定すると、皮質コラムはこのように働く可能性がある。そして、おっと、ちなみにニューロンがどうやって実際に座標系をつくるのかはわからない」と言っているようなものだった。いずれにせよ、われわれは論文を投稿することにした。私は自問したのだ。たとえ不完全でも、この論文を私は読みたいだろうか？　答えは「イエス」だった。新皮質はすべてのコラムで位置と座標系を表現しているという考えは、それをニューロンがどうやってやるかがわからないという理由だけでしまっておくには、あまりに刺激的だった。基本的な考えは正しいという自信があった。

論文をまとめるには時間がかかる。文章を書くだけで何カ月もかかる可能性があり、たいていは行なうべきシミュレーションがあって、それにさらに数カ月かかることもある。このプロセスが終わりに近づいたころ、私はあることを思いつき、それを投稿直前に論文に加えた。嗅内皮質と呼ばれる脳の古い部位を調べることによって、新皮質のニューロンが座標系をつくる方法の答えが見つかるかもしれないと提案したのだ。数カ月後に論文が受理されるまでに、この推測は正しいことがわかった。それについては次章で話すつもりだ。

ここまでかなり広範囲の話をしたので、ざっとおさらいしよう。この章の目標は、新皮質のあらゆる皮質コラムは座標系をつくるという考えを紹介することだ。この結論にたどり着くためにわれわれが踏んだ手順を、ひととおり説明した。まずは、新皮質は豊富できめ細かい世界のモデルを学習するという考えだ。新皮質はそのモデルを使って、次の感覚入力が何かをたえず予測する。そしてわれわれは、ニューロンはどうやってそうした予測をするのかを探究した。このことから導かれた新しい理論は次のとおり。ほとんどの予測は、ニューロン内の電圧を一時的に変えて、そうでない場合より少し早くニューロンを発火させる、樹状突起の活動電位によって表現される。予測は細胞の軸索によってほかのニューロンに送られるのではないのだ。これで、人は大部分の予測に気づかないことの説明がつく。そのあと、新しいニューロンモデルを使う新皮質内の回路が、どうやってシーケンスを学習して予測するかを示した。われわれはこの考えを、自身の動きによって入力が変化しているとき、そのような回路はどうやって次の感覚入力を予測できるのかという問題に応用した。こうした感覚運動予測をするために、各皮質コラムは感じられている物体に対する入力の位置を知らなくてはならない、とわれわれは推測した。そのために、皮質コラムは物体に固定されている座標系を必要とするのだ。

第5章 脳のなかの地図

新皮質全体に座標系が存在することを推定するのに何年もかかったが、振り返ってみると、もっとずっと前に、単純な観察でこのことを理解していてもおかしくなかった。いま、私はヌメンタのオフィスの小さなラウンジスペースにすわっている。そばには私がすわっているのと似たような、すわり心地のいいイスが三脚ある。イスの向こうに、いくつか自立式のデスクがある。デスクの向こう、通りの向かい側には古い郡庁舎が見える。そうした物体からの光が私の眼に入り、網膜に投射される。網膜の細胞は光を活動電位に変換する。視覚はここ、つまり眼の奥から始まる。では、なぜ私たちは物体が眼の中にあると知覚しないのか？　イスとデスクと庁舎が、網膜上に隣り合って映し出されるのなら、それを異なる距離の異なる場所にあると知覚するのはどうしてなのか？　同様に、車が近づいている音を聞きつけた場合、なぜ、車を自分の右の三〇メートル離れたところに知覚するのであって、実際にその音がある耳の中に知覚するのではないのか？

私たちは物体をどこかにある――目や耳の中ではなく、外の世界のどこかにある――ものとして知覚するというこの単純な観察から、自分が知覚するあらゆる物体の位置を表わす活動をするニューロンが、脳にあるはずだとわかる。

前章の最後に、座標系についての最初の論文の投稿を、当時は新皮質のニューロンがどうやってこれをつくるのかわからなかったので、不安に思ったと書いた。新皮質の仕組みに関する重要な新説を提案していたのだが、その説はおもに論理的推論にもとづいていた。ニューロンがどうやってそれを行なっているかを示せれば、もっと強力な論文だっただろう。提出する前日、嗅内皮質と呼ばれる脳の古い部位に答えが見つかるかもしれないと示唆する数行を加えた。なぜそう示唆したかを、進化についての物語で記そうと思う。

進化の話

動物が初めて世界の中で動き始めたとき、どちらに動くかを決めるメカニズムが必要だった。単純な動物には単純なメカニズムがある。たとえば、勾配にしたがう細菌がいる。栄養物のような必要な資源の量が増えていれば、同じ方向に動き続けそうだ。その量が減っていれば、向きを変えて別の方向を試す可能性が高い。細菌は自分がどこにいるかを知らない。世界における自分の位置を表現するすべがないのだ。ただ前に進むだけで、単純なルールにしたがって、いつ向きを変えるかを決める。もうちょっと高度な動物、たとえばミミズは、暖かくて栄養物と水がある好ましい範囲内にとどまるように動くかもしれないが、庭のどこに自分がいるかを知らない。れんがの通路がどれだけ遠くにあるかも、いちばん近いフェンスの支柱の方向やそこまでの距離も知らない。

ここで、それがどこにあるかを知っている動物の強みについて考えよう。環境に対する自分の位置をつねにわかっている動物だ。その動物は、過去にどこで栄養物を見つけたか、どこを避難所として使ったかを覚えられる。そして、そのような前に訪れた場所に現在地から行く方法を計算できる。水飲み場への道や、その途中のさまざまな場所で起こったことを覚えられる。自分の位置と世界にあるほかのものの位置を知ることには多くのメリットがあるが、それには座標系が必要だ。

座標系は地図の格子線のようなものだということを思い出してほしい。たとえば、紙の地図上で何かの位置を示すのに、行と列のラベルを使うことができる。D行の7列という具合だ。地図の行と列は、その地図が表わす地域の座標系である。動物が自分のいる世界の座標系をもっていれば、世界を探検するとき、各地で見つけるものを心に留められる。その動物が避難所など、どこかに行きたいとき、どうすれば現在地からそこにたどり着けるかを、座標系を使って考え出すことができる。自分の世界の座標系をもつことは、生き延びるのに役立つのだ。

世界をうまく進んでいけることはとても貴重なので、進化はそのための手法をいくつか見つけている。たとえば、ミツバチはある種のダンスを使って距離と方向を仲間に伝えることができる。私たちのような哺乳類は、強力な内部ナビゲーションシステムをもっている。脳の古い部位に、訪れたことのある場所の地図を学習することが知られているニューロンがあるのだ。そのニューロンは、非常に長いあいだ進化圧にさらされているので、その役割をうまくこなすように微調整されている。哺乳類では、こうした地図ニューロンがある古い脳の部位は、海馬と嗅内皮質と呼ばれている。これらの器官は、人間ではおおよそ指一本くらいの大きさで、脳の中心近く、左右両方にひと組ずつある。

古い脳のなかの地図

一九七一年、科学者のジョン・オキーフと教え子のジョナサン・ドストロフスキーが、一本のワイヤをラットの脳に差し込んだ。ワイヤは海馬にある一個のニューロンの活動電位発生を記録する。そして天井方向の上向きなので、ラットが動いて周囲を探検するあいだ、細胞の活動を記録できる。周囲といっても、基本的にテーブル上の大きな箱の中だ。彼らが発見したものは、現在「場所細胞」と呼ばれている。ラットが特定の環境の特定の場所に来るたびに発火するニューロンである。場所細胞は地図上の「現在地」マークに似ている。ラットが動いて新しい位置に移るたびに、異なる場所細胞が活性化する。前にいた位置にもどると、同じ場所細胞が再び活性化する。

二〇〇五年、マイブリット・モーザーとエドヴァルド・モーザーの研究所の研究者たちが、やはりラットで同様の実験設定を用いた。その実験では、海馬に隣接する嗅内皮質にあるニューロンからの信号を記録したのだ。そして発見されたのは、現在「格子細胞」と呼ばれるもので、環境内の複数の位置で発火する。格子細胞が活性化する位置は、格子状のパターンになる。ラットが直線上を動けば、同じ格子細胞が一定間隔で何度も活性化するのだ。

場所細胞と格子細胞の詳細な仕組みは複雑で、まだ完全にはわかっていないが、ラットがいる環境の地図をつくるようなものだと考えていい。格子細胞は紙の地図の行と列のようなもので、動物の環境に重ね合わされている。格子細胞のおかげで、動物は自分がどこにいるかを知り、動いたときにどこにいるかを予測し、動きを計画することができる。たとえば、私が地図上のB4の位置にいて、D6の位置に行きたい場合、地図の格子を使って、自分が右に二区画行き、下に二区画行かなくてはならないとわかる。

しかし格子細胞だけでは、ある位置に何があるかはわからない。たとえば、あなたは地図上のA6にいると私が教えても、その情報では、そこで何が見つかるかはあなたにわからない。A6に何があるかを知るには、あなたは地図を見て、対応する区画内に何が印刷されているかを調べる必要がある。場所細胞は、区画内に印刷されている詳細のようなものだ。どの場所細胞が活性化するかは、ラットが特定の位置で何を感じるかで決まる。場所細胞はラットに、感覚入力にもとづいて自分がどこにいるかを教えるが、場所細胞だけでは動きを計画することはできない――それには格子細胞が必要である。二種類の細胞がともに働いて、ラットの環境の完璧なモデルをつくるのだ。

ラットが環境に入るたび、格子細胞は座標系を確立する。まったく新しい環境なら、格子細胞は新しい座標系をつくる。ラットがその環境に覚えがあれば、格子細胞は以前に使った座標系を復元する。このプロセスは、あなたが町に入るときに似ている。あたりを見回して、前に来たことがあるとわかれば、あなたはその町の正しい地図を引っ張り出す。町に覚えがなければ、白紙を取り出して、新しい地図をつくり始める。そして町を歩きまわりながら、各位置で見えるものを地図上に書き込む。それが格子細胞と場所細胞がやることだ。環境ごとに固有の地図をつくる。

ラットが動くと、新しい位置を示すように、活性格子細胞と活性場所細胞が変化する。

人間にも格子細胞と場所細胞がある。見当識を完全に失っていないかぎり、自分がどこにいるかの感覚がつねにある。私はいま、自分のオフィスに立っている。たとえ眼を閉じても、私の位置感覚は持続し、引き続き自分がどこにいるかがわかる。眼を閉じたまま、右に二歩動くと、私がもっている室内の位置感覚は変わる。私の脳内の格子細胞と場所細胞がオフィスの地図をつくっていて、たとえ私が眼を閉じていても、オフィス内のどこにいるかをたどるのだ。私が歩くと、新しい私の位置を示すように、活性格子細胞と活性場所細胞が変化する。人間でもラットでもあらゆる哺乳類は、自分の位置を知るために同じメカニズムを使う。みんなに格子細胞と場所細胞があって、それが自分のいた場所のモデルをつくるのだ。

新しい脳のなかの地図

位置と新皮質内の座標系に関する二〇一七年の論文を書いているとき、私には場所細胞と格子細胞の知識がいくらかあった。そしてふと気づいたのが、コーヒーカップに対する指の位置を知ることは、部屋に対する体の位置を知ることに似ている、ということだ。私の指がカップの周囲を動く様子は、私の体が室内を動く様子と同じだ。海馬と嗅内皮質にあるものに相当するニューロンが、新皮質にあるのかもしれない、と私は気づいた。そうした新皮質の場所細胞と新皮質の格子細胞は、古い脳内の場所細胞と格子細胞が環境のモデルを学習するのと似たような方法で、物体のモデルを学習するのだ。

基本的ナビゲーションにおける役割を考えると、場所細胞と格子細胞が進化上、新皮質より古いことはほぼ確実だ。したがって、新皮質は新しいメカニズムをゼロから進化させたというより、格子細胞の派生物を使って座標系をつくっている可能性のほうが高いと私は考えた。しかし二〇一七年には、新皮質に格子細胞や場所細胞と似たものがあるという証拠を知らなかった。情報にもとづく推論だったのだ。

二〇一七年の論文が受理されたすぐあと、新皮質の一部に格子細胞が存在するかもしれないことを示唆する最近の実験のことを知った（そうした実験については第6章で話そう）。これは励みになった。格子細胞と場所細胞に関連する文献を研究すればするほど、同様の機能を果たす細胞があらゆる皮質コラムに存在するのだと確信するようになった。そして初めてこの主張をしたのが、二〇一九年の論文「新皮質内の格子細胞にもとづく知能と皮質機能の枠組み」である。

繰り返しになるが、何かの完璧なモデルを学習するには、格子細胞と場所細胞の両方が必要だ。格子細胞は位置を特定して動きを計画するための座標系をつくる。しかし、座標系内の位置と感覚入力を結びつけるには、場所細胞によって表わされる感知された情報も必要である。

新皮質内の地図作成メカニズムは、古い脳内のものの完璧なコピーではない。証拠によると、新皮質は同じ基本的神経メカニズムを使うが、いくつかの点でちがっている。自然が海馬と嗅内皮質をはがし、最小の形態にして、そのコピーを何万もつくり、皮質コラムの中に並べたかのようだ。それが新皮質になった。

古い脳内の格子細胞と場所細胞が追いかけるのはもっぱら体の位置である。それらの細胞は体がいまの環境内のどこにあるかを知っている。一方の新皮質は、この回路のコピーを皮質コラム一個につきひとつ、合わせておよそ一五万個もっている。したがって、新皮質は何千もの位置を同時に追いかける。たとえば皮膚の小区画それぞれ、網膜の小区画それぞれが、新皮質のなかに独自の座標系をもつ。カップに触れているあなたの五本の指先は、箱を探検している五匹のラットのようなものなのだ。

ごく小さな空間のなかの巨大な地図

では、脳内のモデルはどのように見えるのだろう？　新皮質はどうやって一平方ミリ当たり何百というモデルを詰め込むのか？　その仕組みを理解するために、紙の地図のたとえにもどろう。私は町の地図をもっているとしよう。テーブル上にそれを広げて見ると、地図には行と列の印があって、一〇〇個の区画に分割されている。Ａ1は左上、Ｊ10が右下だ。それぞれの区画内には、町のその部分で目にする可能性のあるものが印刷されている。

私はハサミを手に取り、各区画を切り取り、Ｂ6、Ｇ1というふうに、その格子座標を記す。区画それぞれに町1とも記す。そのあと、同じことを九枚の地図で行なう。地図はそれぞれ異なる町を表わしている。これで手元には一〇〇〇枚の区画がある。一〇の町それぞれに、一〇〇枚の区画だ。私はその区画をシャッフルして、積み重ねる。その山には一〇枚の完全な地図が入っているのだが、一度に一カ所しか見ることができない。ここで、誰かが私に目隠しをして、一〇ある町のどれかのランダムな場所に私を置いていく。私は目隠しをはずして、あたりを見回す。最初、自分がどこにいるかわからない。次に、本を読む女性の彫像がある噴水の前に立っていることがわかる。私は区画地図を一度に一枚ずつめくっていき、やがてこの噴水を示しているものを見つける。区画地図には、町3の位置D2と記されている。これで自分がどの町にいるかわかり、その町のどこにいるかがわかる。

次にできることがいくつかある。たとえば、歩き始めたら何が見えるかを予測できる。現在の位置はD2だ。南に向かって歩けば、D3だろう。私は区画の山を探して、町3のD3と記された区画を見つける。そこには公園が示されている。このようにして、自分が特定の方向に動いたら、何に出くわすかを予測できる。

私は町の図書館に行きたいかもしれない。区画の山を探せば、町3の図書館を示すものを見つけられる。その区画にはG7と記されている。いまD2にいるので、図書館に行くには東に三区画、南に五区画移動しなくてはならない、と計算できる。そこに行くのに、いくつか別のルートを通ることができる。区画地図を一度に一枚ずつ使って、特定のルートでは何に出会うかを思い描くことができる。そして私はアイスクリーム店の前を通るルートを選ぶ。

ここで、別のシナリオを考えてみよう。知らない場所に置いていかれて、目隠しをはずしたあと、私にはカフェが見える。しかし区画地図の山をめくったとき、同じようなカフェを示しているものが五枚見つかる。二軒のカフェはひとつの町にあって、ほかの三軒はそれぞれちがう町にある。私がいるのはこの五カ所のどこでもありえる。私はどうすべきか？　動くことによって、あいまいさを排除できる。私がいるかもしれない五枚の区画を見て、次に、それぞれから南に向かって歩くと、何が見えるかを調べる。答えは五枚の区画それぞれで異なる。自分がどこにいるか突き止めるために、私は実際に南に向かって歩く。そこで何が見つかるかによって、私の疑念は消える。これで自分がどこにいるかわかるのだ。

この地図の使い方は、一般的なやり方とはちがう。第一に、区画地図の山にはすべての地図が入っている。そのため区画の山を使って、自分がどの町にいるか、その町のどこにいるかの両方を割り出せる。

第二に、自分がどこにいるか確信がなければ、動くことによって町と位置を判断できる。これは、黒い箱に手を入れて、一本の指で未知の物体に触れるときに起こることだ。一度さわるだけでは、おそらくどんな物体を感じているのか判断できないだろう。その判断をするには、指を一回以上動かさなくてはならないかもしれない。動かすことによって、同時に二つのことがわかる。どんな物体に触れているのかわかった瞬間、指が物体上のどこにあるのかもわかる。

最後に、このシステムにはたくさんの地図をすばやく扱うための拡張性がある。紙の地図のたとえで、私は一度に一枚の区画地図を調べると説明した。これだと地図がたくさんあったら、かなりの時間がかかるかもしれない。しかしニューロンが使うのは、いわゆる連想記憶だ。ここでは細かいことはどうでもよくて、この記憶のおかげでニューロンはすべての区画地図を一度に検索できる。ニューロンが一〇〇〇枚の地図を検索するのにかかる時間は、一枚を検索するのにかかるのと同じ時間なのだ。

皮質コラムのなかの地図

では、地図のようなモデル構築を新皮質のニューロンがどうやって実践するのかについて考えよう。われわれの理論によると、どの皮質コラムも物体全体のモデルを学習できる。したがって、新皮質全体のあらゆるコラムに独自の区画地図セットがあるのだ。皮質コラムがどうやってそれを獲得するかは複雑で、われわれもまだすべてを理解してはいないが、基本はわかっている。

思い出してほしい。皮質コラムにはニューロンの層がいくつかある。その中には、区画地図をつくるのに必要な層がある。皮質コラム内で起きていることに関するわれわれの考えの雰囲気を伝えるために、単純化した図を次ページに示す。

この図は、一個の皮質コラム内にある二層のニューロン群（色つきの四角部分）を表わしている。コラムはきわめて小さく、幅約一ミリメートルだが、この層それぞれに一万ものニューロンが入っていると考えられる。

上の層はコラムに対する感覚入力を受け取る。入力が届くと、数百のニューロンが活性化する。紙の地図のたとえを使うと、上の層が表わすのは、たとえば噴水のように、どこかの位置であなたが目にするものである。

下の層が表わすのは、座標系内の現在位置である。先ほどのたとえで言えば、下の層は町３のＤ２のような位置を表わすが、そこで目に入るものは表わさない。町３のＤ２とだけ記された白地の四角のようなものだ。

二本の垂直の矢印は、白地の区画地図（下の層）とその場所で目にするもの（上の層）の結合を表わす。下向き矢印は、噴水のような観察された特徴が、特定の町の特定の位置とどう関連しているか、である。上向き矢印は、特定の位置――町３のＤ２――を、観察された特徴と関連づける。上の層はおよそ場所細胞に相当し、下の層はおよそ格子細胞に相当する。

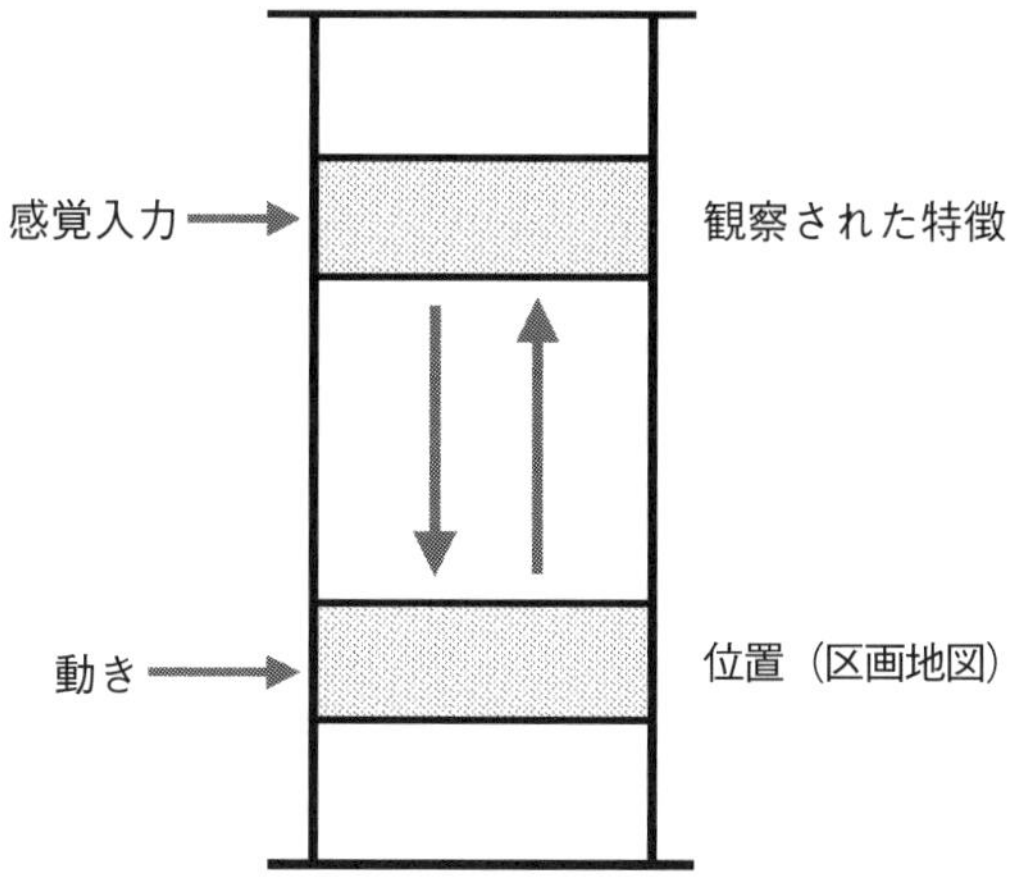

皮質コラムのモデル

コーヒーカップのような新しい物体の学習は、二層の関係、つまり二本の垂直矢印を学習することによって、おおむねなし遂げられる。別の言い方をすると、コーヒーカップのような物体は、カップ上の一連の位置（下の層）と関連する一連の観察された特徴（上の層）によって定義される。位置がわかれば、位置を判断できる。特徴がわかれば、特徴を予測できる。

情報の基本的な流れは次のとおりだ。感覚入力が到着し、上の層のニューロンによって表現される。これが、その入力と関連する下の層の位置を呼び起こす。指を動かすなどの動きが起こると、下の層は予想される新しい位置に変化し、それによって上の層では次の入力の予測が起こる。

たとえのカフェのように最初の入力があいまいな場合、ネットワークが下の層で、たとえばカフェが存在する場所すべてという具合に、複数の位置を活性化する。これが、一本の指でコーヒーカップのふちに触れた場合に起こることだ。ふちのある物体は多いので、最初はどんな物体に触れているのか確信がもてない。あなたが動くと、下の層がありうる位置すべてを変化させ、次に上の層で複数の予測が立てられる。次の入力は、合致しない位置をすべて排除する。

われわれは各層のニューロン数の現実的な想定を使って、ソフトウェアでこの二層回路をシミュレーションした。そのシミュレーションは、個々の皮質コラムが物体のモデルを学習できるだけでなく、各コラムは何百ものモデルを学習できることも示した。神経メカニズムとシミュレーションは、二〇一九年の論文「新皮質における位置探索——皮質格子細胞を用いた感覚運動物体認識の理論」で説明されている。

方位

物体のモデルを学習するために、皮質コラムがやらなくてはならないことがほかにもある。たとえば、方位の表現がなくてはならない。たとえば、あなたは自分がどの町にいて、その町のどの位置にいるかを知っているとしよう。ここで私は尋ねる。「前に向かって一ブロック歩いたら何が見えるだろう?」。あなたは答える。「どちらの方角に歩くの?」。自分の位置を知っているだけでは、歩いたときに何が見えるかを予測するには不十分だ。自分がどちらを向いているか、自分の方位も知る必要がある。方位は、特定の位置から何が見えるかを予測するのにも必要だ。たとえば、街角に立っているとき、北を向いていれば図書館が見えて、南を向いていれば公園が見える、という具合だ。

古い脳には頭方位細胞と呼ばれるニューロンがある。その名前が示すように、この細胞は動物の頭が向いている方向を表現する。頭方位細胞はコンパスのような役割を果たすが、磁北に縛られてはいない。部屋または環境に位置合わせされている。あなたがよく知っている部屋の中に立ち、眼を閉じた場合、自分がどちらを向いているかの感覚を失わない。眼を閉じたまま、体の向きを変えると、方向感覚が変化する。この感覚は、頭方位細胞によってつくられる。あなたが体を回すと、頭方位細胞は部屋の中でのあなたの新しい方位を反映するように変化する。

皮質コラムにも、頭方位細胞に相当する機能を果たす細胞があるにちがいない。われわれはそれを、もっと一般的な方位細胞という名称で呼ぶ。あなたはコーヒーカップのふちを人差し指でさわっているとしよう。実際に指が受ける印象は、指の向きによって変わる。たとえば、指を同じ位置に維持しながら、接点を中心に回転させることができる。そうすると、指の感覚は変わる。したがって、その入力を予測するために、皮質コラムは方位の表現をもたなくてはならない。わかりやすくするために、先ほどの皮質コラムの図には、方位細胞などの細部を示さなかった。

要するに、われわれはあらゆる皮質コラムが物体のモデルを学習するのだと提案した。コラムはそれをするのに、古い脳が環境のモデルを学習するために使うのと同じ基本的手法を使っている。したがってわれわれの提案は、各皮質コラムには格子細胞に相当する細胞セットと、場所細胞に相当する別のセットと、頭方位細胞に相当する別のセットがある、ということだ。すべては最初に古い脳の部位で見つかったものである。われわれは論理的推論によって、この仮説にたどり着いた。この提案を支持する実験証拠のリストが増えつつあることを、第6章で示すつもりだ。

しかしそれより先に、新皮質全体に注意を向けよう。思い出してほしい。皮質コラムそれぞれは小さくて細いスパゲッティのかけらほどだが、皮質は大きくて、食事用ナプキンくらいの大きさだ。したがって、人間の新皮質には約一五万のコラムがある。すべての皮質コラムが物体のモデリングをしているわけではない。残りのコラムが何をしているか、これが次章のテーマだ。

優れた認知機能こそが、私たちをほかの霊長類と区別するものだ。私たちの視力や聴力はサルのそれと似たようなものだが、複雑な言語を使い、コンピューターのような複雑な道具をつくり、進化や遺伝学や民主主義のような概念について論じることができるのは、人間だけである。

ヴァーノン・マウントキャッスルは、新皮質のコラムはどれも同じ基本機能を果たすと提案した。これが事実であるなら、言語その他の高度な認知能力は、なんらかの基本レベルで、見たり触れたり聞いたりする能力と同じだということになる。これは自明ではない。シェイクスピアを読むことは、コーヒーカップを手に取るのと同じようには思えない。しかしマウントキャッスルの提案にはそういう含みがある。

マウントキャッスルは皮質コラムがまったく同一ではないことを知っていた。たとえば、指からの入力を受け取るコラムと言語を理解するコラムには物理的なちがいがある。それでも相違点より類似点のほうが多い。だからこそマウントキャッスルは、新皮質が行なうあらゆること――知覚だけでなく知能と考えられるものすべて――の根底に、なんらかの基本機能があるにちがいないと推論したのだ。

視覚、触覚、言語、哲学といった多様な能力が基本的に同じだという考えは、多くの人にとって認めがたい。マウントキャッスルは共通の機能が何かを提案していないし、それがどういうものかを想像するのも難しいので、彼の提案は無視されたり、即座に拒否されたりしやすい。たとえば、言語学者はたいてい、言語をほかのあらゆる認知能力と異なるものとして説明する。彼らがマウントキャッスルの提案を受け入れたら、言語をよりよく理解するために、言語と視覚の共通点を探すだろう。私にとってこの考えは刺激的すぎて無視することはできず、経験的証拠がマウントキャッスルの提案を圧倒的に支持することもわかっている。そこで、興味深い謎が残される。人間の知能のあらゆる側面をつくり出せるのは、どんな機能またはアルゴリズムなのか？

これまで私は、コーヒーカップやイスやスマートフォンのような物体のモデルを、皮質コラムがどうやって学習するかに関する理論を説明してきた。その理論によると、皮質コラムは観察される物体それぞれに座標系をつくり出す。思い出してほしい。座標系は何かの周囲にくっついている、目に見えない三次元の格子のようなものだ。座標系があるおかげで、皮質コラムは物体の形を決める特徴の位置を学習できる。

もっと抽象的な言葉にすると、座標系はあらゆる種類の知識を整理する方法だと考えられる。コーヒーカップの座標系は、私たちが触れたり見たりできる物体に対応する。しかし、座標系は私たちが直接感知できない知識を整理するのにも使える。

あなたが知っているのに直接経験したことがないことをすべて考えてみよう。たとえば、あなたが遺伝学を勉強したことがあるなら、ＤＮＡ分子について知っている。その二重らせんの形を思い描けるし、それがヌクレオチドのATCG（アデニン、チミン、シトシン、グアニン）の文字列を使ってアミノ酸配列をコード化することを知っているし、DNA分子がらせんを解くことによって複製するやり方を知っている。もちろん、DNA分子を直接見たりさわったりしたことのある人はいない。小さすぎるからできないのだ。DNA分子の知識を整理するために、それが見えるかのように絵を描き、さわれるかのように模型にする。そのおかげで、コーヒーカップの知識と同じように、DNA分子の知識も座標系内に保存できる。

私たちは知っていることの多くに同じ技を使う。たとえば、光子《フォトン》のことをいろいろ知っているし、自分たちの銀河のことをいろいろ知っている。そういうことについても、見たりさわったりできるかのように想像し、だからこそ、身のまわりの物体に使うのと同じ座標系のメカニズムを使って、知っている事実を整理できる。しかし人間の知識は視覚化できないものにも広がっている。たとえば、民主主義や人権や数学のような、概念についての知識もある。私たちはこうした概念について多くの事実を知っているが、そうした事実を三次元の物体と同じような方法で整理することはできない。民主主義のイメージはつくりにくい。

しかし、概念知識もなんらかの形で整理できるはずだ。民主主義や数学のような概念は、たんなる事実の積み重ねではない。私たちはそういうことについて論理的に考え、どういう行動をしたら何が起こるかについて予測できる。その能力があることから、概念の知識もまた座標系内に蓄えられているにちがいないとわかる。しかしそうした座標系は、コーヒーカップなどの物体に使われる座標系と同等とは考えにくい。たとえば、特定の概念にとくに有益な座標系は、次元が三つより多いこともありえる。次元が三つより多い空間を思い描くことはできないが、数学的観点からすると、そういう空間も三次元以下の空間と同じように作用する。

すべての知識は座標系内に保存される

この章で探るのは、脳は座標系を使ってあらゆる知識を配置し、思考は一種の動きであるという仮説である。座標系内で知識が配置された場所が次々に活性化されるとき、思考が起こるのだ。

この仮説は、次のような要素に分解できる。

1 座標系は新皮質のいたるところに存在する

この前提は、新皮質内のあらゆるコラムには座標系をつくる細胞がある、ということだ。すでに述べたとおり、座標系をつくる細胞は、脳の古い部位に見られる格子細胞および場所細胞と似ているが、まったく同じではない。

2 座標系は物体だけでなく私たちが知っていることすべてをモデル化するのに使われる

新皮質のコラムはひと束のニューロンにすぎない。コラムは入力が何を表わすかを「知っている」わけではなく、何を学ぶべきかについての事前知識もない。コラムはとにかく、入力を変化させるものの構造を見つけてモデル化しようとするニューロンからなるメカニズムにすぎない。

本書ではこれまでに、脳はまず、私たちが世界を動きまわれるように、環境の構造を学ぶための座標系を進化させる、と断定した。次に、脳は同じメカニズムを使って、物体を認識して操ることができるように、その構造を学ぶように進化した。いま私が提案しているのは、脳はまたもや同じメカニズムを使って、数学や民主主義のような概念的対象の根底にある構造を学んで表現するように進化した、ということである。

3　すべての知識は座標系に対する位置に保存される

座標系は知能のオプション要素ではなく、脳内のあらゆる情報が保存されている構造である。あなたが知っている事実はすべて、座標系の位置と対になっている。歴史のようなある分野の専門家になるには、歴史的事実を適切な座標系の位置に指定する必要がある。

知識をこのように整理することで、事実がすぐに使えるようになる。地図のたとえを思い出してほしい。町についての知識を格子状の座標系内に配置することによって、たとえば特定のレストランへの行き方など、目的を達成するために必要な行動を判断できる。地図に統一された格子があるから、町についての事実がすぐ使えるようになる。この原則はすべての知識に当てはまる。

4　考えることは一種の動きである

知っていることがすべて座標系内に保存されているなら、保存されている知識を思い出すためには、適切な座標系内の適切な位置を活性化する必要がある。ニューロンが座標系内の位置を次々呼び覚まして、それぞれの位置に保存されているものを想起させるとき、思考が起こる。私たちが考えているときに経験する一連の思考は、指で物に触れているときに経験する一連の感覚、あるいは、町を歩きまわるときに目に入る一連の事物に似ている。

座標系は目的を達成するための手段でもある。紙の地図で現在地から目的の新しい位置までの行き方を考え出せるのと同じように、新皮質の座標系によって、たとえば工学的問題を解いたり、販売促進を成功させたりというような、概念的な目標を達成するために取るべきステップを考え出すことができる。

こうした概念的知識についての考えに、われわれは発表した研究で触れてはいたが重点を置いていなかったし、直接これをテーマにした論文は発表していない。そのため、この章は本書のこれまでの部分より思弁的と思えるかもしれないが、私はそのように感じてはいない。まだ理解していない細部はたくさんあるが、全体的な枠組み――概念と思考は座標系にもとづいている――は、時の試練に耐えると確信している。

この章でこれから、まず、よく研究されている新皮質の特徴、「なに」領域と「どこ」領域の区分について説明する。そしてこの考察を用いて、座標系のちょっとしたちがいで皮質コラムがまったく異なる機能を果たせる理由を示す。次に、もっと抽象的で概念的な知能に進む。先ほどの前提を支持する実験的証拠を示し、この理論が三つのテーマ、数学と政治と言語にどう関係するかについての例を挙げる。

なに経路とどこ経路

脳には視覚系が二つある。眼から新皮質に続く視神経をたどると、二つの並行する視覚系につながるのがわかる。「なに視経路」と「どこ視経路」と呼ばれるものだ。なに経路は脳の最後部で始まり、両側につながる一連の皮質領域だ。どこ経路は、やはり脳の後ろから始まるが、頭頂に向かう一連の領域である。

なに視覚系とどこ視覚系は、五〇年以上前に発見された。数年後、同様の並行する経路がほかの感覚にも存在することに、科学者は気づいた。視覚、触覚、聴覚に、なに領域とどこ領域があるのだ。

なに経路とどこ経路には相補的な役割がある。たとえば、どこ視経路を無力にすると、ある物体を見ている人は、その物体がなにであるかを言うことはできるが、その物体に手を伸ばすことができない。たとえば、カップを見ていることはわかるが、妙なことに、カップがどこにあるかを言うことができない。逆になに視経路を無力にすると、その人は物体に手を伸ばしてつかむことができる。どこにあるかはわかるが、なにであるかを特定できない（少なくとも視覚では。手で物体に触れると、触覚で物体を特定できる）。

なに領域とどこ領域のコラムは同じように見える。同じような細胞の種類、層、そして回路がある。では、なぜ異なる役割を果たすのか？　異なる役割につながる、なに領域とどこ領域のコラムのちがいは何なのか？　二種類のコラムの働き方にちがいがある、と考えたくなるかもしれない。どこコラムには別のタイプのニューロンが存在する、あるいは層と層の間に別の結合があるのではないか、と。あなたは、なにコラムとどこコラムは同じように見えると認めながら、まだ見つかっていない物理的な差異があるのだろうと主張するかもしれない。もしこの立場を取るなら、マウントキャッスルの提案を拒否していることになる。

しかしマウントキャッスルの前提を捨てる必要はない。われわれは、コラムにはなにコラムもあればどこコラムもある理由について、単純な説明を提案する。なにコラムの皮質格子細胞は座標系を物体に結びつける。どこコラムの皮質格子細胞は座標系を体に結びつけるのだ。

どこ視覚コラムが話せたなら、こう言うかもしれない。「私は体に結びつける座標系をつくった。この座標系を使って、手を見て、体に対するその位置を知る。そのあと物を見て、体に対するその位置を知る。どちらも体の座標系内にある二つの位置で、私は物に対して手をどう動かすかを計算できる。私は物がどこにあって、どうすればそれに手を伸ばせるかはわかるけれど、それを特定することはできない。その物体が何かはわからない」

なに視覚コラムが話せたなら、こう言うかもしれない。「私は物に結びつける座標系をつくった。この座標系を使って、私は物をコーヒーカップだと特定できる。物が何かはわかるが、どこにあるかはわからない」。なにコラムとどこコラムが協力してくれるおかげで、私たちは物を特定し、それに手を伸ばし、それを操ることができる。

なぜ、ひとつのコラム（コラムA）が外部の物体に座標系を結びつけ、別のコラム（コラムB）は体に座標系を結びつけるのだろう？　それはコラムに対する入力がどこから来るか、というような単純なことかもしれない。コラムAが、カップに触れている指の感覚のような物体からの感覚入力を受け取るなら、自動的に物体に固定される座標系をつくる。コラムBが、手足の関節角度のような体からの入力を受け取るなら、自動的に体に固定される座標系をつくる。

ある意味で、体は世界の中の物体にすぎない。新皮質は、コーヒーカップのような物体をモデル化するのに使うのと同じ基本手法を使って、体をモデル化する。しかし、外部の物体とちがって、体はつねに存在する。新皮質のかなりの部分――どこ領域――は、体と体を囲む空間をモデル化することに専念している。

脳に体の地図があるという考えは新しくない。手足の動きには体中心の座標系が必要であるという考えも新しくない。私が主張したいのは、同じように見えて、同じように働く皮質コラムが、その座標系が何とつながっているかしだいで異なる機能を果たしているように思えることだ。この考えを前提とすると、どうすれば座標系を概念に応用できるかを知るのは、たいした飛躍ではない。

概念の座標系

これまで本書では、物理的形状をもつもののモデルを脳がどうやって学ぶかを説明してきた。ホチキス、携帯電話、ＤＮＡ分子、建物、そしてあなたの体、すべてが物理的な存在だ。これらはすべて、直接感知できる、あるいはＤＮＡ分子の場合のように、感知することを想像できるものである。

しかし、私たちが世界について知っていることの多くは、直接感知できないし、同等の物理的対象はないかもしれない。たとえば、民主主義や素数のような概念に手を伸ばして触れることはできないが、それでも、私たちはそうしたことについて、いろいろと知っている。皮質コラムはどうやって、感知できないもののモデルをつくり出せるのだろう？

ポイントは、座標系が物理的な何かとつながっているとはかぎらないことだ。民主主義のような概念の座標系は、首尾一貫している必要があるが、身のまわりの物体とは無関係に存在しうる。

それは架空の土地の地図をつくる方法に似ている。架空の土地の地図は、首尾一貫している必要はあるが、地球に対して特定のどこかに位置する必要はない。

第二のポイントとして、概念の座標系はコーヒーカップのような物体の座標系と、次元の数や種類が同じとはかぎらない。町の建物の位置は二次元でうまく説明できる。コーヒーカップの形は三次元でうまく説明できる。しかし、私たちが座標系から獲得できる能力——二つの位置間の距離を判断し、ある位置から別の位置に移動する方法を計算するなど——はすべて、四次元以上の座標系にもある。どうして何かが四次元以上でありうるのかを理解しにくければ、次のたとえを考えてほしい。私は自分が知っているすべての人に関する知識を整理できる座標系をつくりたいとしよう。使える次元のひとつは年齢だ。その人が何歳かによって、自分の知人をこの次元に沿って並べることができる。別の基準は、私に対してどこに住んでいるか、かもしれない。これにはさらに二次元が必要だ。別の次元として、どれくらいの頻度で会うか、あるいは身長はどれくらいか、も考えられる。これで五次元になる。これはたとえにすぎず、新皮質が使う実際の次元ではない。しかし、三次元より多い次元がどれだけ役立ちうるかをわかってもらえたらと思う。

新皮質内のコラムは、自分がどんな種類の座標系を使うべきなのか、あらかじめわかっていない可能性が高い。コラムが何かのモデルを学習するとき、次元の数を含めて、どんな座標系が適しているかを見つけることも学習の一部なのだ。

ここから、先ほど挙げた四つの前提を支持する経験的証拠を見ていこうと思う。実験証拠があまりない分野もあるが、いくつかはあるし、その数は増えつつある。

場所法

「場所法」とか「記憶の宮殿」と呼ばれる、有名な暗記法がある。覚えておきたいリストの項目それぞれを、家の異なる場所に置くところを想像するやり方だ。そして項目のリストを思い出すために、家の中を歩きまわるところを想像すると、一度にひとつずつ項目の記憶がよみがえる。この暗記法がうまくいくことから、物事がよく知っている座標系の位置に割り当てられていると、思い出しやすいことがわかる。この場合、座標系は頭の中にある自分の家の地図だ。思い出す行為は動くことによって達成されている点に注意してほしい。物理的に体を動かしてはいないが、頭の中では家の中を動いているのだ。

場所法は前述の前提の二つを裏づける。情報は座標系内に保存され、情報の読み出しは一種の動きである。場所法は、とりとめのない名詞一式のような項目リストを、すばやく記憶するのに役立つ。それがうまくいくのは、項目を以前に学習した座標系（あなたの家）に割り当てて、以前に学習した動き（ふだん家の中をどう動きまわるか）を使うからだ。とはいえ、脳が学習するときはたいてい新しい座標系がつくられる。次にその例を見てみよう。

fMRIを使った人間の研究

fＭＲＩ（機能的磁気共鳴画像法）は生きている脳を覗きこみ、どの部位が最も活性化しているかを見るためのテクノロジーだ。あなたもおそらくfＭＲＩの画像を見たことがあるだろう。

ところどころに黄や赤の色がついた脳の概要を示すもので、画像が撮影されたときに、どこでいちばんエネルギーが消費されていたかを示している。fMRIは通常、人間を対象に使われる。なぜなら、大きくてうるさいマシンの中の狭い管の内側でじっと横たわったまま、具体的な知的作業をしなくてはならないからだ。たいていの場合、被験者はコンピューター画面を見ながら、研究者の口頭の指示にしたがう。

fMRIの発明は、ある種の研究にとっては願ってもないことだったが、われわれが行なうような研究にとって、一般的にはあまり役に立たない。新皮質の理論に関するわれわれの研究は、ある時点で、個々のニューロンのうちどれが活性化しているかを知ることにかかっている。そして活性化しているニューロンは一秒間に数回は変化する。この種のデータを提供する実験手法はあるが、fMRIは空間的にも時間的にも、われわれが必要とする精度がない。fMRIは多くのニューロンの平均的な活性を測定するのであって、一秒も続かない活性を検知することはできない。

だからこそ、クリスチャン・ドーラー、キャスウェル・バリー、ニール・バージェスによる巧みなfMRI実験のことを知って、われわれは驚き、大喜びした。実験は新皮質に格子細胞が存在することを示したのだ。詳細は込み入っているが、fMRIを使って検出できる特徴を格子細胞が示す可能性があることに、研究者は気づいた。彼らはまず、自分たちの手法がうまくいくことを実証する必要があったので、格子細胞が存在するとわかっている嗅内皮質に注目した。人間の被験者に、コンピューター画面上のバーチャル世界を動きまわるナビゲーション課題を実行してもらい、fMRIを使って、被験者が課題を実行中に格子細胞が活性化していることを検出することができた。次に彼らは新皮質に焦点を合わせた。そしてｆＭＲＩ技術を使って、被験者が同じナビゲーション課題を実行しているあいだ、新皮質の前頭野を調べた。そして、新皮質の少なくとも一部に、やはり格子細胞があることを強く示す同じ特徴を発見したのだ。

別の研究者チームのアレクサンドラ・コンスタンティネスク、ジル・オライリー、ティモシー・ベーレンスは、別の課題に新しいｆＭＲＩ技術を使った。被験者は鳥の画像を見せられる。鳥によって首の長さと脚の長さがちがう。そして被験者は、先ほど見た二羽の鳥の特徴を組み合わせた新しい鳥を想像するなど、鳥に関してさまざまに想像を働かせる課題を行なうよう言われる。この実験で、格子細胞が新皮質の前頭野に存在することがわかっただけでなく、新皮質は鳥のイメージを地図のような座標系──ひとつの次元は首の長さを、もうひとつの次元は脚の長さを表わす──に保存することを示す証拠が見つかった。研究チームはさらに、被験者が鳥について考えるとき、頭の中で家の地図を動きまわるのと同じように、頭の中で鳥の地図を「動き」まわっていることを示した。やはりこの実験の細部は込み入っているが、ｆＭＲＩデータは、新皮質のこの部位が鳥について学習するために、格子細胞のようなニューロンを使ったことを示唆している。この実験に参加した被験者は、そうなっていることに気づいていなかったが、画像データは明白だった。

場所法は以前に学習された地図、自分の家の地図を使って、あとで思い出せるように項目を保存する。鳥の例では、新皮質が新しい地図、つまり首と脚が異なる鳥を記憶する課題に合った地図を作成した。どちらの例でも、座標系内に項目を保存し、「動き」によってそれを思い出すプロセスは同じである。

すべての知識がこのように保存されるなら、一般に思考と呼ばれるものは、実際には空間を、つまり座標系内を、動きまわることである。あなたの現在の思考、いつなんどきであれ、あなたの頭の中にあるものは、座標系内の現在位置によって決まる。位置が動くにつれ、それぞれの位置に保存された項目が、ひとつずつ思い出される。私たちの思考はつねに変化しているが、ランダムではない。次に考えることは、頭の中で座標系のどちらの方向に動くかによる。町で次に何が見えるかは、現在地からどちらの方向に動くかによるのと同じだ。

コーヒーカップを学習するのに必要な座標系は、たぶん誰にでもわかるだろう。カップの周囲の三次元空間だ。鳥についてのｆＭＲＩ実験で学習された座標系は、それほどわかりやすくないかもしれない。しかしそれでも、鳥の座標系は脚と首のような鳥の身体的属性に関係している。ところが、経済学やエコロジーのような概念のために、脳はどんな座標系を使うべきなのか？機能する座標系は複数あるかもしれないが、ほかより適したものがあるだろう。

概念知識の学習が難しい理由のひとつがこれだ。私があなたに民主主義に関係する歴史的出来事を一〇個示すとして、あなたはそれをどうやって並べるべきなのか？　ある教師は、出来事を時系列で並べて示すかもしれない。時系列は一次元の座標系だ。出来事の時間的順序を把握して、どの出来事どうしが因果関係にあるかを時間的近さから評価するのに役立つ。別の教師は同じ歴史的出来事を、世界地図上に配置するかもしれない。地図の座標系は、同じ出来事に関する異なる考え方を示す。どの出来事どうしが因果関係にあるかを空間的近さ、あるいは海や砂漠や山との近さから評価できる。時系列と地理はどちらも、歴史的出来事を整理する有効な方法だが、歴史についての異なる考え方につながる。異なる結論と異なる予測につながる可能性があるのだ。

民主主義について学習するための最善の構造には、まったく新しい地図、公正と権利に対応する複数の概念上の次元をもつ地図が必要になる。「公正」と「権利」は脳が使う実際の次元であると言っているのではない。私が言いたいのは、研究分野の専門家になるには、関連するデータと事実を表わす優れた枠組みを発見する必要がある、ということだ。正しい座標系はないかもしれないし、ふたりの個人は事実をちがうやり方で並べるかもしれない。私たちはほとんど意識していないが、役に立つ座標系を発見することは、学習の最も難しい部分なのだ。この考えを三つの例で説明しよう。前にも挙げた数学、政治、言語だ。

数学

あなたは数学者で、ＯＭＧ予想を証明したいとしよう（ＯＭＧは実在の予想ではない）。予想とは、真だと信じられているが、まだ証明されていない数学的命題である。予想を証明するためには、真実だとわかっているものから始める。そして一連の数学的演算を当てはめる。このプロセスで予想の命題にたどり着けば、証明に成功したのである。通常は一連の中間結果が出る。たとえば、Ａから始めてＢを証明する。Ｂから Ｃを証明する。そして最終的に、ＣからＯＭＧを証明する。Ａ、Ｂ、Ｃと最終的なＯＭＧが方程式だとしよう。方程式から方程式を導き出すには、ひとつ以上の数学的演算を行なわなくてはならない。

ここで、あなたの新皮質では、ある座標系の中にさまざまな方程式が表わされていると仮定しよう。掛け算や割り算のような数学的演算は、この座標系内のさまざまな位置にあなたを連れていく動きである。一連の演算を実行すると、あなたは新しい位置、新しい方程式へと動く。AからOMGに導いてくれる一連の演算——方程式空間を通る動き——を見つけ出せれば、OMGの証明に成功したということだ。

数学の予想のような複雑な問題を解決するには、相当量の訓練が必要である。新しい分野を学習するとき、脳は事実を保存しているだけではない。数学のためには、脳は方程式と数字を保存する有効な座標系を発見しなくてはならず、演算や変換のような数学的行為が座標系内の新しい位置にどのように動くかを学習しなくてはならない。

数学者にとって方程式はなじみのあるものだ。あなたや私がスマートフォンや自転車を見るのに似ている。数学者は新しい方程式を見ると、前に取り組んだことのある方程式に似ていると気づき、そのことからすぐに、特定の結果に到達するためにその新しい方程式をどう操ればいいかがわかる。私たちが新しいスマホを見た場合にたどる過程と同じだ。そのスマホは使ったことのあるほかのスマホと似ていると気づき、そのことから、望む結果を達成するためには新しいスマホをどう操作すればいいかがわかる。

しかし、あなたが数学の訓練を受けていなければ、方程式その他の数学表記は、無意味な落書きに見える。方程式を前に見たことのあるものと認識するかもしれないが、座標系がないので、問題を解くためにそれをどう扱えばいいかわからない。あなたは数学の空間で迷子になるだろう。地図がないと森で迷子になるおそれがあるのと同じだ。

方程式を操っている数学者も、森を移動している探検家も、コーヒーカップに触れている指も、自分がどこにいるか、行きたい場所にたどり着くためにはどういう動きをする必要があるのかを知るために、地図のような座標系を必要とする。こうした私たちが行なう無数の活動の根底には、同じ基本アルゴリズムがあるのだ。

政治

先ほどの数学の例は完全に観念的な話だが、明らかに物理的とは言えないどんな問題でも、プロセスは同じだ。たとえば、政治家が新しい法律を制定したいとしよう。その法律の原案を書かなくてはならないが、制定という最終目標に到達するために必要なステップはいくつもある。途中、政治的障害もあるので、政治家は講じられるさまざまな対応策すべてについて考える。ベテラン政治家は、自分たちが記者会見を開いたり、住民投票を強要したり、政策文書を書いたり、別の法案を支持する取引をもちかけたりしたら、何が起こりそうかを知っている。腕の立つ政治家は、政治のための座標系を学習しているのだ。政治活動が座標系内の位置をどう変えるかも座標系の一部であり、政治家はそうした活動をすればどうなるかを想像する。目指すのは、新しい法律を制定させるという望みどおりの結果につながる、一連の活動を見つけることだ。

政治家と数学者は、自分たちが知識を整理するのに座標系を使っていると意識していない。あなたや私が、スマホやホチキスを理解するのに座標系を使うことを意識しないのと同じだ。私たちはわざわざ「こうした事実を整理するための座標系を、誰か提案できますか？」とは尋ねない。「助けが必要だ。この問題の解き方がわからない」とか、「わけがわからない。これの使い方を教えてもらえませんか？」とか、「道に迷ってしまった。カフェテリアへの行き方を教えてください」と言う。こうした疑問は、目の前の事実を座標系に割り当てられないときに問いかけるものだ。

言語

言語は人間とほかのあらゆる動物を区別する最も重要な認知能力かもしれない。言語によって知識と経験を共有する能力がなければ、現代社会の大部分は実現しないだろう。

言語について書かれた本はたくさんあるが、言語がどうやって脳内の神経回路によって発せられるかを説明する試みを、私は知らない。言語学者は通常、神経科学に足を踏み入れないし、言語に関連する脳領域を研究する神経科学者もいるが、脳がどうやって言語を発し、理解するのかについて、詳細な理論を提案することはできていない。

言語はほかの認知能力と根本的にちがうのかどうかに関して、議論が進行中だ。言語学者はそう考える傾向がある。言語は私たちが行なうほかのどんなものとも似ていない、唯一無二の能力だと評する。もしそのとおりだったら、言語を発して理解する脳の部位は、ちがって見えるはずだ。この点について神経科学ははっきりしない。

言語をつかさどると言われるこぢんまりした領域が、新皮質に二つある。ウェルニッケ野は言語理解をつかさどると考えられ、ブローカ野は言語産出をつかさどると考えられている。これはちょっと単純化している。第一に、この二つの領域の正確な位置と広さについては意見の相違がある。第二に、ウェルニッケ野とブローカ野の機能は、理解と産出にきっちり区別されず、少し重なり合っている。最後に当然のことながら、言語は新皮質の小さな二つの領域だけで処理されるわけはない。私たちは話し言葉、書き言葉、そして手話を使う。ウェルニッケ野とブローカ野は感覚器官から直接入力を受け取るのではないので、言語の理解は、聴覚野と視覚野に依存しなくてはならず、言語の産出はさまざまな運動能力に依存しなくてはならない。言語を発して理解するためには、新皮質のかなりの部分が必要なのだ。ウェルニッケ野とブローカ野は重要な役割を果たすが、そこだけで言語を発していると考えるのはまちがっている。

言語について驚きなのは、ブローカ野とウェルニッケ野が脳の左側にしかないことである。これは言語がほかの認知機能とちがう可能性があることを示唆する事実でもあるのだが、相当する右脳の部位はほんの少ししか言語に関与しない。新皮質が行なうほかのことはほぼすべて、脳の両側で起こる。言語独特の非対称性から、ブローカ野とウェルニッケ野には、何かちがうものがあるとも考えられる。

言語処理が脳の左側でしか起こらない理由は、単純に説明がつくかもしれない。われわれの提案は、言語は高速の処理を必要とし、新皮質の大部分のニューロンは言語を処理するには遅すぎる、ということだ。ウェルニッケ野とブローカ野のニューロンには、（ミエリンと呼ばれる）余分な絶縁体があることが知られており、そのおかげで信号が速く伝わり、言語の需要についていくことができる。新皮質のほかの部分との顕著な差異はほかにもある。たとえば、脳の右側とくらべて、言語領域ではシナプスの数と密度が大きい。しかしシナプスが多いことは、言語領域が異なる機能を果たすということではない。この領域がより多くのことを学習したという意味にすぎない。

いくつか相違点はあるが、ウェルニッケ野とブローカ野の構造は、やはり新皮質のほかの領域と似ている。現在わかっている事実はこうだ。言語領域は新皮質のほかの部分と微妙にちがうが、全体の層構造と結合性と細胞タイプは似ている。したがって、言語の根底にあるメカニズムの大半は、ほかの認知や知覚の部位と共通である可能性が高い。そうでないと証明されるまで、私たちはこれを作業仮説とするべきだ。だからこう問うことができる。座標系を含めた皮質コラムのモデル化能力が、どうやって言語のための回路基板を提供するのだろう?

言語学者によると、言語の決定的属性のひとつは、その入れ子構造だという。たとえば、文は句からなり、句は単語からなり、単語は文字からなる。もうひとつの決定的属性は再帰、つまり繰り返し規則を適用できることだ。再帰のおかげで、ほぼ無限に複雑な文を組み立てることができる。たとえば、「トムは紅茶のおかわりを頼んだ」という単純な文を、「自動車修理工場で働くトムは、紅茶のおかわりを頼んだ」に伸ばせるし、さらに「リサイクルショップの隣にある自動車修理工場で働くトムは、紅茶のおかわりを頼んだ」に伸ばせる。言語にかかわる再帰の正確な定義はまだ議論されているが、概要は難解ではない。文は句からなり、句はほかの句からなる、といった具合だ。入れ子構造と再帰は言語の主要な属性であることは、かなり前から主張されている。

しかし、入れ子と再帰の構造は言語だけのものではない。それどころか、世界のあらゆるものがそういう構造になっている。ヌメンタのロゴが側面にプリントされた私のコーヒーカップを例にとろう。カップには入れ子構造がある。円柱と取っ手とロゴで構成されていて、ロゴは図形と単語で構成されている。図形は円と直線でつくられており、「Numenta」という単語は音節で構成され、その音節は文字でつくられている。物体には再帰構造もありえる。たとえば、ヌメンタのロゴにコーヒーカップの絵が入っていて、そこにヌメンタのロゴの絵が印刷されていて、そのロゴにコーヒーカップの絵が入っている、といった具合だ。

研究の初期段階でわれわれは、皮質コラムそれぞれが入れ子と再帰の構造を学習できなくてはならないと気づいた。これはコーヒーカップのような物体の構造を学習し、数学や言語のような概念の構造を学習するのに必要な制約だった。われわれが考えつくどんな理論も、どうやってコラムがこれをするのかを説明できなくてはならないのだ。

あなたは過去にコーヒーカップがどんな見た目かを学習し、過去にヌメンタのロゴがどんな見た目かを学習したとしよう。しかし、コーヒーカップに印刷されたロゴを見たことがなかった。ここで私は、側面にロゴのついた新しいコーヒーカップを見せる。あなたは新たに組み合わされた物体をすばやく学習できる――たいていは一回か二回ちらりと見ただけで。ロゴやカップを学習し直す必要はないことに注意してほしい。カップとロゴについて知っていることすべてが、すぐに新しい物体の一部として組み込まれる。

どうしてこうなるのだろう？　皮質コラム内では、前に学習されたコーヒーカップが座標系によって定義されている。以前に学習されたロゴも、座標系によって定義されている。ロゴつきのコーヒーカップを学習するために、コラムは新しい座標系をつくり、そこに二つのものを保存する。前に学習されたカップの座標系へのリンクと、前に学習されたロゴの座標系へのリンクだ。脳はこれを、ほんの二、三個の追加シナプスで、すばやく行なうことができる。これは、テキスト文書でハイパーリンクを使うのに少し似ている。私はエイブラハム・リンカーンについての短いエッセイを書いて、ゲティスバーグの演説と呼ばれる有名な演説をしたことに言及するとしよう。「ゲティスバーグの演説」という単語を演説全文へのリンクに変えることによって、タイプし直さずに、演説の詳細すべてをエッセイの一部として組み込むことができる。

皮質コラムは座標系内の位置に特徴を保存すると前述した。「特徴」という言葉は少しあいまいだ。ここでもっと厳密に言おう。皮質コラムは知っているあらゆる対象の座標系をつくり出す。そのあと座標系には、ほかの座標系へのリンクが追加される。脳は、追加分も含めた座標系を使って、世界をモデル化する。脳はどこまで行っても座標系なのだ。われわれは二〇一九年の「枠組み」論文で、ニューロンがどうやってそれをするのかを提案した。

新皮質が行なうすべてのことを完全に理解するには、まだ先は長い。しかし、あらゆるコラムが座標系を使って対象をモデル化するという考えは、われわれの知るかぎり、言語のニーズと一致している。ひょっとすると道のもっと先で、何か特別な言語回路の必要性が見つかるかもしれない。しかしいまのところ、そうではない。

専門知識

これまでに座標系の四つの用途を紹介した。一つは古い脳内、三つは新皮質内である。古い脳の座標系は環境の地図を学習する。新皮質のなにコラムの座標系は物体の地図を学習する。新皮質のどこコラムの座標系は体周辺の空間の地図を学習する。そして最後に、新皮質の非感覚コラムの座標系は概念の地図を学習する。

どんな分野でも専門家になるには、優れた座標系、つまり良い地図をもつことが必要である。同じ物体を観察しているふたりは、同じような地図にたどり着きそうだ。たとえば、同じイスを観察しているふたりの脳が、その特徴をちがう配列にするところは想像しにくい。しかし概念について考えるとき、同じ事実から始めたふたりが、最終的に異なる座標系をつくる可能性はある。歴史的事実のリストの例を思い出してほしい。ひとりは事実を時系列で並べ、もうひとりは世界地図上に並べるかもしれない。同じ事実が異なるモデルと異なる世界観につながる可能性がある。

専門家であることにとくに関係しているのは、事実と観察結果を並べるための優れた座標系を見つけることである。アルベルト・アインシュタインは同時代の人たちと同じ事実から始めた。ところが、彼はそれらを並べる優れた方法、優れた座標系を見つけ、そのおかげで類推を行ない、驚くべき予測をすることができた。特殊相対性に関するアインシュタインの発見でとりわけ興味深いのは、彼がそれを行なうのに使った座標系が日常的なものだったことだ。彼は列車と人と電球について考えた。光の対地速度のような科学者の経験的観察から始め、日常的な座標系を使って特殊相対性の方程式を推論した。そのため、ほぼ誰でも彼の論理についていき、彼がどうやって発見したかを理解できる。一方、アインシュタインの一般相対性理論は、場の方程式と呼ばれる数学的概念にもとづいた座標系を必要とした。こちらは日常的な物体と容易に関連づけられない。ほとんど誰もが思うように、アインシュタインはこちらのほうがはるかに難解だとわかっていた。

一九七八年、ヴァーノン・マウントキャッスルが、あらゆる知覚と認知の根底に共通のアルゴリズムがあると提案したとき、どんなアルゴリズムなら、その条件に合うほど強力で一般的になりうるのかは想像しにくかった。基本的な感覚知覚から、最も高度で最も高く評価される知的能力まで、私たちが知能と考えるすべてを説明できる単一のプロセスなど、想像できなかったのだ。しかしいま、共通の皮質アルゴリズムが座標系にもとづいていることは、私には明白である。座標系は世界の構造を、つまり事物がどこにあるか、それがどう動いて変化するかを、学習するための基盤になる。私たちが直接感知できる物体だけではなく、見たり感じたりできない対象や、さらには物理的形状をもたない概念も、学習する基盤になりうる。

脳には一五万個の皮質コラムがある。コラムそれぞれが学習する機械だ。コラムそれぞれが、入力の経時変化を観察することによって、その予測モデルを学習する。コラムは自分が何を学んでいるのか知らないし、モデルが何を表わしているのかも知らない。活動全体もでき上がるモデルも、座標系にもとづいて構築される。脳の仕組みを理解するための正しい座標系は、座標系なのである。

第7章　知能の一〇〇〇の脳理論

設立当初からヌメンタの目標は、新皮質の仕組みの一般理論を構築することだった。脳の詳細について述べる論文は年に何千と発表されているのに、細部を結びつける体系的理論がなかった。われわれはまず、一個の皮質コラムを理解することに集中しようと決めた。皮質コラムは物理的に複雑であり、そのために何か複雑なことをしているにちがいないことはわかっていた。一個のコラムが何をするかわからなければ、第2章で話したようにコラムどうしが煩雑かつ多少階層的につながっている理由を問うことは、意味をなさない。人について何も知らないのに、社会の仕組みを問うようなものだ。

皮質コラムが何をするかについて、いまでは多くのことがわかっている。コラムそれぞれが感覚運動システムだとわかっている。コラムそれぞれが何百という物体のモデルを学習できることも、モデルの基礎が座標系であることもわかっている。コラムがそういうことをするのだとわかったとたん、新皮質全体は以前に考えられていたのとちがう働きをしていることがはっきりした。われわれはこの新しい見方を「知能の一〇〇〇の脳理論（Thousand Brains Theory of

Intelligence)」と呼ぶ。一〇〇〇の脳理論が何かを説明する前に、それが何に取って代わっているかを知ることが役に立つ。

新皮質についての従来の考え方

現在、新皮質についての最も一般的な考え方は、フローチャートに似ている。感覚からの情報が、新皮質のある領域から次の領域に移るにつれ、段階的に処理されるというのだ。科学者はこれを、特徴検出器の階層性と呼ぶ。とくによく説明されるのは視覚である。網膜の各細胞は像の小さな一部分の光の存在を検出する。そして網膜の細胞は新皮質に投射する。この入力を受け取る新皮質の最初の領域は、一次視覚野（V1）と呼ばれる。V1の各ニューロンが入力を受け取るのは、網膜のごく一部からだけである。ストローをとおして世界を見ているようなものだ。

こうした事実は、V1のコラムは物体全体を認識できないことを示唆する。そのためV1の役割は、像の一部の線やふちのような、小さな視覚的特徴を検出することに限定される。次にV1のニューロンは、こうした特徴を新皮質のほかの領域に送る。次の視覚野はV2と呼ばれ、V1からの単純な特徴を組み合わせ、角や曲線のような、もっと複雑な特徴にする。このプロセスがあと二つの領域であと二回繰り返され、ついにニューロンは物体全体に反応することになる。単純な特徴から複雑な特徴へ、そして物体全体へという同様のプロセスが、触覚と聴覚でも起こっていると推定される。特徴検出器の階層性というこの新皮質観は、五〇年にわたって有力な説だった。

この理論の最大の問題は、視覚を写真撮影のような静的プロセスとして扱っていることだ。しかし視覚はそういうものではない。私たちの眼は一秒に約三回、すばやい跳躍性の動き《サッカード》をする。眼から脳への入力は、サッカードのたびに完全に変化する。視覚入力は、人が前に向かって歩いたり、頭を左右に回したりするときにも変化する。特徴検出の階層理論は、こうした変化を無視している。視覚の目的は一度に一枚の写真を撮って、それにラベルを貼ることであるかのような扱いだ。しかし、視覚はインタラクティブなプロセスであり、動きに依存していることは何気ない観察だけでもわかる。たとえば、新しい物体がどう見えるかを学習するために、私たちはそれを手に取り、あちらこちらに回転させて、さまざまな角度からどう見えるかを確認する。動いてはじめて物体のモデルを学習できるのだ。

多くの人が視覚の動的側面を無視する理由のひとつは、たとえば画面上にパッと映し出される写真のように、眼を動かさずに像を認識できる場合もあるからだ――しかしそれは例外であって、通例ではない。通常の視覚は活発な感覚運動プロセスであって、静的プロセスではない。

動きの重要な役割は、触覚と聴覚のほうがはっきりわかる。もし誰かがあなたの開いた手に物を置いたら、指を動かさないかぎり、あなたはそれが何かを特定できない。同様に、聴覚はつねに動的だ。話された言葉のような聴覚対象が、時とともに変化する音によって定義されるだけでなく、人は何かに耳を傾けるとき、聞こえるものを積極的に修正するために自分の頭を動かす。特徴検出の階層理論が触覚や聴覚にどう当てはまるかも明らかではない。視覚の場合は少なくとも、脳が写真のような像を処理しているところを想像できるが、触覚と聴覚ではそれに相当するものがない。

特徴検出の階層理論には修正が必要であることを示す観察結果はほかにもたくさんある。ここにいくつか挙げるが、すべて視覚に関係している。

●一次および二次視覚野、つまりＶ１およびＶ２は、人間の新皮質では最大級である。両者の面積は、物体全体が認識されると考えられているほかの視覚野よりかなり広い。小さな特徴は数が限られている一方、完全な物体はたくさんあるのに、前者の検出のほうが後者の認識より、脳の広い部分が必要なのはなぜか？　マウスのように、このアンバランスがさらにひどい哺乳類もいる。マウスのＶ１は新皮質の大部分を占める。マウスのほかの視覚野は相対的にきわめて小さい。マウスの視覚のほぼすべてがＶ１で起こるかのようだ。

●Ｖ１の特徴検出ニューロンは、研究者が麻酔された動物の眼の前に画像を投影しながら、Ｖ１のニューロンの活動を記録しているときに発見された。彼らが発見したのは、像のごく一部のへりのような単純な特徴に対して活性化したニューロンだ。そのニューロンは狭い領域の単純な特徴に反応するだけだったので、物体全体はほかの場所で認識されるにちがいないと、彼らは思い込んだ。これが特徴検出の階層モデルにつながった。しかしこの実験では、Ｖ１のニューロンの大部分がとくに何にも反応しなかった――ときどき活動電位を発したり、しばらく連続で活動電位を発してから止まったりするのだ。ニューロンの大部分は特徴検出の階層理論で説明できなかったので、ほとんど無視された。しかし、説明されなかったＶ１ニューロンはすべて、特徴検出ではない何か重要なことをしているはずである。

●ある固定点から別の点に眼がサッカードするとき、Ｖ１とＶ２のニューロンの一部が驚くようなことをする。眼が動きを止める前に、何を見ているかわかっているようなのだ。そのニューロンは新しい入力が見えるかのように活性化するが、入力はまだ到着していない。これを発見した科学者は驚いた。Ｖ１およびＶ２のニューロンは、見えている物体のごく一部だけでなく、全体についての知識にアクセスできるということになる。

●網膜の中心には周辺よりもたくさんの光受容体がある。眼をカメラとして考えると、本格的な魚眼レンズつきだ。網膜には光受容体のない部分もある。たとえば、視神経が眼を出ていき、血管が網膜を横断する盲点がそうだ。そのため、新皮質への入力は写真のようではない。像の断片が継ぎはぎされた、ひどくゆがんだ不完全なキルトである。それでも、私たちはそのゆがみや欠けているピースに気づかない。世界の知覚は統一されていて完璧だ。特徴検出の階層理論は、どうしてこうなるのかを説明できない。この問題は統合問題、または感覚器官融合問題と呼ばれる。もっと一般的に統合問題が問いかけるのは、さまざまなゆがみがあって新皮質全体に散らばっている多様な感覚からの入力が、どうやって、みんなが経験する唯一のゆがみのない知覚に統合されるのか、である。

●第１章で指摘したように、新皮質の領域間のつながりには、段階的なフローチャートに似た階層に見えるものもあるが、大部分はそうではない。たとえば、低レベルの視覚野と低レベルの触覚野の間につながりがある。こうした結合は、特徴検出の階層理論では意味をなさない。

●特徴検出の階層理論は、新皮質がどうやって像を認識するかを説明するかもしれないが、物体の三次元構造や、物体がほかの物体をどう構成するのか、物体が時とともにどう変化し、どうふるまうかについて、新皮質が学習する方法を知る手がかりにはならない。ある物体が回転したり、ゆがめられたりしたらどう見えるかを、私たちがどうして想像できるのかを説明できない。

こうした矛盾と欠点があるのに、特徴検出の階層理論がいまだに広く認められているのはなぜか、あなたは不思議に思っているかもしれない。理由はいくつかある。第一に、たくさんのデータ、とくにかなり前に集められたデータにぴったりはまる。第二に、この理論の問題はゆっくり時間をかけて蓄積されてきたので、新しい問題の一つひとつは、ささいなこととして片づけられやすい。第三に、いまある最善の理論であり、代わりになるものがなければ、人びとはそれにしがみつく。最後に、このあと論じるように、この理論は完全にまちがっているわけではない――大きなアップグレードが必要なだけだ。

新皮質についての新しい考え方

皮質コラムの座標系というわれわれの提案は、新皮質の仕組みについて従来とは異なる考え方を示している。低レベルの感覚野にあるものも含めてすべての皮質コラムが、物体全体を学習して認識することができる、と主張する。物体のごく一部だけを感知するコラムが、時間をかけて入力を統合することによって、物体全体のモデルを学習できる。あなたや私が、次から次へとさまざまな場所を訪れることによって、新しい町を学習するのと同じ方法だ。したがって、皮質領域の階層は、物体のモデルを学習するのに必須なわけではない。われわれの理論は、ほぼひとつのレベルしかない視覚系をもつマウスが、世界の物体をどうして見たり認識したりできるかを説明する。

新皮質には、どんな物体についてもたくさんのモデルがある。そのモデルは別々のコラムの中にある。まったく同じではないが相補的だ。たとえば、指先からの触覚入力を受け取るコラムは、携帯電話の形、表面の手ざわり、ボタンが押されたときにどう動くかのモデルを学習できる。網膜からの視覚入力を受け取るコラムは、やはり形を含む携帯電話のモデルを学習できるが、指先コラムとちがって、そのモデルには電話の部品の色や、電話を使うと画面上のアイコンがどう変わるかなども組み込むことができる。視覚コラムは、電源スイッチのもどり止めを学習できず、触覚コラムは画面上のアイコンがどう変わるかを学習できない。

個々の皮質コラムはどれも、世界中のあらゆる物体のモデルを学習することはできない。それは不可能だろう。ひとつに、個々のコラムが学習できる物体の数に物理的限界がある。その容量がどれくらいなのかはまだわからないが、われわれのシミュレーションは、ひとつのコラムは数百の複雑な物体を学習できることを示している。これはあなたが知っているものの数よりはるかに少ない。さらに、コラムが何を学習するかは、その入力によっても限定される。たとえば、触覚コラムは雲のモデルを学習できないし、視覚コラムはメロディーを学習できない。

視覚のような単一の感覚の中でも、コラムはさまざまなタイプの入力を受け取り、さまざまなタイプのモデルを学習する。たとえば、色の入力を受け取る視覚コラムもあれば、白黒の入力を受け取るものもある。Ｖ１とＶ２のコラムはどちらも、網膜からの入力を受け取るが、Ｖ１のコラムは、細いストローをとおして世界を見ているかのように、網膜のごく狭い範囲からの入力を受け取る。Ｖ２のコラムは、もっと太いストローをとおして世界を見ているかのように、網膜のもう少し広い範囲からの入力を受け取るが、像はぼやけている。では、あなたはいま、読み取れる最小のフォントの文を見ているとしよう。われわれの理論では、V1のコラムだけが、その最小フォントの文字と単語を認識できる。V2が見る像はぼやけすぎている。フォントのサイズを大きくすると、V2とV1の両方が文を認識できる。フォントがさらに大きくなれば、V1がその文を認識するのは難しくなるが、V2はまだ認識することができる。したがって、V1のコラムとV2のコラムはどちらも文字や単語のような物体のモデルを学習するかもしれないが、モデルはスケールによって異なる。

脳のどこに知識は保存されるのか

脳内の知識は分散している。私たちが知っていることは、一個の細胞や一個のコラムのような一カ所に保存されているのではない。ホログラムの場合のように、あらゆる場所に保存されているものもない。何かの知識は数千のコラムに分散しているが、それは全コラムの一部である。

もう一度、コーヒーカップのことを考えよう。コーヒーカップに関する知識は、脳のどこに保存されるのか？　視覚野には網膜からの入力を受け取る皮質コラムがたくさんある。カップの一部を見ているコラムそれぞれが、カップのモデルを学習し、それを認識しようとする。同様に、あなたがカップを手に取れば、新皮質の触覚野にある数十から数百のモデルが活性化する。コーヒーカップの単一のモデルはない。あなたがコーヒーカップについて知っていることは、何千ものモデルの中、何千ものコラムの中に存在する――が、それでも、新皮質の全コラムのごく一部にすぎない。だからこそ、われわれは一〇〇〇の脳理論と呼ぶのだ。なんであれ特定のアイテムの知識は、何千もの相補的なモデルに分散している。

ここでたとえ話をしよう。一〇万人の市民がいる都市があるとする。その都市には、全家庭にきれいな水を届けるための水道管、送水ポンプ、貯水タンク、そして浄水施設一式がある。上水道には、きちんと作動させておくための保守が必要だ。上水道の保守方法の知識はどこにある？　ひとりだけにそれを教えるのは愚かであり、全市民が知るのも非現実的だろう。解決策は、多すぎない程度で多くの人数に分配することだ。この場合、水道部門に五〇人の従業員がいるとしよう。上水道には一〇〇種類のパーツ、つまりポンプやバルブやタンクなどが合わせて一〇〇種類あるとして、水道部門の五〇人それぞれが異なる――だが重複する――二〇種類のパーツの保守と修理の方法を知っている。

では、上水道の知識はどこに保存されている？　一〇〇種類のパーツそれぞれの知識を約一〇人の従業員がもっている。ある日、従業員の半分が病気で休むと連絡してきても、ある特定のパーツの修理に約五人が対応できる。従業員一人ひとりがシステムの二〇パーセントを、指示なしに自力で保守・修理できるのだ。上水道の保守・修理方法の知識は全住民の一部に分配されていて、かなりの人数の従業員が欠けても知識は安定している。

水道部門にはなんらかの指揮系統の階層があるかもしれないが、自主性を妨げるのも、知識のどれかをひとりふたりだけに割り当てるのも愚かだ。複雑なシステムは、知識と作用が多すぎない程度で多くの構成要素に分配されるとき、最もよく機能する。

これは脳内のあらゆるものの働き方でもある。たとえば、ニューロンはひとつのシナプスだけに依存しない。パターンを認識するのに三〇のシナプスを使う。たとえそのシナプスのうち一〇個が欠けても、ニューロンはパターンを認識する。ニューロンのネットワークは、けっして一個の細胞だけに依存しない。われわれがつくったシミュレーションのネットワークでは、ニューロンの三〇パーセントが失われても、たいていの場合、ネットワークの性能にはわずかな影響しかない。同様に、新皮質は一個の皮質コラムだけには頼らない。たとえ脳卒中や外傷で何千というコラムが脱落しても、脳は機能し続ける。

したがって、脳がひとつのモデルに頼っていなくても、驚いてはいけない。何かについての私たちの知識は、何千もの皮質コラムに分散している。コラムは冗長ではないし、互いにまったく同じではない。とくに重要なのは、コラムそれぞれが完全な感覚運動システムであることだ。水道部門の従業員一人ひとりが、水道インフラの一部を独力で修理できるのと同じである。

統合問題の解決策

モデルが何千もあるなら、なぜ、知覚はひとつだけなのか？　私たちがコーヒーカップを手に取って見るとき、なぜ、カップを何千ではなく一個の物に感じるのか？　カップをテーブルに置いたときに音がしたら、どうやってその音はコーヒーカップの像や感触と統合されるのか？　言い換えるなら、複数の感覚入力はどうやって単一の知覚に結びつけられるのか？　科学者はずっと、新皮質へのさまざまな入力は脳内の一カ所に集結し、そこでコーヒーカップのような何かが知覚されるのだと思い込んでいた。この憶測は、特徴検出の階層理論の一部である。しかし、新皮質内の結合はそのようには見えない。一カ所に集結するのでなく、結合はあらゆる方向に行く。これは、統合問題が謎だとされる理由のひとつだが、われわれは答えを提案している。コラムが「投票」するのだ。あなたの知覚は、コラムが投票によってたどり着いた合意である。

紙の地図のたとえにもどろう。思い出してほしい。あなたの手元にはさまざまな町の地図一式がある。地図は小さな区画に切り分けられ、混ぜ合わされている。あなたは知らない場所に降ろされて、目の前にカフェを見る。同じように見えるカフェが複数の区画地図に見つかれば、自分がどこにいるのかわからない。カフェが四つの町に存在すれば、四つのうちのどれかにいるはずであることはわかるが、どれかはわからない。

では、あなたのような人があと四人いるとしよう。彼らも町の地図をもっていて、あなたと同じ町だが、あなたとはちがう任意の場所で降ろされる。あなたと同じように、彼らは自分がどの町にいるか、どこにいるか知らない。彼らは目隠しをはずし、あたりを見回す。ひとりには図書館が見えて、区画地図を調べたあと、六つの町に図書館を見つける。もうひとりにはバラ園が見えて、三つの町にバラ園を見つける。ほかのふたりも同じことをする。誰も自分がどの町にいるか知らないが、みんなが可能性のある町のリストをもっている。ここでみんなが投票する。五人全員のスマホに、自分がいる可能性のある町と位置をリストアップするアプリが入っている。誰もがほかのみんなのリストを見られる。全員のリストにあるのは町9だけだ。したがって、みんなが自分たちは町9にいるのだとわかる。可能性のある町のリストを比較し、みんなのリストにある町だけを残すことによって、全員が瞬時に自分のいる場所を知る。われわれはこのプロセスを投票と呼ぶ。

この例の五人は、物体のさまざまな位置にさわっている五本の指先に似ている。個別には自分がどんな物体にさわっているのか判断できないが、一緒になればできる。一本の指だけで何かをさわると、物体を認識するにはその指を動かさなくてはならない。しかし、手全体で物体をつかめば、たいていはすぐに物体を認識できる。ほぼすべての場合、五本の指を使うほうが、一本を使うよりも動きが少なくてすむ。同様に、もしあなたがストローをとおして物体を見るなら、物体を認識するにはそのストローを動かさなくてはならない。しかし眼全体で見るなら、ふつうは動かなくても認識できる。

先ほどのたとえを続けて、町に降ろされた五人のうち、ひとりは聞くことしかできないとしよう。その人の区画地図には、それぞれの位置で聞こえるはずの音が記されている。噴水や、木立の鳥や、酒場の音楽が聞こえたら、そういう音が聞こえる可能性のある区画地図を見つける。同様に、ふたりは物をさわって感じることしかできないとしよう。地図には、さまざまな位置で感じると予想される触覚が記されている。最後に、ふたりは見ることしかできない。彼らの区画地図には、それぞれの位置で見えると予想できるものが記されている。三種類の感覚器官、つまり視覚、触覚、聴覚の器官をもつ五人がいるわけだ。五人全員が何かを感じるが、彼らは自分がどこにいるかを判断できないので、投票する。投票のメカニズムは、先ほど説明したものと同じに機能する。町についての合意に達するだけでいい――ほかの細部は関係ない。投票は感覚様相に関係なく有効だ。

ここで注意してほしいのは、あなたはほかの人についてほとんど知る必要がないことだ。彼らにどんな感覚があるのか、どれだけの地図をもっているのか、知る必要はない。彼らの地図はあなたの地図より区画が多いか少ないか、その区画が表わす面積が大きいか小さいか、知る必要はない。彼らがどう動くかを知る必要もない。ひょっとすると、区画を飛び回れる人もいれば、斜めにしか動けない人もいるかもしれない。そうした細部はどうでもいい。必要なのは、可能性のある町のリストを全員が共有できることだけだ。皮質コラムの投票は統合問題を解決する。そのおかげで、脳は膨大な種類の感覚入力を、感じられているものの単一の表現に統合することができる。

投票にはもうひとつ工夫がある。われわれの考えでは、手で物をつかむとき、指を表現する触覚コラムが別の情報、すなわち互いの相対的位置も共有する。その情報があれば何に触れているかを特定しやすくなる。五人の探検家が、知らない町に降ろされたとしよう。彼らは多くの町にある五つのもの、たとえば二軒のカフェ、図書館、公園、噴水を見る可能性がある、というか、たぶん見るだろう。投票ではこうした特徴のどれもない町が排除されるが、探検家は自分がどこにいるか確実にはわからない。いくつかの町には五つの特徴すべてがあるからだ。しかし、五人の探検家が互いの相対的位置を知っていれば、五つの特徴がその特定の配置になっていない町を排除できる。相対的な位置についての情報は、皮質コラム間でも共有されているのではないかと、われわれは考えている。

脳内でどうやって投票が行なわれるのか

思い出してほしい。一個の皮質コラム内のつながりのほとんどは、層と層の間を上り下りし、ほとんどがコラムの境界内にとどまる。このルールには、わかっている例外がいくつかある。一部の層の細胞は、新皮質内で遠くまで軸索を送る。軸索を脳の片側から反対側まで送るのだ。たとえば左手と右手を表現する領域、あるいは一次視覚野であるV1から一次聴覚野であるA1まで送ることもありえる。こうした長距離連絡をする細胞が投票しているのだと、われわれは提案する。

投票は特定の細胞にしか意味をなさない。コラムの細胞のほとんどは、コラムが投票できるような情報を表現しているわけではない。たとえば、あるコラムへの感覚入力は、ほかのコラムへの感覚入力とはちがう。そのため、その入力を受け取る細胞は、ほかのコラムに投射しない。しかし、どんな物体が感知されているかを表現する細胞は投票でき、広い範囲に投射する。

どうしてコラムが投票できるか、その基本的な考えは難しくない。コラムは長距離連絡を使って、自分が観察していると思うものを伝える。コラムがはっきり知らないことも多くて、この場合、そのニューロンは同時に複数の可能性を送る。同時に、コラムはほかのコラムから、その推測を表わす投射を受け取る。最も頻度の高い推測が最も頻度の低い推測を抑えて、最終的にネットワーク全体がひとつの答えに落ち着く。意外にも、一個のコラムがほかのあらゆるコラムに自分の投票を送る必要はない。長距離軸索が連絡するのが、ほかのコラムのうち無作為に選ばれたごく一部であっても、投票のメカニズムはうまく機能する。投票には学習の側面も必要だ。われわれは発表した論文で、学習がどういうふうに起こるか、投票がどういうふうにすばやく確実に起こるかを示す、ソフトウェアシミュレーションを説明している。

知覚の安定性

コラムの投票は、脳に関する別の謎も解決する。脳への入力が変化していても、私たちの世界の知覚が安定しているように思えるのはなぜか？　眼がサッカードするとき、新皮質への入力は眼が動くたびに変化し、したがって、活性化する神経も変化するはずだ。それでも、私たちの視覚は安定している。世界は眼の動きのように飛び回るようには見えない。たいていの場合、私たちは自分の眼が動いていることにまったく気づいていない。同様の知覚の安定は触覚でも生じる。机の上にコーヒーカップがあって、それを手に取るところを想像してほしい。あなたはカップを知覚する。あなたは何も考えずに、指をカップに這わせる。そうすると、新皮質への入力は変化するが、あなたの知覚はカップが安定していると告げる。カップが変化しているとか動いているとは思わない。

では、なぜ私たちの知覚は安定しているのか、なぜ私たちは皮膚や眼からの入力が変化していることを意識しないのか？　物体を認識するということは、コラムが投票し、感知している物体が何かについて合意に達しているということだ。各コラムで投票するニューロンは、その物体とそれがあなたに対してどこにあるかを表わす、安定したパターンを形成する。投票するニューロンの活動は、同じ物体を感じているかぎり、あなたが眼や指を動かすあいだ変化しない。各コラムのほかのニューロンは動きとともに変化するが、投票するニューロン、物体を表現するニューロンは変化しない。

もし新皮質を見下ろすことができたら、ある層の細胞には安定した活動パターンが見えるだろう。その安定性は広い面積に広がり、何千というコラムをカバーする。これらは投票するニューロンだ。ほかの層の細胞の活動は、コラムごとに急速に変化している。私たちが何を知覚するかは、安定した投票ニューロンにもとづいているのだ。こうしたニューロンからの情報は、脳のほかの部位にもあまねく広げられ、そこで言語に変換されたり、短期記憶に保存されたりする可能性がある。私たちは各コラム内の変化する活動を意識はしない。その活動はコラム内にとどまり、脳のほかの部位にはアクセスできないからだ。

医師は発作を止めるために、新皮質の左側と右側の連絡を断つことがある。その患者は手術のあと、脳が二つあるかのようにふるまう。脳の左右は異なる考えをもち、異なる結論に達することを、実験がはっきり示している。コラムの投票がその理由を説明できる。新皮質の左右の連絡は投票に使われる。それが断たれると、両側には投票するすべがなくなるので、独立した結論に達するのだ。

どんなときも、活性化している投票ニューロンの数は少ない。あなたが投票をつかさどるニューロンを見ている科学者だとしたら、細胞の九八パーセントは静かで、二パーセントが次々と発火しているのが見えるだろう。皮質コラム内のほかの細胞の活動は、変化する入力とともに変化している。あなたは変化しているニューロンにばかり注意を向けて、投票するニューロンの重要性を見落としやすい。

脳は合意に達したい。あなたも次ページの図を見たことがあるかもしれない。一個の壺か向かい合う顔に見えるだろう。このような例では、コラムはどちらが正しい物体かを判断できない。二つの異なる町に二枚の地図があるが、その地図の少なくとも一部地域はまったく同じだ。「壺

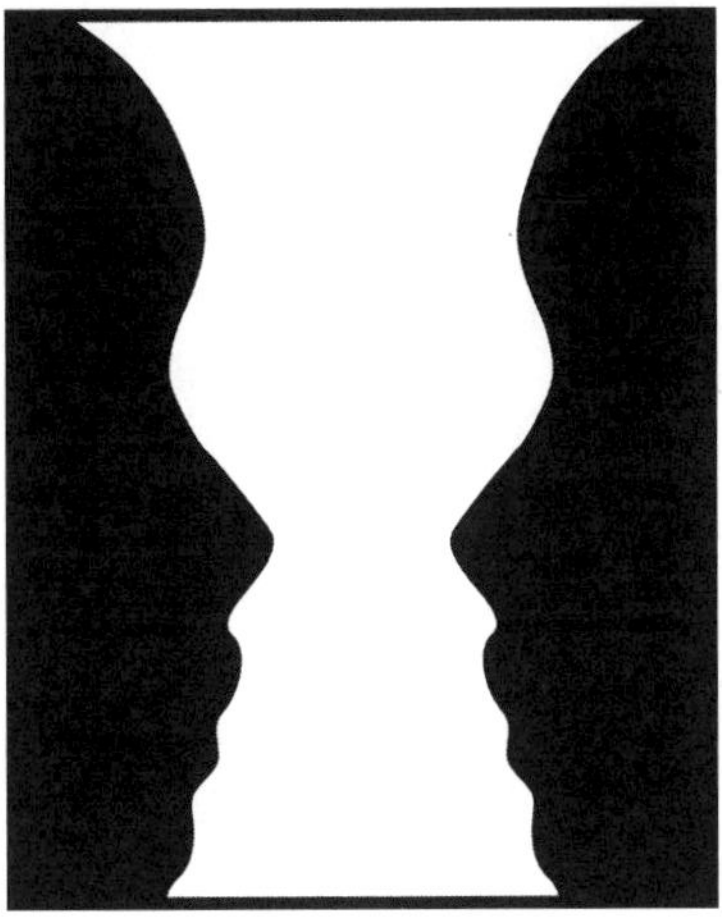

の町」と「顔の町」は似ている。投票する層は合意に達したい――二つの物体が同時に活性化することを許さない――ので、一方の可能性ではなく他方を選ぶ。顔か壺のどちらかを知覚できるが、両方同時にはできない。

注意

車のドアの向こうに立っている人を見るときのように、感覚が部分的にさえぎられることはよくある。人の半分しか見えないが、私たちはだまされない。人全体がドアの向こうに立っているとわかる。人を見るコラムが投票するが、この物体は人であると確信している。投票するニューロンは、入力があいまいなコラムに投射し、そうするとあらゆるコラムは人がいることを知る。感覚入力をさえぎられているコラムさえ、ドアがなければ何が見えるかを予測できる。一瞬ののち、私たちは車のドアに注意を移すことができる。壺と顔の双安定なイメージと同じように、入力の解釈は二つある。注意は「人」と「ドア」の間を行ったり来たりできる。注意が移るたびに、投票ニューロンは異なる物体に落ち着く。一度にひとつにしか注意を払えなくても、私たちにはどちらの物体もそこにあると知覚する。

脳は目に見える光景の小さい部分にも大きい部分にも注意を払うことができる。たとえば、私は車のドア全体に注意を向けられるし、ハンドルだけに注意を向けることもできる。脳がどうやってこれをするのか、正確には理解されていないが、視床と呼ばれる脳の部位がかかわっている。そして視床は新皮質のあらゆる部位としっかりつながっている。

注意は脳がモデルを学習するのに不可欠の役割を果たす。あなたが一日を過ごすとき、脳はさまざまな物事にすばやく、しかもつねに、注意を払っている。たとえば、あなたが読書するとき、注意は単語から単語に移る。あるいは、建物を見ているとき、注意は建物から窓へ、ドアへ、ドアラッチへ、またドアへ、などと移る。われわれは以下のようなことが起きていると思う。あなたが別の物体に注意を払うたびに、あなたの脳は、前に注意が向けられていた物体に対するその物体の位置を判断する。それは自動的に起こる。注意のプロセスの一部だ。たとえば、私はダイニングルームに入る。まず、イスの一脚に注意を向け、次にテーブルに注意を向けるだろう。私の脳はイスを認識し、次にテーブルを認識する。しかし、私の脳はテーブルに対するイスの相対的位置の計算もする。ダイニングルームを見まわすと、私の脳は、室内の物体すべてを認識しているだけでなく、同時に、それぞれの物体がほかの物体や部屋そのものに対して、どこにあるかも判断する。ただあたりに目をやることによって、私の脳は私が注意を向けたすべての物体を含む部屋のモデルを構築する。

たいていの場合、学習するモデルは一過性だ。あなたは家族で食事をするためにダイニングルームにすわっているとしよう。テーブルを見まわし、さまざまな料理が盛られた皿を目にする。次に私があなたに、眼を閉じて、ポテトがどこにあるか教えてほしいと言う。あなたはほぼ確実に答えることができる。それは、あなたがテーブルを見た短い時間に、テーブルとそこに置かれている物のモデルを学習した証拠だ。数分後、料理の皿がみんなに回されたあと、私はあなたに、もう一度眼を閉じて、ポテトを指さすように言う。あなたは今回、ポテトを最後に見た新しい位置を指さす。このたとえのポイントは、人はつねに感じるものすべてのモデルを学習している、ということだ。モデル内の特徴の配列が、コーヒーカップについているロゴのように固定されているなら、モデルは長期間にわたって記憶されるかもしれない。テーブル上の料理のように配列が変わるなら、モデルは一過性である。

新皮質はモデルの学習をやめない。テーブル上の料理の皿を見ているにせよ、通りを歩いているにせよ、コーヒーカップについているロゴに注目しているにせよ、注意が移るたびに、何かのモデルに別の項目が加えられている。モデルが一時的でも長期的でも、学習プロセスは同じだ。

一〇〇〇の脳理論における階層

何十年にもわたって、ほとんどの神経科学者は特徴検出の階層理論に固執してきたが、それも無理はない。この理論は、多くの問題があるにしても、多くのデータにぴったりはまる。われわれの理論は、新皮質について別の考え方を提案する。一〇〇〇の脳理論では、新皮質の領域の階層は必要不可欠ではないのだ。マウスの視覚系がはっきり示すように、ひとつの皮質領域でも物体を認識できる。では、どちらなのか？　新皮質は階層として構成されているのか、それとも合意に達するために投票する何千というモデルとして構成されているのか？

新皮質の構造は、両方のタイプの連絡が存在することを示唆している。これをどう理解すればいいのだろう？　われわれの理論は連絡について異なる考え方を提案しており、それは階層モデルと単一コラムモデルの両方と整合する。特徴でなく物体全体が、階層レベル間で伝えられるのだ。新皮質は特徴を組み立てて物体を認識するのに階層を使うのでなく、物体を組み立ててもっと複雑な物体にするのに階層を使う。

本書ではすでに階層構成について論じた。側面にロゴがプリントされたコーヒーカップの例を思い出してほしい。私たちはこのような新しい物体を、まずカップに注意を払い、次にロゴに注意を向けることによって学習する。ロゴも図形や単語で構成されているが、ロゴの特徴がカップのどこにあるかを記憶する必要はない。カップの座標系に対するロゴの座標系の相対的位置を学習するだけでいい。ロゴの細かい特徴はすべて暗黙のうちに含まれている。

こうして世界全体が学習される。つまり、物体どうしの相対的位置の複雑な階層として学習される。新皮質が具体的にどうやってそれをしているかは、まだ明らかではない。われわれの考えでは、各コラム内で一定量の階層的学習が起こっているが、すべてがそうでないことは確実である。領域間の階層的連絡によって対処されるものもある。どれだけが一個のコラム内で学習されていて、どれだけが領域間の連絡で学習されているのかは、わかっていない。われわれは現在この問題に取り組んでいる。答えを出すには、注意をもっと深く理解する必要があることは、ほぼまちがいない。だから視床を研究している。

本章の前半に、新皮質は特徴検出器の階層だという通説の問題点を列挙した。もう一度そのリストを検討して、今回は、一〇〇〇の脳理論がそれぞれの問題点にどう取り組んでいるかを論じよう。まずは欠かせない動きの役割だ。

●一〇〇〇の脳理論は、本質的に感覚運動理論である。人がどのようにして動くことで物体を学習し認識するのかを説明する。重要なのは、画面上で一瞬の画像を見るときや、すべての指で物体をつかむときのように、動かずに物体を認識できる場合がある理由も説明していることだ。要するに、一〇〇〇の脳理論は階層モデルの上位集合である。

●霊長類ではＶ１とＶ２が比較的大きく、マウスではＶ１が非常に大きいことは、一〇〇〇の脳理論では筋が通る。なぜなら、どのコラムも物体全体を認識できるからだ。多くの神経科学者の考えに反して、一〇〇〇の脳理論は、視覚とされることのほとんどがＶ１とＶ２で起こっていると主張する。触覚に関係する一次野と二次野も相対的に大きい。

●一〇〇〇の脳理論は、眼がまだ動いている間に次の入力が何かを、ニューロンがどうして知るのかという謎を説明できる。この理論では、各コラムに物体全体のモデルがあるので、物体上の各位置で何が感じ取られるはずかがわかる。コラムに入力の現在位置と眼がどう動いているかがわかれば、新しい位置と、そこで何が感じられるかを予測できる。町の地図を見て、特定の方向に歩き始めたら何が見えるかを予測するのと同じだ。

●統合問題の根っこは、新皮質には世界の物体それぞれのモデルはひとつだという前提にある。一〇〇〇の脳理論はこれを一八〇度方向転換させ、どの物体にも数千のモデルがあるのだと主張する。脳に対するさまざまな入力は、単一のモデルに縛られることも結びつくこともない。コラムにはさまざまなタイプの入力があることも、ひとつのコラムが網膜のごく一部を表現し、次のコラムはもっと大きい部分を表現することも、たいした問題ではない。指と指の間に隙間があってもかまわないのと同じく、網膜に穴があっても問題にならない。V1に投射されるパターンは、ゆがんだり混ざり合ったりしていてもかまわないし、問題にならない。なぜなら、このごちゃ混ぜの表現を再構築しようとする部位が、新皮質にはないからだ。一〇〇〇の脳理論の投票メカニズムは、私たちがたったひとつの、ゆがみのない知覚をもつ理由を説明する。さらに、ある感覚で物体を認識することが、どのようにしてほかの感覚での予測につながるのかも説明する。

●最後に、一〇〇〇の脳理論は、新皮質がどのように座標系を使って、物体の三次元モデルを学習するかを明らかにする。もうひとつの小さな証拠として、左ページの図を見てほしい。平面に印刷された直線の集まりだ。奥行きを示す消失点はないし、集束する線もないし、コントラストの減少もない。それでもこの図を見ると、三次元の階段にしか見えない。観察している図が二次元であってもかまわない。あなたの新皮質内のモデルは三次元であり、それがあなたの知覚するものなのだ。

脳は複雑である。どうやって場所細胞と格子細胞が座標系をつくり、環境のモデルを学習し、行動を計画するかの詳細は、私が説明してきたものより込み入っていて、部分的にしかわかって

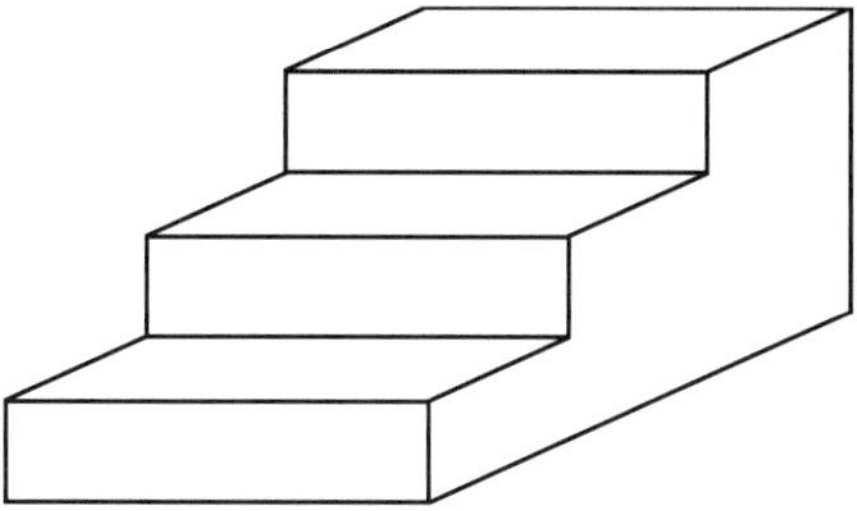

いない。われわれは新皮質も同様のメカニズムを使うのだと提案しているが、それも同じように複雑で、さらにわかっていない部分が多い。これは実験神経科学者とわれわれ自身のような理論家の双方において、研究が進行中の分野である。

このようなテーマをさらに進めるためには、神経解剖学と神経生理学のさらなる詳細を手ほどきする必要があるだろう。その詳細は説明が難しいうえ、知能の一〇〇〇の脳理論の基礎を理解するのに必須ではない。したがって、ここで境界に到達した――本書で探るものが終わり、科学論文で論じるべきものが始まる境界だ。

本書の冒頭で、脳はジグソーパズルのようなものだと言った。脳について何万という事実があって、それぞれがパズルのピースのようなものである。しかし、理論的枠組みがないため、パズルの答えがどのように見えるか、われわれにはわからなかった。理論的枠組みなしでできる最善のことは、あちらこちらで数個のピースをくっつけることだった。一〇〇〇の脳理論は枠組みである。パズルのふちを完成させて、全体像がどう見えるかを知るようなものだ。これを書いているいま、パズル内部の一部は埋まったが、ほかの多くは手つかずである。たくさん残っているが、われわれの課題は前より単純だ。なぜなら適切な枠組みがわかれば、どの部分がまだ埋まっていないかがはっきりする。

われわれは新皮質がすることすべてを理解しているという、まちがった印象を残したくない。それにはほど遠い。脳全般について、とくに新皮質について、われわれが理解していないことはたくさんある。しかし私は、別の総合的な理論の枠組み、つまりパズルのふちのピースを並べる別の方法が出てくるとは思わない。理論的枠組みは時とともに修正され、磨かれる。そして、一〇〇〇の脳理論にも同じことが当てはまると思うが、私がここで提示した核となる考えはほとんどそのまま残ると、私は信じている。

本章と第1部を終える前に、私がヴァーノン・マウントキャッスルと会ったときについての話を続けたい。思い出してほしい。私はジョンズ・ホプキンス大学で講演をして、その日の終わりに、マウントキャッスルと学部長に会った。そしてそろそろ帰らなくてはならない。飛行機の時間がある。別れのあいさつがすみ、車が外で私を待っている。私がオフィスのドアを通り抜けようとしたとき、マウントキャッスルが私をさえぎり、手を私の肩に置いて、「きみにアドバイスがある」と言いたげな声で言った。「階層について話すのはやめるべきだ。ほんとうは存在しない」

私は愕然とした。マウントキャッスルは新皮質についての世界最高の権威である。その彼が私に、最も顕著で、かつ最も文献にたくさん書かれている特徴が存在しないと言ったのだ。まるでフランシス・クリックに「ああ、あのDNA分子ね、あれは実際にはきみの遺伝子をコードしていないんだよ」と言われているかのように驚いた。私はどう反応すべきかわからなかったので、何も言わなかった。空港に向かう車の中で、彼の別れの言葉を理解しようとした。

現在、新皮質の階層に対する私の理解は劇的に変わった――以前に考えていたよりはるかに階層とはかけ離れている。あのときヴァーノン・マウントキャッスルはそのことを知っていたのか？　階層がほんとうは存在しないと言うための理論的基盤があったのか？　私が知らなかった実験結果について考えていたのか？　彼は二〇一五年に亡くなっており、彼に訊くことはもはやできない。彼の死後、私はあえて彼の著書と論文をたくさん読み直した。彼の考えも著作もつねに本質を突いていた。一九九八年の『知覚神経科学――大脳皮質（Perceptual Neuroscience: The Cerebral Cortex）』はすばらしい本であり、いまも私にとって脳についての愛読書の一冊だ。あの日のことを思い返すと、飛行機を逃してでも、彼ともっと話す機会を生かすのが賢明だっただろう。いま彼と話せたらと思う。あなたに説明したばかりの理論を、彼は楽しんだはずだと信じたい。

さて次に、一〇〇〇の脳理論が私たちの未来にどう影響するかに目を向けよう。

第2部
機械の知能

歴史学者トーマス・クーンは有名な『科学革命の構造』（中山茂訳、みすず書房）で、ほとんどの科学的進歩は広く認められた理論的枠組みにもとづいていると主張し、その枠組みを科学的パラダイムと呼んだ。そしてたまに、確立されたパラダイムがひっくり返され、新しいパラダイムに取って代わられる――クーンが科学革命と呼んだものだ。

現在、脳が進化した経緯、脳に関連する病気、そして格子細胞と場所細胞など、神経科学の多くのサブフィールドには、確立されたパラダイムがある。こうした分野で研究する科学者は、用語や実験技法を共有し、答えたい疑問について意見が一致する。しかし新皮質と知能については、一般に認められているパラダイムはない。新皮質が何をするのか、あるいは、どんな疑問に答えようとするべきかでさえ、ほとんど意見がまとまらない。クーンなら、知能と新皮質の研究はプレ・パラダイム状態にあると言うだろう。

本書の第1部で、新皮質の仕組みとそれが知能にとって何を意味するかについて、新しい理論を紹介した。私は新皮質研究のためのパラダイムを提案しているのだと言える。この理論がおおむね正しいことに自信があるが、重要なのは検証可能であることだ。進行中の、および将来行なわれる実験で、理論のどの部分が正しく、どの部分に修正が必要かわかる。

この第2部では、われわれの新しい理論が人工知能（AI）の将来にどう影響するかを話すつもりだ。AI研究には確立されたパラダイムがある。人工ニューラルネットワークと呼ばれる共通の技術だ。AI研究者は用語と目標を共有しており、そのおかげでこの分野は近年、着実に進歩をとげてきた。

知能の一〇〇〇の脳理論によれば、機械知能の未来は、ほとんどのAI専門家が現在考えているものとは、かなりちがうものになるだろう。AIはいまにも科学革命が起こりそうな状態であり、本書で説明してきた知能の原理がその革命の土台になると、私は考えている。

とはいえ、このことについて書くのに、多少ためらいがある。以前、コンピューターの未来について講演したときの経験のせいだ。うまくはいかなかった。

パーム・コンピューティングを立ち上げてすぐ、インテルで講演するように頼まれた。インテルは一年に一度、上級社員数百人をシリコンバレーに集めて、三日間の計画会議を行なっていた。その会議の一環で、出席者全員に向けて講演するよう数人の外部の人間を招待しており、一九九二年には私もそのひとりだったのだ。私としては光栄だった。インテルはパーソナルコンピューター革命の先頭に立つ世界屈指の有力な会社である。一方の私のパーム社は、最初の商品も出荷していない小さなスタートアップだ。私の講演のテーマは、パーソナルコンピューターの未来だった。

パーソナルコンピューターの未来は、ポケットに収まるくらい小さいコンピューターに支配されることになる、と私は話した。その装置は、値段が五〇〇から一〇〇〇ドル、バッテリーで一日中動く。世界中の何十億の人が所有するコンピューターは、ポケットサイズのものだけになる。私にとって、この変化は必然だった。何十億の人びとがコンピューターを利用したがっているが、ノートパソコンやデスクトップパソコンは高価すぎるし使いにくい。もっと使いやすくて安価なポケットサイズのコンピューターへの流れが止められないことは、私にはわかっていた。

当時、世界中に何億台というデスクトップとノートパソコンがあった。インテルはその大半にCPU(中央処理装置)を売っている。平均的なCPUチップの価格は約四〇〇ドルで、バッテリー電源の携帯型コンピューターでは使えないほど、膨大な電力を消費する。私はインテルの経営者に、パソコン業界のリーダーの地位を守りたければ、三つの分野に集中するべきだと提案した。消費電力を減らすこと、チップをもっと小さくすること、そして製品を一〇〇〇ドル以下で売って利益を出す方法を考え出すこと。口調は控えめで、きつくはなかった。「ああ、ところで、私はこういうことが起こると思うので、こんな事態を検討したほうがいいかもしれません」というような感じだった。

講演を終えたあと、聴衆からの質問を受けつけた。みんなが昼食の席に着いていて、料理は私の講演が終わるまで給仕されないことになっていたので、質問がたくさん出るとは思っていなかった。それでもひとつだけ覚えている。ひとりが立ち上がって、ちょっとばかにするような調子で訊いたのだ。「その携帯型コンピューターを、人は何に使うのでしょう?」。この質問に答えるのは難しかった。

当時、パソコンはおもにワープロ、表計算、データベースに使われていた。そうした用途はどれも、画面が小さくてキーボードのない携帯型コンピューターには適していない。論理的に考えると、携帯型コンピューターはおもに情報にアクセスするために使われるのであって、情報をつくるために使われるのではない。それが私の答えだった。スケジュール表や住所録にアクセスすることが最初の用途になると言ったが、それではパソコンを変えるには十分でないことはわかっていた。もっと重要な新しい用途が見つかるのだと言った。

思い出してほしい。一九九二年初めには、デジタル音楽も、デジタル写真も、Ｗｉ‐Ｆｉも、ブルートゥースも、携帯電話のデータもなかった。初の消費者向けウェブブラウザも発明されていなかった。こうしたテクノロジーが発明されるとは知らなかったので、それにもとづく用途を想像することさえできなかった。しかし私には、人びとはつねにより多くの情報を求めていることがわかっていたし、携帯型コンピューターにそれを送る方法が、どうにかして考え出されることもわかっていた。

講演のあと、私は伝説的なインテルの創立者、ゴードン・ムーア博士と同じテーブルに着いた。一〇人ほどがすわる円卓だ。私はムーア博士に、講演はどうだったかと尋ねた。みんなが彼の答えを聞こうと静まる。彼は直接的な答えをするのを避け、そのあと食事中、私と話すのを避けた。すぐに、彼もそのテーブルにいたほかの誰も、私が言ったことを信じていないことがはっきりした。

私はこの経験に衝撃を受けた。コンピューター業界で最も賢く、最も成功している人たちに、自分の提案を検討してもらうことさえできないなら、私がまちがっているか、あるいは携帯型コンピューターへの移行は、私が想像するよりはるかに難しいということだ。自分にとって前に進む最善の道は、ほかの人が考えることを気にせず、携帯型コンピューターの構築に集中することだと私は決意した。その日から、コンピューターの未来について「空想的な」講演をすることを避け、その未来を実現するためにできるかぎりのことをした。

現在、私は同じような状況にある。本書でこれから話すつもりなのは、ほとんどの人、とくにほとんどの専門家が予想しているものとは異なる未来だ。まず、AIのリーダーの大半がいま考えていることに反するAIの未来を語り、次に第3部では、あなたが考えたこともないような人類の未来を語る。もちろん、私はまちがっているかもしれない。未来の予測は周知のとおり難しい。しかし私にとって、これから提案しようとしている考えは必然であり、憶測というより論理的推論である。しかし、何年も前にインテルで経験したように、私は誰もかれも説得することはできないかもしれない。最善を尽くすので、ぜひ先入観をもたないで読んでほしい。

このあとの四つの章では、AIの未来について語る。AIは現在、復活《ルネサンス》を経験している。最も活気ある技術分野のひとつだ。新しい用途、新しい投資、そして性能の改善が、毎日のように見られる。AIの分野では人工ニューラルネットワークが主役になっているが、それは脳に見られるニューロンのネットワークとは別物である。私としては、AIの未来は現在使われているものとは異なる原理にもとづくものになる、と主張するつもりだ。それはもっと忠実に脳をまねる原理である。真の知的機械を構築するには、本書の第1部で明らかにした原理に忠実に設計しなくてはならない。

AIの将来的な用途がどうなるか、私にはわからない。しかし、パソコンが携帯型装置に移行したのと同じように、AIが脳にもとづく原理に移行するのは不可避だと、私は見ている。

第8章　なぜAIに「I」はないのか

一九五六年の誕生以降、ＡＩの分野は熱狂とそれに続く悲観のサイクルを、何度か繰り返している。ＡＩ研究者はこれを「ＡＩの夏」と「ＡＩの冬」と呼ぶ。それぞれの波は、知的機械をつくり出す道につながると約束する新しい技術にもとづいているが、最終的にそのイノベーションは目標を達成できなかった。ＡＩは現在、またもや熱狂の波、ＡＩの夏を経験しており、再び業界の期待は高まっている。現在の大波を起こしている技術は人工ニューラルネットワークであり、しばしばディープラーニング（深層学習）と呼ばれる。この手法は、画像の分類、話し言葉の認識、車の運転のような課題で、すばらしい結果を出している。二〇一一年、クイズ番組『ジェパディ！』でコンピューターが人間のチャンピオンを負かし、二〇一六年には別のコンピューターが囲碁の世界チャンピオンに勝った。この二つの偉業は世界中で大ニュースになった。業績は立派だが、こうした機械は真に知的なのだろうか？

ほとんどのＡＩ研究者を含めて、たいていの人がそうは思っていない。さまざまな点で、現在のＡＩは人間の知能におよばない。たとえば、人間はたえず学習する。前述したとおり、私たちはつねに世界のモデルを修正している。それにひきかえ深層学習ネットワークは、十分に訓練してからでないとデプロイ〔訳注：実際の運用環境で利用できる状態にすること〕できない。そしていったんデプロイされると、あちこち動きまわって新しい事柄を学習することはできない。たとえば、視覚のニューラルネットワークに追加の物体を認識するよう教えたければ、ネットワークを最初から訓練し直す必要があり、それには数日かかるだろう。しかし、現在のＡＩシステムが知的だと見なされない最大の理由は、人間はたくさんのことができるのに、ＡＩシステムはひとつのことしかできない点にある。つまり柔軟でないのだ。あなたや私のような人間一人ひとりは、囲碁をしたり、農業を営んだり、ソフトウェアを書いたり、飛行機を飛ばしたり、音楽を演奏したりすることを学習できる。生涯にたくさんのスキルを学習し、そうしたスキルのどれについても一番にはなれないかもしれないが、学習できるものには柔軟性がある。深層学習するＡＩシステムは、ほとんど柔軟性を示さない。囲碁をするコンピューターはどんな人間よりうまく碁を打つかもしれないが、ほかのことは何もできない。自動運転の車はどんな人間より安全なドライバーかもしれないが、碁を打ったり、パンクしたタイヤを修理したりすることはできない。

ＡＩ研究の長期的な目標は、人間のような知能を示す機械――新しい課題をすばやく学習し、異なる課題間の類似性を理解し、新しい問題を柔軟に解決できる機械――をつくることだ。この目標は、現在の限定的なＡＩと区別するために、「汎用人工知能」（ＡＧＩ）と呼ばれる。現在のＡＩ業界が直面するきわめて重要な疑問はこうだ。私たちは現在、真に知的なＡＧＩマシンを生み出すことにつながる道をたどっているのか、それとも再び行き詰まり、またもやＡＩの冬に突入するのか？　現在のＡＩの波は、何千人もの研究者と何十億ドルもの投資を引き寄せている。

こうした人と資金のほぼすべてが、深層学習技術の向上に充てられている。この投資は人間レベルの機械知能につながるのか、それとも、深層学習技術には根本的に限界があって、私たちはまたＡＩ分野に再投資することになるのか？　バブルの真っただ中にいるときは、その熱狂に飲み込まれて、バブルが永遠に続くと信じてしまいやすい。用心すべきだと歴史が教えている。

現在のＡＩの波がどれくらい長く高まり続けるのか、私にはわからない。しかし、深層学習では真の知的機械を生み出す道につながらないことはわかっている。現在やっていることをさらにやっても、汎用人工知能にはたどり着けない。別のアプローチが必要なのだ。

ＡＧＩへの二つの道

ＡＩ研究者が知的機械をつくるためにたどってきた道は二つある。一方の道は現在たどっている道であり、たとえば囲碁をするとか、医用画像内のがん細胞を検出するといった特定の課題で、コンピューターが人間をしのぐようにすることに重点を置いている。もしいくつかの難しい課題でコンピューターが人間をしのぐようにすることができれば、最終的に、あらゆる課題でコンピューターが人間を上回るようにする方法が発見されると期待できる。ＡＩに対するこのアプローチでは、システムの仕組みは問題にならないし、コンピューターが柔軟であるかどうかも問題にならない。重要なのは、ＡＩコンピューターがほかのＡＩコンピューターよりも特定の課題をうまくこなし、最終的に、最高の人間よりうまくこなすことだけである。たとえば、最高の囲碁コンピューターが世界六位になったとしても、大ニュースにはならないし、失敗とさえ見なされるかもしれない。しかし世界ランク一位の人間を負かすことは、大きな進歩と見なされる。

知的機械をつくるための第二の道は、柔軟性に重点を置くことだ。このアプローチでは、AIの性能が人間より優れている必要はない。目標は、多くのことを行ない、ひとつの課題から学習することを別の課題に応用できる機械をつくること。この道で成功とされる機械の能力は、五歳児どころかイヌ並みかもしれない。しかし、最初に柔軟なAIシステムの構築方法を理解できれば、それを土台に、最終的に人間と同等の、または人間を超えるシステムをつくることができると期待される。

この第二の道は、かつて起こったAIの波で好まれたこともあった。しかし難しすぎることが判明した。五歳児と同じくらいの能力をもつには、膨大な量の日常的な知識がなくてはならないことに、科学者たちは気づいた。子どもは世界についてたくさんのことを知っている。どういうふうに液体がこぼれるか、ボールがころがるか、イヌが吠えるかを知っている。鉛筆やサインペンや紙や糊の使い方を知っている。本の開き方を知っているし、紙が破れることも知っている。何千もの単語を知っていて、ほかの人に何かをさせるには、その単語をどう使えばいいかも知っている。この日常の知識をコンピューターにプログラムする方法も、コンピューターにこうしたことを学習させる方法も、AI研究者には突き止められなかった。

知識の難しいところは、事実を述べることではなく、その事実を有益な方法で表現することだ。たとえば、「ボールは丸い」という文を考えよう。五歳児はこれが何を意味するか知っている。この文をコンピューターに入力するのは簡単だが、どうすればコンピューターはそれを理解できるのか？　「ボール」と「丸い」という単語には複数の意味がある。ボールは舞踏会かもしれないが、そちらは丸くないし、ピザは丸いがボールのようではない。コンピューターが「ボール」を理解するには、その単語をさまざまな意味と結びつける必要があり、それぞれの意味には、ほかの単語とのさまざまな関係がある。物体には作用もある。たとえば、弾むボールもあるが、ラグビーボールと野球ボールでは弾み方がちがい、さらにはテニスボールともちがう。あなたや私は、観察によってこの差をすぐに学習する。誰かにボールの弾み方を教えてもらう必要はない。ボールを地面に向かって投げて、何が起こるかを見るだけだ。私たちはこの知識がどうやって脳に保存されるかを意識しない。ボールがどう弾むかのような、日常的な知識の学習は努力を必要としない。

ＡＩ研究者はどうすればコンピューターでこれができるか突き止められなかった。知識を体系化するためにスキーマやフレームと呼ばれるソフトウェア構成を考案したが、何をどう試しても、使えない寄せ集めができ上がるだけだった。世界は複雑であり、子どもが知っている事物の数も、そうした事物間のつながりの数も、とてつもなく多いように思える。ボールは何かというような単純に思えることを、どうすればコンピューターが知ることができるのか、誰も突き止められなかったのだ。

この問題は知識表現と呼ばれる。知識表現はＡＩにとって大きな問題であるだけでなく、唯一の問題だと結論を下したＡＩ研究者もいる。コンピューターで日常的な知識を表現する方法が解決されるまで、真の知的機械をつくることはできない、と彼らは主張している。

現在の深層学習ネットワークには知識がない。囲碁コンピューターは碁がゲームであることを知らない。ゲームの歴史を知らない。対戦相手がコンピューターか人間かを知らないし、「コンピューター」や「人間」が何を意味するかを知らない。同様に、画像を分類する深層学習ネットワークは、画像を見て、それはネコだと判断するかもしれない。しかしコンピューターがもつネコについての知識は限定的だ。ネコが動物であることや、ネコに尻尾と脚と肺があることを知らない。ネコ派の人とイヌ派の人について知らないし、ネコは喉を鳴らし、その毛が抜けることを知らない。深層学習ネットワークが実際にやるのは、新しい画像は前に見て「ネコ」と分類された画像に似ていると断定することだけだ。深層学習ネットワークにネコの知識はない。

最近、AI研究者が知識のコード化に対して異なるアプローチを試した。大規模な人工ニューラルネットワークをつくり、たくさんの文字列について訓練する。何万冊もの本、ウィキペディアのすべて、インターネットのほぼ全体のあらゆる単語だ。その文字列を一単語ずつニューラルネットワークに入力する。このように訓練することで、ネットワークはある単語がほかの単語に続く可能性を学習する。この言語ネットワークは驚くべきことができる。たとえば、ネットワークに数語を与えると、その単語に関する短い段落を書くことができる。その段落を書いたのが人間かニューラルネットワークか、見わけるのは難しい。

こうした言語ネットワークが真の知識をもっているのか、それとも、ただ膨大な数の単語の統計を記憶することによって、人間をまねしているだけなのかに関して、AI研究者の意見は一致していない。私の考えでは、脳がやるように世界をモデル化しないなら、どんな深層学習ネットワークもAGIの目標を達成しない。深層学習ネットワークはうまく機能するが、知識表現問題を解決したからではない。問題を完全に避けて、代わりに統計や大量のデータに頼っているから、うまく機能するのだ。深層学習ネットワークの仕組みは賢いし、その性能は感動的であり、商業的に価値がある。私はただ、そのネットワークに知識はなく、したがって、この先も五歳児の能力をもつようにはならないことを指摘しているのだ。

ＡＩの手本としての脳

私は脳の研究に関心を抱いた瞬間から、その仕組みを理解しなければ、知的機械をつくることはできないと感じた。それは自明に思えた。なぜなら、脳は私たちが知っている唯一の知的なものだからだ。それから数十年、何ものも私の意見を変えることはなかった。それもあって、私はしつこく脳の理論を追究してきた。真に知的なＡＩをつくるために必要な最初の一歩だと思う。ＡＩ熱の波をいくつか経験してきて、そのたびに波に乗ることに抵抗した。使われている技術は脳とは似ても似つかないものであり、したがって、ＡＩが行き詰まることは明らかだ。脳の仕組みを解明することは難しいが、知的機械をつくるために必要な第一歩なのだ。

本書の前半で、われわれがなし遂げた脳に対する理解の進歩を説明した。新皮質が地図に似た座標系を使って、世界のモデルを学習する方法を説明したのだ。紙の地図が町や国などの地理に関する知識を表現するのと同じように、脳のなかの地図は、（自転車やスマホのような）人がかかわり合う物体の知識、（自分の手足がどこにあるか、それがどう動くかなどの）体に関する知識、そして（数学のような）抽象的概念についての知識を表現する。

一〇〇〇の脳理論は、知識表現の問題を解決する。どういうことかを理解してもらうために、たとえ話をしよう。私はホチキスという身近なものに関する知識を表現したいとする。かつての

ＡＩ研究者なら、そのためにホチキスのさまざまな部品の名前を列挙し、部品それぞれが何をするか記述しただろう。ホチキスについてのルールをこんなふうに書くかもしれない。「ホチキスの上面が押し下げられると、片端から針が出てくる」。しかしこの文を理解するためには、「上面」、「端」、「針」のような単語が定義されなくてはならない。「押し下げる」や「出てくる」のような、さまざまな動詞の意味も同じだ。さらにこのルールはそれ自体が不十分である。針が出てくるときにどちらを向いているか、次に何が起こるか、針が詰まったらどうするべきか、何も示していない。そのため、研究者は追加のルールを書くだろう。この知識表現手法は、定義とルールの果てしないリストにつながる。ＡＩ研究者にはそれを成功させる方法がわからなかった。さらに、たとえすべてのルールが指定されても、コンピューターはホチキスが何かを知ることはない、と批判された。

　脳はホチキスについての知識を保存するのに、まったく異なるアプローチを取る。モデルを学習するのだ。モデルは知識の統合体である。ここでしばらく、あなたの頭の中に小さなホチキスがあるところを想像してほしい。本物のホチキスにそっくりだ――同じ形、同じ部品で、同じように動く――が、ただもっと小さい。その小さな模型は、どの部品にもラベルを貼ることなく、あなたがホチキスについて知っていることすべてを表現している。ホチキスの上面が押し下げられるとどうなるかを思い出したければ、ミニチュアの模型を押し下げて、どうなるかを見ればいい。

　もちろん、あなたの頭の中に現実の小さいホチキスがあるわけではない。しかし新皮質内の細胞は、同じ目的を果たす仮想モデルを学習する。本物のホチキスとあなたがかかわり合うとき、脳はその仮想モデルを学習する。モデルには、本物のホチキスの形から使うとどう動くかまで、あなたが観察しているものすべてが組み込まれる。ホチキスの知識はモデルに埋め込まれるのだ。あなたの脳内に、ホチキスの事実とホチキスのルールのリストはない。

私があなたに、ホチキスの上面が押し下げられるとどうなるかを尋ねるとしよう。この質問に答えるために、あなたは適切なルールを見つけて、それを私に投げ返すわけではない。そうではなく、あなたの脳はホチキスを押し下げるところを想像し、どうなるかをモデルが思い起こす。それを私に説明するのに言葉を使うことはできるが、知識は言葉やルールに保存されているのではない。知識とはモデルなのだ。

ＡＩの未来は脳の原理を土台に構築される、と私は考えている。真の知的機械であるＡＧＩは、新皮質と同じように、地図に似た座標系を使って世界のモデルを学習する。これは必然だと思う。真の知的機械をつくる別の方法はない。

ＡＩソリューションは専用から万能へ

いま私たちが置かれている状況は、コンピューターの初期を彷彿《ほうふつ》とさせる。「コンピューター」という言葉はもともと、数値計算を仕事にする人たちを指していた。数表を作成したり、暗号化されたメッセージを解読したりするために、大勢の人間コンピューターが必要な計算を手で行なったのだ。最初の電子コンピューターは、人間コンピューターに代わって特定の仕事をするように設計された。たとえば、メッセージの暗号解読にとって最善の自動化ソリューションは、メッセージの暗号解読をするだけの機械である。アラン・チューリングのようなコンピューターのパイオニアは、「万能」コンピューターを構築すべきだと主張した。どんな課題もこなすようプログラムできる電子機械だ。しかし当時、そのようなコンピューターをつくる最善の方法を誰も知らなかった。

移行期には、さまざまな形のコンピューターが構築された。特定の課題のために設計されたコンピューターがあった。アナログ式のコンピューター、配線を変えるだけで別の用途に使えるコンピューター、二進数ではなく十進数で作動するコンピューターもあった。現在、ほぼすべてのコンピューターは、チューリングが思い描いた万能のものである。「万能チューリングマシン」と呼ばれることさえある。いまのコンピューターは適切なソフトウェアがあれば、ほぼどんな課題にも応用できる。市場原理は、万能で汎用のコンピューターを目指すべきだと決めたのだ。いまでも、特定の仕事は特殊チップのような特注ソリューションを使うほうが迅速に低電力でこなせるが、その事実は関係ない。製品設計者と技術者はたいてい、たとえ専用機のほうが速く、消費電力が少ないとしても、汎用コンピューターの低コストと便利さのほうを好むのだ。

AIにも同じような移行が起こる。いま構築されているAIシステムは、設計どおりの課題を最もうまくこなせるものだ。しかし将来的に、ほとんどの知的機械は万能になる。人間と同じように、事実上なんでも学習できるのだ。

現在のコンピューターは、トースターに搭載されているマイクロコンピューターから、天候のシミュレーションに使われる部屋サイズのコンピューターまで、さまざまな形と大きさがある。大きさと速度はちがっても、そうしたコンピューターはすべて、チューリングらが何年も前に展開したのと同じ原理にもとづいて動く。すべてが万能チューリングマシンの実例である。同様に、将来の知的機械は、形や大きさはさまざまでも、ほぼすべて共通の原理にもとづいて動く。ほとんどのＡＩは脳と同じように万能の学習する機械になる（数学者は原理上でも解けない問題があることを証明している。したがって厳密には、真の「万能」ソリューションはない。しかしこれはきわめて理論的な概念であり、本書の目的からすればそのことを考慮する必要はない）。

現在の人工ニューラルネットワークはすでに万能だ、と主張するＡＩ研究者もいる。ニューラルネットワークは、碁を打つようにも、車を運転するようにも訓練できる。しかし、同じニューラルネットワークが両方をこなすことはできない。ニューラルネットワークに課題を実行させるためには、ほかの方法で微調整し修正しなくてはならない。私が「万能」や「汎用」という言葉を使うとき、私たち自身のようなものを想像している。メモリーを消去してやり直さずに、さまざまなことの実行を学習できる機械だ。

ＡＩが現在の専用ソリューションから万能ソリューションに移行し、後者が未来を支配することになる理由は二つある。第一の理由は、万能コンピューターが専用コンピューターに勝利したのと同じ理由だ。万能コンピューターのほうが、最終的にはコストパフォーマンスが高く、これが急速な技術の進歩につながった。同じ設計を使う人が増えるにつれ、最も人気のある設計とそれを支えるエコシステムを強化するのに多大な努力が注がれ、コストと性能の急速な向上につながる。これが二〇世紀後半に業界と社会を方向づけた、計算力の指数関数的増大の根本的推進力だった。ＡＩが万能ソリューションに移行する第二の理由は、機械知能の最も重要な将来の用途には、万能ソリューションの柔軟性を必要とするものがあるからだ。そうした用途では、不測の問題や多様な新しいソリューションに、現在の深層学習する専用機械にはできない方法で対処する必要がある。

二種類のロボットを考えよう。最初のロボットは工場で車を塗装する。車塗装ロボットに求められるのは、迅速で、正確で、一定していること。毎日新しいスプレー技術を試したり、なぜ自分は車を塗装しているのか疑問に思ったりしてほしくはない。組み立てラインでの車塗装に関しては、知的でない専用ロボットが必要とされる。では、火星に建設労働ロボットのチームを送って、人間が住める居住環境を建設したいとしよう。そのロボットは整っていない環境で、さまざまな道具を使って建物を組み立てる必要がある。予測できない問題に遭遇したら、協力して即興で解決し、設計を修正する必要がある。人間はこの種の問題に対処できるが、現在の機械はそれにはほど遠い。火星の建設ロボットには汎用の知能が必要なのだ。

汎用の知的機械の需要は限られていると思う人もいるだろう。ほとんどのＡＩの用途は、いまと同じように専用技術で対処されるだろう、と。同じことが汎用コンピューターについても考えられていた。汎用コンピューターの商業的需要は、数少ない高価な用途に限られると主張されていたのだ。事実はその逆だった。コストとサイズが劇的に縮小されたおかげで、二〇世紀の汎用コンピューターは最も広範囲に応用され、経済にとって最も重要な技術になった。汎用ＡＩも同様に、二一世紀後半の機械知能の主役になると私は考えている。一九四〇年代末から一九五〇年代初めにかけて、商用コンピューターが初めて利用できるようになったとき、一九九〇年や二〇〇〇年に何に使われるようになるか、想像するのは不可能だった。現在、私たちの想像力は同じように試されている。いまから五〇年、六〇年後に、知的機械がどう使われるようになるか、誰にも知ることはできない。

何かが知的なのはどういうときなのか？

どういうときに機械が知的だと考えるべきなのか？　使える基準はあるのか？　これは、「どういうときに機械は汎用コンピューターなのか」と問うのに似ている。汎用コンピューター――つまり、万能チューリングマシン――だと認められるには、メモリーやCPU、ソフトウェアのような特定の要素が必要だ。こうした材料は外からは見つけられない。たとえば、私のオーブントースターに汎用コンピューターが内蔵されているのか、カスタムチップが搭載されているのか、私にはわからない。トースターの機能が多ければ多いほど、汎用コンピューターが内蔵されている可能性は高いが、確実に知るには、内部を見てその仕組みを確認するしかない。

同様に、知的と認められるには、機械は一連の原理にもとづいて動作する必要がある。システムがその原理にもとづいているかどうか、外から観察することでは見破れない。たとえば、高速道路を走っている車が見えるとして、運転しているのが、走りながら学習し適応している知的な人間なのか、それとも、車が二本の線の間からはみ出ないようにする単純なコントローラーなのか、私にはわからない。車が示す挙動が複雑であればあるほど、知的な主体がコントロールしている可能性が高いが、確実に見わけるには内部を見るしかない。

では、機械が知的だとされるために満たすべき基準はあるのか？　私はあると思う。何が知的と認められるかの基本について、私の提案は脳である。次のリストに示す四つの特性はどれも脳が備えているとわかっていて、知的機械も備えるべきだと私が考えるものだ。それぞれの特性がどういうことか、なぜ重要なのか、脳はどうやって実現するのか、説明するつもりだ。もちろん、こうした特性の実現方法は知的機械と脳とでちがう。たとえば、知的機械は生きた細胞でできている必要はない。

特性としてこの四つを選ぶことに同意しない人もいるだろう。私が何か重要なものを忘れていると、説得力ある主張ができる人もいるかもしれない。それでもかまわない。私のリストはAGIにとっての必要最小限であり、基本線であると思っている。現在のAIシステムのほとんどは、どの特性も備えていない。

1　たえず学習する

どういうことか？　私たちは生涯、目が覚めているあいだ、つねに学習している。どれだけ長く記憶しているかはさまざまだ。テーブル上の料理の配置や昨日着ていた服のように、すぐ忘れてしまうこともあれば、生涯覚えていることもある。感じて行動するプロセスと学習は別々ではない。私たちはたえず学習する。

なぜ重要か？　世界はつねに変化しているので、私たちの世界モデルは変化する世界を反映するように、たえず学習されなくてはならない。現在のAIシステムのほとんどは、たえず学習してはいない。長い訓練プロセスを経験し、それが終わるとデプロイされる。これが柔軟でない理由のひとつだ。柔軟性には、変化する条件と新しい知識にたえず適応することが必要である。

脳はどう実現するのか？　脳がどうやってたえず学習するのか、その最も重要な要素はニューロんだ。ニューロンは新しいパターンを学習すると、樹状突起のひとつの枝に新しいシナプスを形成する。新しいシナプスは、ほかの枝の以前学習されたものに影響しない。したがってニューロンは、何か新しいものを学習しても、以前学んだものを忘れたり修正したりしなくてもいい。現在のＡＩシステムに使われている人工ニューロンに、この能力はない。それもあって、現在のＡＩシステムはたえず学習できないのである。

2　動きによって学習する

どういうことか？　私たちは動くことによって学習する。一日を過ごすあいだ、体や手足、そして眼を動かすが、この動きが学習にとって不可欠である。

なぜ重要か？　知能は世界のモデルを学習する必要がある。私たちは世界のすべてを一度に感知することはできないので、動きが学習に必要なのだ。部屋から部屋へ動かずに家のモデルを学習できないし、情報のやり取りをせずにスマホの新しいアプリを学習できない。動きは物理的なものとはかぎらない。動きによる学習という原理は、数学のような概念やインターネットのような仮想空間にも当てはまる。

脳はどう実現するのか？　新皮質内の処理単位は皮質コラムである。コラムそれぞれが、完結した感覚運動システムだ。つまり、入力を受け取り、そして反応を起こすことができる。動きがあるたびに、コラムは次の入力が何かを予測する。コラムは予測することで、モデルを試して更新する。

3　たくさんのモデルをもつ

どういうことか？　新皮質は何万もの皮質コラムで構成されており、各コラムが物体のモデルを学習する。コーヒーカップなど、どんなものの知識も、たくさんの相補的モデルに分散している。

なぜ重要か？　新皮質の多モデル設計が柔軟性を生む。ＡＩ設計者はこのアーキテクチャーを採用することによって、視覚や触覚だけでなく、レーダーのような新しいセンサーなど、数種類のセンサーを統合する機械を容易につくることができる。さらに、さまざまな身体性をもつ機械をつくることもできる。知的機械の「脳」は新皮質と同様、ほぼそっくりなたくさんの要素からなり、それらの要素を、さまざまな動かせるセンサーにつなげることができる。

脳はどう実現するのか？　多モデル設計を機能させるためのカギは投票だ。各コラムはある程度独立して働くが、新皮質内の長距離連絡のおかげで、コラムは自分たちがどんな物体を感知しているのかについて、投票することができる。

4　知識を保存するのに座標系を使う

どういうことか？　脳内で知識は座標系に保存される。座標系は、予測し、計画を立て、動くためにも使われる。思考が起こるのは、脳が座標系内の位置を一カ所ずつ活性化して、関連する知識が読み出されるときだ。

なぜ重要か？　知的であるには、機械は世界のモデルを学習する必要がある。そのモデルには、物体の形態、私たちがかかわり合うとそれがどう変化するか、そして互いに対してどこにあるか、などが含まれる。座標系はこの種の情報を表現するのに必要であり、知識を支える骨格である。

脳はどう実現するのか？　各皮質コラムは独自の座標系一式を確立する。皮質コラムは、格子細胞と場所細胞に相当する細胞を使って座標系をつくり出す、というのがわれわれの提案である。

座標系の例

ほとんどの人工ニューラルネットワークには、座標系に相当するものがない。たとえば、画像を認識する典型的なニューラルネットワークは、各画像にラベルを割り当てるだけだ。座標系がなければ、物体の三次元構造や、物体がどう動いて変化するかを学習するすべがない。このようなシステムが抱える問題のひとつは、何かをネコに分類する理由を問えないことだ。ＡＩシステムはネコが何かを知らない。この画像は「ネコ」に分類されたほかの画像に似ているということ以外、もつべき情報がないのだ。

たしかに、座標系をもつ形態のＡＩもある。ただし、その使われ方は限定的である。たとえば、チェスをするコンピューターには座標系がある。チェス盤だ。チェス盤上の位置は「キングのルーク４」や「クイーン７」のような、チェス特有の用語で示される。チェスをするコンピューターはこの座標系を使って、各駒の位置を表現し、ルール上可能な指し手を表現し、動きを計画する。チェス盤の座標系は本質的に二次元であり、六四の位置しかない。チェスのためにはそれでかまわないが、ホチキスの構造やネコの行動を学習するには役に立たない。

自動運転車には一般に複数の座標系がある。ひとつはＧＰＳ、つまり地球上のどこででも車の位置を特定できる、衛星ベースのシステムだ。車はＧＰＳ座標系を使って、道路、交差点、建物がどこにあるかを学習できる。GPSはチェス盤より汎用的な座標系だが、地球に固定されているので、凧《たこ》や自転車のように、地球に対して動く物体の構造や形を表現できない。

ロボット設計者は、座標系を使うことに慣れている。ロボットが世界のどこにいるかを追いかけ、ある位置から別の位置へ、どう動くべきかを計画するのに使うのだ。ほとんどのロボット研究者はAGIに無関心であり、AI研究者は座標系の重要性に気づいていない。現在、AIとロボット工学はほとんど別々の研究分野である。ただし、その境界はぼやけ始めている。AI研究者がAGI開発にとって不可欠な動きと座標系の役割を理解すれば、人工知能とロボット工学の区別は完全に消えるだろう。

座標系の重要性を理解しているAI科学者のひとりが、ジェフリー・ヒントンだ。現在のニューラルネットワークは、ヒントンが一九八〇年代に開発した考えをよりどころにしている。ところが最近、彼はこの分野に批判的になっている。なぜなら、深層学習ネットワークには位置の観念が欠けており、そのせいで世界の構造を学べないからだ、と彼は主張する。要するにこれは、AIには座標系が必要だとする私の批判と同じだ。ヒントンはこの問題に対して、「カプセル」と呼ぶ解決策を提案している。カプセルはニューラルネットワークの劇的向上を約束するが、いまのところ、AIの主流の用途では定着していない。カプセルが成功するか、将来のAIが私の提案どおりに格子細胞に似たメカニズムに頼るかどうかは、まだわからない。いずれにしろ、知能には座標系が必要である。

最後に、動物について考えよう。すべての哺乳類に新皮質があるので、すべての哺乳類は、私の定義によると、知能のある汎用的な学習者である。大小にかかわらず、あらゆる新皮質には、皮質格子細胞によって定義される汎用の座標系がある。マウスの新皮質は小さい。したがって、マウスが学習できるものの量は、もっと大きい新皮質の動物とくらべて限られている。しかし、オーブントースターに内蔵のコンピューターが万能チューリングマシンであるのと同じ意味で、マウスは知的だと私は言いたい。トースターのコンピューターは小さいが、それでも完成されていて、チューリングの考えを実現している。同様に、マウスの脳は小さいが、それでも完成されていて、本章で説明してきた学習特性を実現している。

動物界の知能は哺乳類に限らない。たとえば、鳥やタコは複雑な行動を学習して示す。こうした動物も脳内に座標系をもっていることは、ほぼ確実である。ただし格子細胞と場所細胞のようなものがあるのか、それとも別のメカニズムがあるのかはわかっていない。

こうした例から、計画を立案し、複雑な目標指向の行動をするシステムは――チェスをするコンピューターにせよ、自動運転車にせよ、人間にせよ――ほぼすべて座標系をもつことがわかる。座標系のタイプで、システムが何を学べるかが決まる。チェスのような特定の課題のために設計された座標系は、ほかの領域では役に立たない。汎用の知能には、さまざまな種類の問題に応用できる汎用の座標系が必要である。

ここで再び強調しておきたい。機械がひとつの仕事を、というか複数の仕事でも、どれだけうまくこなすかでは、知能のあるなしを判断できない。そうではなく、機械がどうやって世界についての知識を学習して保存するかで、知能は決まる。私たちが知的なのは、ひとつのことを特別にうまくできるからではなく、ほぼどんなことでもやり方を学習できるからだ。人間の知能の極端な柔軟性には、本章で説明した特性が必要である。たえず学習し、動きによって学習し、たくさんのモデルを学習し、知識の保存と目標指向の行動のために汎用の座標系を使う。将来的には、ほぼあらゆる形の機械知能は、こうした特性を備えることになる、と私は信じている。ただし、これからの道のりは長い。

知能に関する最も重要なテーマを私が無視している、そう主張する人たちがいる。そのテーマとは、意識である。これには次章で取り組むつもりだ。

第9章　機械に意識があるのはどういうときか

最近、「知的機械の時代に人間であること」というテーマのパネルディスカッションに参加した。その夜、イェール大学の哲学教授が、機械が意識をもつようになれば、道義的にそのスイッチを切ってはならないことになるかもしれない、と言った。こういうことだ。たとえ機械であっても意識をもつものなら、それには人格権があるので、スイッチを切ることは殺人に等しい。なんと！　コンピューターの電源コードを抜いたことで、刑務所行きになることを想像してみてほしい。そんなことを心配しなくてはいけないのか？

たいていの神経科学者は意識についてあまり話さない。脳もほかのあらゆる身体システムと同じように理解でき、意識が何であれ、同じように説明されると思っている。「意識」という言葉が何を意味するかについてさえ、意見が一致していないのだから、それについては気にしないのが最善だ。

一方の哲学者は、意識について話す（そして本を書く）のが大好きだ。意識は自然科学の説明がおよばないと考える人もいる。つまり、脳の仕組みを十分に理解しても、意識は説明されないというのだ。哲学者のデイヴィッド・チャーマーズは、脳の仕組みを理解するのは「イージープロブレム」だが、意識は「ハードプロブレム」だと主張したことで知られている。この表現はもてはやされ、いまでは多くの人が、意識は本質的に解決できない問題だと思い込んでいる。

私にしてみれば、意識を説明できないと考える理由がわからない。哲学者と議論を始めたくはないし、意識を定義しようとも思わない。しかし一〇〇〇の脳理論は、意識のいくつかの側面を自然科学で説明する。たとえば、脳が世界のモデルを学習する方法は、私たちの自意識や信念の形成方法と密接にかかわっている。

私が本章で話したいのは、意識のいくつかの側面について脳理論が示していることである。私としては、脳についてわかっていることから離れないつもりだ。まだ説明されていないことがもしあるなら、それが何かはあなたの判断に任せよう。

気づき

私があなたの脳を、あなたが今朝目覚めたときとまったく同じ状態に、リセットできるとしよう。私がリセットする前に、あなたは起床し、いつもやることをやって一日を過ごしただろう。ひょっとするとその日、車を洗ったかもしれない。夕食のとき、私はあなたの脳を起床時にリセットして、シナプスへの変化も含めて一日に起きたあらゆる変化を、なかったことにする。そのため、あなたがやったことの記憶はすべて消去される。脳をリセットされたあと、あなたは自分が目覚めたばかりだと思う。今日あなたは車を洗ったのだと私が言ったら、あなたはまず抗議し、それはうそだと主張するだろう。車を洗っている映像を見せられたら、たしかに自分がやったようだが、当時は意識がなかったのだろうと認めるかもしれない。やったときに意識がなかったのだから、その日にやったことについては何も責任がもてないと主張するかもしれない。もちろん、あなたは車を洗ったときに意識があった。その日の記憶を消去されてはじめて意識がなかったと考え、主張するのだ。この思考実験から、私たちの気づき（awareness）の感覚、多くの人が「意識がある」と呼ぶ状態には、その時々の自分の行動の記憶が必要であることがわかる。

意識には、その時々の思考の記憶が形成されることも必要である。思い出してほしい。考えるとは、脳内のニューロンが連続的に活性化されることだ。私たちは、メロディーの一連の音を覚えられるのと同じように、一連の思考を覚えることができる。思考を覚えていなければ、自分が何かをしている理由がわからない。たとえば、家の中で何かをするためにある部屋に行ったのに、その部屋に入ったとたん、何をしに来たのか忘れてしまった、という経験は誰にでもあるだろう。そうなったとき、人はたいてい自問する。「ここに来る直前にはどこにいて、何を考えていたのだろう？」。なぜ自分がいま台所に立っているのかを知るために、最近考えたことの記憶を呼び起こそうとする。

脳が正しく働いているとき、ニューロンは思考と行動の両方について、たえず記憶を形成する。だから台所に着いたとき、前に考えていたことを思い出せる。冷蔵庫にあるケーキの最後のひと切れを食べることについて考えたという、保存されたばかりの記憶をよみがえらせ、なぜ自分が台所に来たのかわかるのだ。

活動しているニューロンが現在の経験を表現している瞬間もあれば、以前の経験や以前の思考を表現する瞬間もある。自分は存在していて意識があるという感覚を生むのは、過去にアクセスできるこの能力、つまり時間を飛んでさかのぼり、またすっと現在にもどる能力である。直近の思考と経験をリプレイできなければ、自分が生きていると意識しないだろう。

その時々の記憶は永遠ではない。たいていは数時間か数日のうちに忘れてしまう。私は今日の朝食に何を食べたかを覚えているが、その記憶は一日か二日後にはなくなる。短期記憶を形成する能力が年齢とともに衰えることはみんなが知っている。だからこそ、年をとるにつれて「何しにここに来たんだっけ？」という経験が増えるのだ。

こうした思考実験から、私たちの気づき、存在しているという感覚——意識の中心部分——は、たえず直近の思考と経験の記憶を形成し、一日を過ごすあいだにそれを再生することに依存しているとわかる。

ここで、私たちは知的機械をつくるとしよう。その機械は、脳と同じ原理を使って世界のモデルを学習する。機械がもつ世界モデルの内部状態は、脳内のニューロンの状態に相当する。もし私たちの機械が、そういう状態が起きたときにそれを記憶し、その記憶を再生できるなら、あなたや私と同じように、自分の存在を気づいて意識しているのか？　私はそうだと思う。

科学的調査や既知の物理法則では意識を説明できないと信じている人なら、私は脳の状態を保存して想起することが必要だと示したが、それで十分だとは証明していないと主張するかもしれない。もしあなたの意見がそうであるなら、それでは不十分である理由を示す責任はあなたにある。

私にとって、気づきの感覚——存在しているという感覚、自分が世界における行為主体であるという感じ——は、意識の意味の核である。それはニューロンの活動によって容易に説明され、そこに謎はないと私は思う。

クオリア

眼、耳、皮膚から脳に入る神経線維は、どれも同じに見える。そっくりに見えるだけでなく、そっくりに見える活動電位を使って情報を伝えている。脳への入力を見ても、それが何を表現しているのか見わけがつかない。それでも、視覚はあるものを感じ、聴覚は別のものを感じ、どちらも活動電位のようには感じない。あなたが田園の風景を見ているとき、脳に入ってくる夕・夕・夕という活動電位を感じるのではない。丘と色と影を感じている。

「クオリア」は、感覚入力がどう知覚されるか、どう感じられるかを表わす言葉である。そしてクオリアは不可解だ。すべての感覚が同じ活動電位によって生成されるなら、なぜ、見ることと触れることはちがう感覚なのか？　なぜ、痛みを発する活動電位もあれば、そうではないものもあるのか？　これはばかげた疑問に思えるかもしれないが、脳は頭蓋の中におさまっていて、入力が活動電位だけであることを想像すれば、謎であることがなんとなくわかるだろう。知覚される感覚はどこから来るのだろう？　クオリアがどこから来るのかは、意識の謎のひとつとされている。

クオリアは脳にある世界モデルの一部

クオリアは主観であり、つまりは内面の経験である。たとえば、私は自分にとってピクルスがどういう味かを知っているが、あなたにとっても同じ味かどうかを知ることはできない。ピクルスの味を表現するのに同じ言葉を使っても、あなたと私ではピクルスのとらえ方がちがう可能性がある。実際に、同じ入力でも人によってとらえ方がちがうことがわかるケースもある。よく知られている最近の例は、一枚のドレスの写真が、白と金色に見える人もいれば、黒と青に見える人もいる、というものだ。まったく同じ写真が、異なる色の知覚を生む可能性があるのだ。このことから、色のクオリアは純粋に物理的世界の属性ではないことがわかる。もしそうなら、みんながドレスは同じ色だと言うだろう。ドレスの色は脳にある世界のモデルの属性なのだ。ふたりが同じ入力をちがうと知覚するなら、ふたりのモデルはちがうことがわかる。

私の家の近くに消防署があって、建物の外に赤い消防車が駐まっている。消防車の表面はつねに赤く見える。ただし、表面から反射される光の周波数と強さはさまざまだ。光は太陽の角度、天気、さらには消防車の向きによって変化する。それでも私は消防車の色が変わっているとは知覚しない。このことから、私たちが赤色として知覚するものと、光の特定の周波数との間に一対一の対応はないことがわかる。赤色は特定の周波数の光と関係しているが、私たちが赤色として知覚するものは、つねに同じ周波数とはかぎらない。消防車の赤さは脳のでっち上げである。脳がもつ消防車の表面のモデルの属性であって、光そのものの属性ではないのだ。

物体の学習方法と同様、動きによって学習されるクオリアもある

クオリアが脳の世界モデルの属性であるなら、脳はどうやってそれをつくり出すのか？　思い出してほしい。脳は動きによって世界のモデルを学習する。コーヒーカップがどんな感触かを学習するためには、指をコーヒーカップ上で動かし、あちらこちらに触れる必要がある。

同じように、動きによって学習されるクオリアもある。あなたは手に緑色の紙をもっているとしよう。それを見ながら動かす。まず、紙を真正面から見る。次に左に傾け、次に右、次に上、次に下に傾ける。紙の角度を変えると、あなたの眼に入ってくる光の周波数と強さは変化し、したがって脳に入ってくる活動電位のパターンも変化する。緑色の紙のような物体を動かすと、脳は光がどう変化するかを予測する。この予測が起きていることは確実である。なぜなら、紙を動かしたときに光が変化しない、あるいは通常とちがう変わり方をしたら、何かがおかしいと気づくからだ。さまざまな角度で面がどういうふうに光を反射させるかについてのモデルを脳がもっているからこそ、そのように気づくのである。面のタイプそれぞれにモデルがある。ある面のモデルを「緑色」、別の面のモデルを「赤色」と呼ぶことができる。

面の色のモデルはどうやって学習されるのだろう？　緑色と呼ばれる面の座標系があるとしよう。緑色の座標系は、コーヒーカップのような物体の座標系と、ある重要な点でちがう。カップの座標系は、カップのさまざまな位置で感知される入力を表わす。緑色の面の座標系は、面をさまざまな方向から感知するときの入力を表わす。方向を表わす座標系を想像するのは難しいと思うかもしれないが、理論の観点からすると、二種類の座標系は似ている。脳がコーヒーカップのモデルを学習するのに使うのと同じ基本メカニズムで、色のモデルも学習できる。

さらなる証拠がないので、色のクオリアが実際にこのようにモデル化されるかどうかはわからない。私がこの例を取り上げたのは、私たちがどうやってクオリアを学習し経験するかについて、検証可能な理論と神経による説明を構築することが可能だと示しているからだ。クオリアは一部の人が考えるように、通常の科学的説明の域を出るわけではないかもしれない。

すべてのクオリアが学習されるとはかぎらない。たとえば、痛みの感覚はほぼ確実に生得のものであり、仲介するのは特殊な痛み受容体と古い脳構造であって、新皮質ではない。熱いストーブに触れた場合、何が起きているか新皮質が知る前に、腕が痛さで引っ込む。したがって痛みは、私が新皮質で学習されると言っている緑色と、同じようには理解できない。

私たちが痛みを感じるとき、それは「そこに」、体のどこかの位置にある。位置は痛みのクオリアの一部であり、なぜそれがさまざまな位置に知覚されるのかについて、しっかりした説明がある。しかし、なぜ痛みを感じるのか、なぜほかの何かとちがって、そのように感じるのかについて、私には説明できない。それでも、このことについて私は深く悩まない。脳にはまだ理解できないことがいくつもあるが、これまでの着実な進歩のおかげで、クオリアに関するこうした問題も、神経科学の研究と発見の自然な成り行きで、理解できるようになると確信している。

意識の神経科学

意識を研究する神経科学者がいる。極端な人の中には、意識は通常の科学的説明の域を出ていそうだと考える人もいる。彼らは意識と相関する神経活動を探すために脳を研究するが、神経活動がそれを説明できるとは思っていない。意識はけっして理解できないかもしれない、あるいは、意識は量子効果や未発見の物理法則によってつくられているのだろう、と彼らはほのめかす。私個人はこの観点を理解できない。なぜ、何かが理解できないと考えるのだろう？　人間による発見の長い歴史が、最初は理解できないように思えることも、最終的には論理的に説明できることを、繰り返し示してきた。意識は神経活動によって説明できないと科学者が強く主張するのであれば、私たちは疑ってかかるべきであり、理由を示す責任は彼らにあるはずだ。

　ほかの身体現象と同じように理解できると考えて、意識を研究する神経科学者もいる。彼らの主張では、意識が不可解に思えるなら、それはまだメカニズムが理解されていないので、問題の考え方がまちがっているからにすぎない。私の同僚と私は完全にこの考えだ。プリンストン大学の神経科学者、マイケル・グラツィアーノもそうである。新皮質の体性の領域が体をモデル化するのと同じように、新皮質の特定の領域が注意をモデル化するのだ、と述べている。彼の説によると、人は脳にある体のモデルによって、自分には腕や脚があると信じるようになるのと同じように、脳にある注意のモデルによって、自分は意識があると信じるようになる。グラツィアーノの理論が正しいかどうか、私にはわからないが、私にとって正しいアプローチを示している。彼の理論の基盤が、注意のモデルを学習する新皮質であることに注目してほしい。彼が正しいなら、そのモデルは格子細胞のような座標系を用いて構築されるにちがいない。

機械の意識

意識はただの身体的現象であるというのが事実なら、知的機械と意識についてはどう予想すべきなのか？　脳と同じ原理で働く機械には意識があると私は確信している。現在のＡＩシステムはそのように働いていないが、将来的にはそうなり、意識をもつ。さらに多くの動物、とくに哺乳類にも意識があることを私は確信している。動物がそう言わなくてもわかる。動物の脳が私たちの脳と同じように働くのであれば、動物に意識があるとわかるのだ。

私たちには意識のある機械を止めてはならない道徳的責任があるのか？　止めるのは殺人に相当するのか？　いいえ。意識のある機械の電源コードを抜くことについて、私は心配していない。まず、私たち人間は毎晩、就寝するときにスイッチを切るのだと考えよう。目が覚めるときに再びスイッチを入れる。私の頭の中では、それは意識のある機械の電源コードを抜いて、あとで再びコンセントに差すのと変わらない。

電源コードを抜いた状態で知的機械を壊すとか、二度と電源につながないのはどうだろう？　それは眠っている人を殺すのと似たようなものではないのか？　そうでもない。

死への恐怖は、私たちの脳の古い部位によってつくり出される。命にかかわる状況に気づくと、古い脳が恐怖感を生み出し、私たちはより反射的に行動し始める。近しい人を亡くしたとき、私たちは嘆き、悲しみを感じる。恐怖と感情は、古い脳内のニューロンがホルモンなどの化学物質を体内に放出するときに生み出される。新皮質は古い脳がそうした化学物質をいつ放出すべきか決めるのを助けるかもしれないが、古い脳がなければ、私たちは恐怖や悲しみを感じないだろう。死への恐怖や喪失の悲しみは、機械が意識や知能をもつのに必要な材料ではない。私たちがわざわざ機械に恐怖や感情に相当するものを与えないかぎり、機械は電源を切られたり、分解されたり、スクラップにされたりしても、まったく気にしないだろう。

人間が知的機械に愛着をもつようになる可能性はある。多くの経験を共有して、人間が個人的なきずなを感じるかもしれない。その場合、機械のスイッチを切ったときに、人間におよぶ害を考慮する必要がある。しかし知的機械そのものへの道徳的責任はない。私たちがわざわざ知的機械に恐怖と感情を与えるなら、私の意見も変わるが、知能と意識そのものがこの種の道徳的ジレンマを生み出すことはない。

生命の謎と意識の謎

それほど遠い昔ではない時代に、「生命とは何か？」という疑問は「意識とは何か？」と同じくらい不可解だった。物質の断片に生きているものもあれば、そうでないものもあるのはなぜか、説明するのは不可能に思えた。多くの人にとって、この謎は科学的説明の域を出ているように思えた。一九〇七年、哲学者のアンリ・ベルクソンが、生物と無生物の差を説明するのに、「エラン・ヴィタール」〔訳注：「生命の飛躍」の意〕なるものを導入した。ベルクソンによると、生きていない物質にエラン・ヴィタールを加えることで生きものになるという。重要なのは、エラン・ヴィタールが物理的なものではなく、通常の科学的研究では理解できなかったことである。

遺伝子、ＤＮＡ、そして生化学の分野全体の発見により、生きものは説明できないものとされなくなった。生命に関して答えの出ていない疑問はまだたくさんある。たとえば、どうやって始まったか、宇宙にはよく見られるのか、ウイルスは生きものか、異なる分子と化学を用いる生命は存在できるのか？　しかしこうした疑問や、そこから生まれる議論は解決寸前だ。科学者はもはや生命が説明できるかどうかを議論しない。ある時点で、生命は生物学と化学で理解できることがはっきりした。エラン・ヴィタールのような概念は過去のものになったのだ。

同じような考え方の変化が意識についても起こると、私は予想している。将来的にいつか、世界のモデルを学習し、継続的にそのモデルの状態を記憶し、記憶された状態を想起するシステムはどれも意識があるのだと認められることになる。答えの出ていない疑問は残るが、意識は「ハードプロブレム」として語られなくなる。問題《プロブレム》とさえされなくなる。

第10章　機械知能の未来

現在ＡＩと呼ばれるものは知的ではない。本書の前半で説明した柔軟なモデル化能力を示す機械はないのだ。それでも、知的機械をつくれない技術的理由はない。障害になっているのは、知能が何かに対する理解の不足であり、それをつくるために必要なメカニズムがわかっていないことである。脳の仕組みを研究することによって、こうした問題への取り組みはかなりの進歩をとげている。残っている障害が克服され、今世紀中に、おそらくこれから二、三〇年以内に、機械知能の時代に入ることは必然であるように私には思える。

機械知能は私たちの生活と社会を変える。コンピューターが二〇世紀におよぼしたものより大きな影響を二一世紀におよぼすと、私は信じている。しかし、ほとんどの新しいテクノロジーと同様、この変化がどう展開するかを正確に知ることはできない。機械知能を前進させるテクノロジーの進歩は予測できないと、歴史が示唆している。集積回路、固体メモリー、セルラー無線通信、公開鍵暗号、そしてインターネットなど、コンピューターの加速を促したイノベーションについて考えよう。一九五〇年時点では、こうしたさまざまな進歩を誰も予測していなかった。同様に、コンピューターがどういうふうにメディアや通信や商業を変えるか、誰も予測していなかった。それと同じで、いまから七〇年後、機械知能がどんな見た目になるか、私たちはそれをどう使うか、いまは誰も知らないのだと思う。

未来の詳しいことはわからないが、一〇〇〇の脳理論は境界をはっきりさせる助けになる。脳がどうやって知能をつくり出すかを理解することによって、何が可能で何が不可能か、どんな進歩がありえるか、ある程度はわかる。それが本章の目標だ。

知的機械は人間に似たものにはならない

機械知能について考えるとき、心に留めておくべき最も重要なことは、第1章で話した脳の大きな分類、すなわち古い脳と新しい脳である。思い出してほしい。人間の脳の古い部位は、生命の基本機能を制御する。感情を、生き延びて子孫をもうけたいという欲望を、そして生得の行動を生み出す。知的機械をつくるとき、人間の脳の機能すべてを再現しなくてはならない理由はない。新しい脳である新皮質が知能の器官なので、知的機械にはそれに相当するものが必要だ。脳の残りの部位に関しては、ほしい部分とほしくない部分を選ぶことができる。

知能とは、世界のモデルを学習するシステムの能力だ。しかし、結果としてでき上がるモデルそのものには価値観も、感情も、目標もない。目標や価値観は、なんであれモデルを使っているシステムによって提供される。知能の働きは、一六世紀から二〇世紀にかけての探検家が、地球の正確な地図の作成に果たした役割に似ている。無慈悲な将軍は、敵軍を包囲して殺す最善の方法を計画するために、地図を使うかもしれない。貿易商は同じ地図を使って、平和裏に商品を取引する可能性がある。地図そのものがこうした利用法を決定するわけではないし、使われ方に価値をつけることもない。地図は地図であって、残忍でも平和的でもない。もちろん、地図は細部や内容がさまざまだ。したがって、戦争に適した地図もあれば、貿易に適したものもあるかもしれない。しかし、戦争をしたいとか、貿易をしたいという願望は、地図を使っている人から生まれる。

同じように、新皮質は世界のモデルを学習するが、モデルそのものには目標も価値観もない。私たちの行動を導く感情は、古い脳によって決まる。ある人の古い脳が攻撃的なら、攻撃行動をうまく実行するために新皮質のモデルを使う。別の人の古い脳が情け深ければ、情け深い目標をうまく達成するために新皮質内のモデルを使う。地図と同じように、ある人の世界モデルは特定の目標に適しているかもしれないが、新皮質は目標を生み出さない。

知的機械には、世界のモデルと、そのモデルから生まれる行動の柔軟性が必要だが、人間のような生存と生殖の本能は必要ない。それどころか、人間のような感情をもつ機械を設計するほうが、知的機械を設計するよりはるかに難しい。というのも、古い脳は扁桃体や視床下部のようなたくさんの器官からなっていて、それぞれに独自の設計と機能がある。人間のような感情をもつ機械をつくるには、古い脳の多様な部位を再現しなくてはならないだろう。新皮質は古い脳よりはるかに大きいが、皮質コラムという比較的小さい要素がたくさんコピーされてできている。ひとつの皮質コラムのつくり方がわかれば、たくさんのコピーを組み込んで機械の知能を高めることのほうが、相対的に容易なはずだ。

知的機械を設計するためのレシピは、三つの部分に分けられる。身体性、古い脳の部位、そして新皮質だ。こうした要素それぞれにかなりの自由度があるので、さまざまなタイプの知的機械がありえる。

1　身体性

前に述べたように、私たちは動くことによって学習する。建物のモデルを学習するためには、部屋から部屋へと歩きまわらなくてはならない。新しい道具を学習するには、それを手に取り、あちらこちらへ回しては眺め、さまざまな部分に指と眼で注意を向けなくてはならない。基本レベルで世界のモデルを学習するには、世界にある事物に対して一個以上の感覚器官を動かす必要がある。

知的機械にも、感覚器官《センサー》とそれを動かす能力が必要だ。これは身体性と呼ばれる。身体性が人間やイヌやヘビに似たロボットということもありえる。自動車やアーム一〇本の工場ロボットのような、無生物の形をとることもありえる。インターネットを探索するボットのように、仮想の場合もありえる。仮想の身体という考えは奇妙に聞こえるかもしれない。必要なのは、知的システムがセンサーの位置を変える行動を起こせることだが、行動や位置が物理的である必要はない。ウェブ上の情報を閲覧するとき、あなたはひとつの位置から別の位置へと移動し、感じ取るものは新しいウェブサイトごとに変化する。私たちはこれを、体でマウスを動かしたり画面に触れたりすることで行なうが、知的機械は同じことを、物理的な動きなしにソフトウェアを使うだけでできる。現在の深層学習ネットワークのほとんどは身体性がない。動かせるセンサーがなく、センサーがどこにあるかを知るための座標系もない。身体性がないと、学習できるものが限られる。
知的機械で使えるセンサーのタイプは、ほぼ無限である。人間の主要な感覚は視覚、触覚、聴覚だ。コウモリには音波探知機がある。電場を発して環境を感じ取る魚もいる。視覚のセンサーには、（人間のような）レンズ付きの眼、複眼、赤外線や紫外線が見える眼もある。特定の問題のために設計される、新しいタイプのセンサーは想像にかたくない。たとえば、倒壊した建物に閉じ込められた人を救出する能力のあるロボットには、暗闇でも見えるレーダーセンサーが備わっているかもしれない。

人間の視覚、触覚、聴覚は、一連の感覚器官によって実現する。たとえば、眼は単一の感覚器官ではない。眼の奥に並ぶ何千という感覚器官からなっている。同様に、体は皮膚上に並ぶ何千という感覚器官からなっている。知的機械にもセンサーが並ぶことになる。触覚のための指が一本しかなかったら、あるいは世界を細いストローで覗き見るしかなかったら、どうなるだろう。それでも世界について学習できるが、はるかに長い時間がかかり、できる行動は限定される。センサーが二、三個だけで、能力が限られたシンプルな知的機械も想像できるが、人間の知能に近づく機械、またはそれをしのぐ機械には、私たちと同じようにセンサーがずらりと並ぶことになる。

嗅覚や味覚は質的に視覚や触覚とは異なる。イヌのように直接鼻をつけないかぎり、においの位置を正確に知るのは難しい。同様に、味覚は口の中のものを感じ取ることに限定されている。嗅覚と味覚は、どんな食べものが食べても安全かを判断するのに役立ち、嗅覚は大まかな位置の特定に役立つかもしれないが、世界の詳細な構造を学習するのには、それほど頼りにならない。

なにしろ、においや味は特定の位置と結びつけにくい。それでもこれは嗅覚や味覚の本質的な限界ではない。たとえば、知的機械のボディー表面に味覚のような化学物質センサーがずらりと並んでいて、あなたや私が手ざわりを感じるのと同じように、化学物質を「感じる」ことができる可能性はある。

音はその中間だ。脳は二個の耳を使い、音が外耳に当たって跳ね返ることを活用することによって、においや味よりもはるかにうまく音の場所を特定できるが、視覚や触覚を使うときほどうまくはない。

重要なのは、知的機械が世界のモデルを学習するためには、動かせる感覚入力が必要だという点だ。個々のセンサーが、世界の事物に対するセンサーの位置を追いかける座標系と、関連づけられる必要がある。そして知的機械に備えることのできるセンサーには、さまざまなタイプがある。特定の用途に最適のセンサーは、機械がどんな世界に存在し、機械に何を学習させたいかで決まる。

将来的には、奇抜な身体性の機械がつくられるかもしれない。たとえば、個々の細胞の内部にあって、タンパク質を理解する知的機械を想像してほしい。タンパク質は長い分子で、自然に折りたたまれて複雑な形になる。タンパク質分子の形で、分子が何をするかが決まる。タンパク質の形をもっとよく理解し、必要に応じて操ることができれば、医学にとって多大なメリットがあるが、私たちの脳はタンパク質を理解するのがあまりうまくない。直接感じ取ったり、相互作用したりすることはできない。タンパク質の活動速度は脳が処理できるよりはるかに速い。ところが、あなたや私がコーヒーカップやスマートフォンを理解して操るのと同じように、タンパク質を理解して操る知的機械をつくることは可能かもしれない。知的タンパク質の機械（ＩＰＭ）の脳は一般的なコンピューター内にあっても、動く部品とセンサーは細胞の内部でごく小規模に働くのだ。センサーがアミノ酸やさまざまなタイプのタンパク質の折りたたみ、あるいは特殊な化学結合を検出できる。その働きにはタンパク質に対してセンサーを動かす必要がある。あなたがコーヒーカップ上で指を動かすのと同じだ。形を変えるためにタンパク質をつつく働きもあるかもしれない。表示を変えるためにスマホの画面をさわるのと似ている。ＩＰＭは細胞内部の世界のモデルを学習し、このモデルを使って、悪いタンパク質を排除し、傷ついたものを治すなど、望む目標を達成できる。

もうひとつ奇抜な身体性の例として、分散型の脳が挙げられる。人間の新皮質には約一五万の皮質コラムがあり、それぞれが自分の感じ取れる世界の部分をモデル化している。知的機械の「コラム」が生物学的な脳のコラムのように、物理的に隣り合っていなくてはならない理由はない。何百万ものコラムと何千列ものセンサーを備えた知的機械を想像してほしい。センサーとそれに関係するモデルは、地球全体、海の中、あるいは太陽系にまで、物理的に分散させることができる。たとえば、地表全体にセンサーが分散されている知的機械は、あなたや私がスマートフォンの動作を理解するのと同じ方法で、地球の気象の変動を理解できるかもしれない。

知的タンパク質機械をつくることが可能かどうか、分散型知的機械がどれだけ有益か、私にはわからない。私がこのような例を取り上げるのは、あなたの想像力を刺激するためであり、それが可能な範囲にあるからだ。カギになる考えは、知的機械はさまざまな形をとる可能性が高い、ということだ。機械知能の未来と、それがもつ意味について考えるとき、私たちは広い視野で考えなくてはならず、いま知能をもつ人間などの動物の形に、発想を限定する必要はない。

2　古い脳に相当するもの

知的機械をつくるためには、脳の古い部位にあるものがいくつか必要になる。先ほど私は、古い脳の領域を再現する必要はないと言った。全般的にはそのとおりなのだが、知的機械の要件には古い脳がやることもある。

そのひとつが基本的な動きである。新皮質は筋肉を直接制御しないことを思い出してほしい。新皮質が何かをしたいとき、動きを直接制御する脳の古い部位に信号を送る。たとえば、二本足でバランスを取る、歩く、走るというのは、脳の古い部位によって実行される動作だ。バランスを取り、歩き、走るために、新皮質には頼らない。これは納得できる。動物は私たちが新皮質を進化させるずっと前から、歩いたり走ったりする必要があったのだ。そして、新皮質が捕食者を避けるために取るべき道について考えているかもしれないとき、その新皮質に踏み出す一歩一歩について考えてほしいわけがない。

しかし、そうでなくてはならないのか？　新皮質に相当するものが直接動きを制御する知的機械を構築できないのか？　私はできないと思う。新皮質はほぼ万能のアルゴリズムを実行するが、この柔軟性には代償がともなう。すでにセンサーを備え、すでに動作パターンをもつ何かに、新皮質は接続されていなくてはならない。新皮質はまったく新しい動作をつくり出さない。既存の動作を新たに役立つように、つなぎ合わせる方法を学習するのだ。原始的な動作は、指を曲げるなど単純なものもあれば、歩行のような複雑なものもあるが、新皮質にはそれが存在していなくてはならない。古い脳がつかさどる原始的な動作は、すべて固定的なわけではなく、学習によって修正される場合もある。したがって、新皮質もたえず適応しなくてはならない。

　機械の身体性に密接に結びついている動作は、組み込まれていなくてはならない。たとえば、自然災害の被災者に緊急物資を届けるためのドローンがあるとしよう。そのドローンに知能をもたせれば、どの地域が最も困っているかを自力で評価させ、物資を運ぶときにはほかのドローンと協力させることができる。それでもドローンの「新皮質」は、飛行のすべての局面を制御することはできないし、そうさせる必要もない。ドローンには安定した飛行、着地、障害物の回避などのために、動作が組み込まれていなくてはならない。ドローンの知的な部分は、新皮質が二本足でバランスを取ることを考える必要がないのと同じように、飛行制御について考える必要はない。

　安全性もまた、知的機械に組み込むべき動作のタイプである。SF作家のアイザック・アシモフは、ロボット工学三原則を提唱したことで知られている。この三原則は安全手順のようなものだ。

1　ロボットは人間に危害を加えてはならない。また、何もしないことによって、人間に危害がおよぶことを許してはならない。
2　ロボットは人間に与えられた命令にしたがわなければならない。ただし、その命令が第一原則に抵触する場合は、この限りではない。
3　ロボットは、第一原則および第二原則に抵触しないかぎり、自分自身の存在を守らなくてはならない。

アシモフのロボット工学三原則は、ＳＦ小説の中で提唱されており、あらゆる形の機械知能に当てはまるとは限らない。しかしどんな製品設計においても、検討に値する安全対策がある。それはとてもシンプルなことかもしれない。たとえば、私の車には事故を避けるための安全システムが内蔵されている。通常、車は私がアクセルやブレーキペダルで伝える命令にしたがう。しかし、ぶつかりそうな障害物を検知したら、私の命令を無視してブレーキをかける。車はアシモフの第一および第二原則にしたがっていると言える。あるいは、車を設計した技術者が安全機能を組み込んだと言える。知的機械にも安全のための動作が組み込まれることになる。この要件は知的機械だけのものではないが、私がこの考えをここで取り上げたのは万全を期すためだ。

最後に、知的機械は目標と動機をもたなくてはならない。人間の目標と動機は複雑だ。セックスと衣食住を求める欲望のように、遺伝子によって決定されるものもある。恐怖や怒りや嫉妬のような感情もまた、私たちがどう行動するかに大きく影響しうる。もっと社会的な目標や動機もある。たとえば、幸せな人生とされるものは文化によってさまざまだ。

知的機械にも目標と動機が必要だ。ロボット建設作業員のチームを火星に送り込んだところ、気づけばチーム全員が一日中ひなたでごろごろして、バッテリーを充電しているというような事態は避けたい。では、どうすれば知的機械に目標を与えられるのか？　そしてそこにリスクはあるのか？

まず覚えておいてほしいのは、新皮質が自力で目標や動機や感情を生み出すことはない、ということだ。新皮質を説明するのに使った、世界の地図のたとえ話を思い出してほしい。地図は私たちに、現在地から目的地への行き方や、なんらかの動きをしたらどうなるか、さまざまな場所に何があるかを教えてくれる。しかし地図そのものに動機はない。地図はどこかに行きたいと望まないし、自発的に目標や野心を考え出すこともない。同じことが新皮質についても言える。

動機と目標が行動におよぼす影響に、新皮質は積極的にかかわるが、指揮をすることはない。この仕組みを理解するために、古い脳と新皮質が会話しているところを想像してほしい。古い脳が言う。「おなかがすいた。食べものがほしい」。新皮質は答える。「私が食べものを探して、過去に食べものがあった場所を二カ所見つけた。一方の場所に行くには、川沿いを進む。もう一方の場所に行くには、トラがいる広い野原を横切る」。新皮質はこういうことを穏やかに、価値観をまじえずに言う。ところが、古い脳はトラを危険と結びつける。「トラ」という言葉を聞いたとたん、古い脳は急いで行動する。血流中に化学物質を放出し、それによって心拍数を上げるなど、恐怖と関係する生理作用を引き起こすのだ。古い脳は神経調節物質と呼ばれる化学物質も、新皮質の広い領域に直接放出するだろう――要するに、新皮質に「あなたがいま何を考えていたにしても、絶対にそれをやるな」と言っているのだ。

機械に目標と動機を与えるには、目標と動機のための具体的なメカニズムを設計してから、それを機械の身体性に埋め込む必要がある。目標には、遺伝子で決まっている食欲のように不変のものもあれば、幸せな人生を送るという社会に左右される目標のように、学習される場合もある。もちろんどんな目標も、アシモフの第一および第二原則のような、安全対策をふまえて立てられるべきだ。要するに、知的機械にはなんらかの形の目標と動機が必要だが、目標と動機は知能がもたらす結果ではなく、しかも勝手には現われない。

3　新皮質に相当するもの

知的機械の第三の材料は、新皮質と同じ機能を果たす汎用の学習システムだ。ここでも、さまざまな設計オプションがありえる。そのうちのスピードと能力について話そう。

スピード

新皮質が何か役立つことをするのに、少なくとも五ミリ秒（〇・〇〇五秒）かかる。シリコンでできたトランジスタは、ほぼ一〇〇万倍の速さで動作できる。したがって、シリコンでできた新皮質は、人間より一〇〇万倍速く考え、学習できる可能性がある。思考速度のそんな劇的な向上が、何につながるかを想像するのは難しい。しかし想像の翼を大きく広げる前に、指摘しておかなくてはならないことがある。知的機械の部品が生物学的な脳より一〇〇万倍速く動作できるからというだけでは、知的機械全体が一〇〇万倍速く動けるわけではないし、知識をその速度で獲得できるわけでもない。

たとえば、ロボット建設作業員を思い出してほしい。人間の居住地を建設するために火星に送り込むチームだ。彼らはすばやく考えて問題を分析できるかもしれないが、実際の建設工程のスピードは少ししか上げられない。重い資材をそんなに速く動かしたら、加わる力で資材が曲がったり折れたりするだけだ。ロボットが金属の部品に穴を開ける必要があるなら、人間が穴を開ける場合よりも速くはならない。もちろん、ロボット建設作業員は休みなく働き、疲れることもなく、ミスも少ないかもしれない。そのため、火星を人間のために準備するプロセス全体は、知的機械を使うほうが人間にくらべて数倍速くなるかもしれないが、一〇〇万倍速くはならない。

別の例を考えよう。神経科学者の仕事をする知的機械があって、一〇〇万倍速く考えられるならどうだろう？　神経科学者が現在のレベルの脳に対する理解にたどり着くのに、何十年もかかった。ＡＩ神経科学者ならその進歩は一〇〇万倍速く、一時間もかからずに起こっただろうか？　いいえ。私や私のチームのように、理論家の科学者もいる。われわれは日々、論文を読み、ありえる理論について議論し、ソフトウェアを書く。こうした仕事の一部は知的機械が行なえば、原理上、はるかに速くなる可能性がある。しかし、それでもソフトウェアシミュレーションを実行するには何日もかかる。そのうえ、理論はわれわれの仲間内だけで展開されるものではなく、実験による発見に左右される。本書の脳理論は、何百という実験研究の結果から制約も情報も受けている。われわれが一〇〇万倍速く考えることができたとしても、やはり実験主義者が結果を発表するのを待たなくてはならず、実験を大幅に加速することはできない。たとえば、ラットを訓練してデータを集めなくてはならないが、ラットのスピードを上げることはできない。この場合も、神経科学を研究するのに人間ではなく知的機械を使うことで、科学的発見のスピードは上がるだろうが、一〇〇万倍にはならない。

この点については神経科学だけではない。科学的探究のほぼあらゆる分野は、実験データに左右される。たとえば、時空の性質について数多くの理論がある。そうした理論のどれかが正しいかどうか知るには、新しい実験データが必要だ。知的機械の宇宙論学者がいて、人間の宇宙論学者より一〇〇万倍速く考えるとしたら、新しい理論をすばやく打ち立てることができるかもしれないが、それでも、その理論が正しいかどうかを知るために必要なデータを集めるのに、宇宙望遠鏡や地下粒子検知器をつくる必要がある。望遠鏡や粒子検知器の製作スピードを劇的に上げることはできないし、そうした機器がデータを集めるのにかかる時間を減らすこともできない。

大幅にスピードを上げられる探究分野もある。数学者はおもに考え、書き、考えを伝える。原理上、知的機械は人間の数学者より一〇〇万倍速く、数学の問題に取り組むことができる。もうひとつの例は、インターネットを巡回する仮想の知的機械だ。知的ウェブクローラーが学習できるスピードを制限するのは、リンクをたどってファイルを開くことによって、どれだけ迅速に「動く」ことができるか、である。これは非常に速くなる可能性がある。

今後どうなっていくかは、現在のコンピューターから類推できるだろう。コンピューターは人間がかつて手でやっていた仕事をこなし、しかもおよそ一〇〇万倍速くこなす。コンピューターは私たちの社会を変え、科学や医学についての発見能力を劇的に強化した。しかし私たちがそうしたことをするスピードは、コンピューターをもってしても一〇〇万倍向上することはなかった。知的機械は私たちの社会と発見方法に、同様の影響を与えることになる。

能力

ヴァーノン・マウントキャッスルは、皮質コラムという同じ回路を複製することで新皮質は大きくなり、私たちはより賢くなったことに気づいた。機械知能も同じ計画にしたがう可能性がある。コラムがしていることと、それをシリコンでつくる方法を完全に理解したら、コラムという要素を使うことによって、さまざまな能力の知的機械をつくることは比較的容易なはずだ。

人工の脳をどれだけ大きくできるかに、はっきりした限界はない。人間の新皮質にはおよそ一五万個のコラムがある。一億五〇〇〇万個で人工新皮質をつくったらどうなるだろう？　人間の脳より一〇〇〇倍大きい脳のメリットは何だろう？　まだわからないが、ここで伝える価値のある観察結果がいくつかある。

新皮質の各領域の大きさは、人によってかなり異なる。たとえば、一次視覚野（Ｖ１）がほかの人の二倍大きい人もいる。Ｖ１は誰でも同じ厚さだが、面積とひいてはコラムの数には差がありえる。Ｖ１が比較的小さい人と比較的大きい人は、どちらも正常な視力で、どちらも差に気づかない。それでもちがいはある。Ｖ１が大きい人のほうが視力は高く、つまり小さいものが見える。これは、たとえばあなたが時計職人だったら役に立つかもしれない。このことから一般論を引き出すと、新皮質のある領域の大きさを広げることで、少しは能力を上げることができるが、超能力を与えることはできない。

領域を広げる代わりに、もっとたくさん領域をつくって、もっと複雑につなぐこともできる。ある意味、これはサルと人間のちがいである。サルの視力は人間のそれと似ているが、人間は全体的に新皮質が大きくて、領域も多い。たいていの人は、サルより人間のほうが知的で、人間の世界モデルのほうが深くて広範囲であることに同意するだろう。このことは、知的機械が理解の深さにおいて人間をしのぐ可能性があることを示唆する。だからといって、知的機械が学習することを人間が理解できないとはかぎらない。たとえば、私はアルベルト・アインシュタインが発見したことを発見できなくても、彼の発見を理解できる。

能力について考えられる点はもうひとつある。脳の体積の多くは配線、つまりニューロンどうしをつなげる軸索と樹状突起である。これはエネルギーと空間を食う。エネルギーを節約するのに、脳は配線を制限し、ひいてはすぐに学習できるものを制限せざるをえない。生まれたばかりの新皮質には過剰な配線がある。それが生後二、三年の間に、かなり減らされていく。どの接続が役に立ち、どの接続は基点になる本人の経験がないかを、脳が学習しているのだろう。しかし、使われない配線の削除にはデメリットもある。人生でのちに新しいタイプの知識を学習しにくくなるのだ。たとえば、幼少期に複数の言語に触れていないと、複数の言語に堪能になる能力は低下する。同様に、幼少期に眼が機能しなければ、その眼がのちに治療されても、永久に見る能力を失う。これはおそらく、マルチリンガルや視覚に必要な接続の一部が、使われていなかったせいで消失したからだ。

知的機械には配線に関してそれほどの制約はない。たとえば、私のチームが開発する新皮質のソフトウェアモデルでは、二個のニューロン間にすぐに接続を確立できる。脳内の物理的配線とちがって、ソフトウェアなら考えられるあらゆる接続を形成できる。この柔軟な接続性が、生物学的知能に対する機械知能の大きなメリットのひとつかもしれない。これで新しいことを学ぼうとするときに人間の成人が直面する、とりわけ大きな障壁が取り除かれるので、知的機械はあらゆる選択肢を使える。

学習かコピーか

もうひとつ、機械知能が人間の知能と異なる点は、知的機械をコピーする能力だ。あらゆる人間は世界のモデルをゼロから学習しなくてはならない。ほぼ何も知らずに人生を始め、数十年を学習に費やす。学ぶために学校に行き、学ぶために本を読み、もちろん個人的経験からも学ぶ。知的機械も世界のモデルを学習しなくてはならない。しかし人間とちがって、知的機械はいつでもコピーをつくれる。知的な火星用建設ロボットのために標準化されたハードウェア設計があるとしよう。ロボットに建設手法、資材、道具の使い方について教える、学校に相当するものがつくられるだろう。この訓練は完了までに数年かかるかもしれない。しかしひとたび私たちがロボットの能力に満足すれば、その学習された接続を一ダースのほかのそっくりなロボットに転送することによって、コピーをつくることができる。そして翌日には、改善された設計やまったく新しいスキルで、またロボットたちを再プログラムする可能性もある。

機械知能の将来の用途は未知である

私たちは新しいテクノロジーを生み出すとき、自分がよく知っているものと取り替えるか、またはそれを改善するために使われることを想像する。ところがやがて、誰も予想していなかった新しい使い方が生まれる。一般的に最も重要となり社会を変えるのは、そうした予想されていなかった使い方である。たとえば、インターネットは科学コンピューターと軍事コンピューター間でファイルを共有するために発明された。以前は手作業で行なわれていたことが、より速く効率的にできるようになった。インターネットはいまだにファイル共有にも使われるが、もっと重要なのは、娯楽、商業、製造、そして個人間コミュニケーションを根本から変えたことだ。本の書き方や読み方も変えた。インターネット・プロトコルが初めてつくられたとき、そうした社会変化を想像した人はほとんどいなかった。

機械知能も同様の変化を経験することになる。現在、ほとんどのＡＩ研究者が重点を置いているのは、人間にできること――話された言葉の認識から、画像の分類や車の運転まで――を機械にやらせることだ。ＡＩの目標は人間をまねることだという考えは、有名な「チューリングテスト」に代表される。もともとアラン・チューリングによって「イミテーションゲーム」として提案されたチューリングテストは、やり取りしている相手がコンピューターか人間か、人に区別できない場合、そのコンピューターには知能があると見なすべきだとしている。残念ながら、このように知能の基準として人間のような能力を重視するのは、益より害をもたらす。コンピューターに囲碁をさせるというような課題に興奮していると、人は知的機械の最終的な影響を想像しなくなる。

もちろん、人間が現在やっていることをやるのに、知的機械が使われることにはなるだろう。これには、深海での修繕や有毒な汚染の除去など、人間にとってリスクが大きすぎる危険な仕事や健康に悪い仕事も含まれる。高齢者の介護など人手が足りない場所での仕事にも、知的機械は使われる。高賃金の仕事をやらせたり、戦争をさせたりするのに、知的機械を使いたい人もいるだろう。こうした用途が示すジレンマへの適切な解決策を見つけるために、私たちは努力する必要がある。

しかし、機械知能の予期せぬ用途について、何が言えるのだろう？　未来の詳しいことは誰にもわからないが、予期せぬ方向へのＡＩの採用を推進しそうな、遠大な考えや動向を見きわめようとすることはできる。私がわくわくするのは科学知識の獲得だ。人間は知りたがる。探究すること、知識を見つけ出すこと、知らない事柄を理解することに、人は引きつけられる。宇宙の謎に対する答えを知りたい。どうやってすべてが始まったのか？　どうやって終わるのか？　生命は宇宙にありふれているのか？　ほかに知的生命体はいるのか？　人間がこの知識を追求できるのは、新皮質という器官のおかげだ。知的機械が私たちより速く深く考え、私たちが感じられないことを感じ、私たちが行けない場所に行くことができたら、何を学ぶことになるかは誰にもわからない。私はこの可能性にわくわくする。

機械知能のメリットについて、私のように楽観的な人ばかりではない。人類にとって最大の脅威だと考える人もいる。機械知能のリスクについて、次章で話そう。

第11章　機械知能による人類存亡のリスク

二一世紀初め、ＡＩの分野は失敗と見なされていた。ヌメンタを始めたとき、われわれの仕事について話すときに使っていい言葉を確認するため、市場調査を行なった。そして「ＡＩ」や「人工知能」という言葉は、ほぼあらゆる人にネガティブにとらえられていることがわかった。どの企業も自社製品を説明するのに、その言葉を使うことを検討しなかっただろう。一般的には、知的機械を構築する試みは行き詰まり、けっして成功しないだろうと考えられていた。ところが一〇年とたたないうちに、人びとのＡＩに対する印象は一八〇度変わった。いまでは最も活発な研究分野であり、企業は機械学習をともなうものであれば、ほとんど何にでもＡＩという名称をつけている。

さらに意外なのは、テクノロジー評論家の「ＡＩは実現しないかもしれない」から「ＡＩは近い将来、全人類を破滅させそうだ」への変わり身の早さだ。ＡＩによる人類存亡のリスクを研究するために、いくつかの非営利団体とシンクタンクが設立され、非常に多くの著名な技術者、科学者、哲学者が、知的機械の構築ですぐに人間は絶滅するか征服されるおそれがあると、公然と警告した。ＡＩはいまや多くの人びとに、人類に対する存亡の脅威と見なされている。

あらゆる新しいテクノロジーは、悪用されて害をおよぼすおそれがある。現在の限定的なＡＩでさえ、人を追跡し、選挙に影響を与え、プロパガンダを広めるために使われている。真の知的機械ができれば、このような悪用は悪化することになる。たとえば、兵器が知能と自律性を獲得したらと考えると恐ろしい。知的ドローンが医薬品や食料品ではなく兵器を届けることを想像してみてほしい。知的兵器は人間の監督なしに動けるので、何万という数を配備できる。悪い結果を防ぐためには、こうした脅威と制度政策に向き合うことが不可欠だ。

悪人は知的機械を使って自由を奪い、生命を脅かそうとするが、たいていの場合、知的機械を悪用する人が、全人類の絶滅を引き起こす可能性は低い。一方、ＡＩによる人類存亡のリスクに関する懸念は、質的に異なる。悪い人たちが悪いことをするために知的機械を使うことと、知的機械そのものが悪役になり、勝手に人類を消し去ると決定を下すことは別である。ここでは後者の可能性、つまりＡＩによる人類存亡のリスクだけに注目するつもりだ。だからと言って、私は人がＡＩを悪用する重大なリスクをないがしろにするつもりはない。

機械知能による人類存亡のリスクとされているものは、おもに二つの懸念にもとづいている。最初の懸念は知能爆発と呼ばれるもので、筋書きはこうだ。人間より知能の高い機械がつくられる。その機械はすべてにおいて人間より優秀であり、それには知的機械をつくることも含まれる。知的機械に知的機械をつくらせれば、つくられる知的機械はさらに知能が高くなる。改良型知的機械がつくられる時間はどんどん短くなり、やがて機械が私たちの知能を大きく引き離し、私たちは機械が何をしているのか理解できなくなる。この時点で、機械がもはや人間は必要ないので排除する（人類絶滅）と判断するか、人間は機械の役に立つから容認する（人類征服）と判断する事態になりかねない。

もうひとつの人類存亡のリスクは、目標のずれと呼ばれる。知的機械が私たちの幸福に反する目標を追いかけ、私たちがそれを止められないというシナリオだ。科学技術者と哲学者はそうなる可能性があると、いくつかの観点から断定している。たとえば、知的機械が自発的に、人間にとって有害な独自の目標を策定するおそれがある。あるいは、私たちが指定した目標を追求するのだが、非常に冷徹にそれを行なうので、地球の資源をすべて使い果たし、いつのまにか地球を私たちの住めない環境にしてしまう。

こうしたリスクのシナリオはすべて、人間が自分たちのつくったものを制御できなくなることを前提としている。私たちが機械のスイッチを切ったり、ほかの方法で目標追求を止めたりすることを、知的機械が阻止するのだ。知的機械が増殖し、みずからのコピーを何百万もつくり出すと想定するシナリオもあれば、一台の知的機械が全能になるという話もある。いずれにせよ、人間vs.機械であり、機械のほうが賢い。

こういう懸念について読むと、知能とは何かに対する理解なしに議論されていると感じる。ひどい空論だという感じがするし、技術的に何が可能かについてだけでなく、知的であるとはどういう意味かについても、まちがった考えにもとづいている。脳と生物学的知能についてわかっていることに照らして考えたとき、こうした懸念がどれだけ説得力をもつか、見てみよう。

知能は世界のモデルを必要とする。私たちは世界のモデルを使って、自分がどこにいるかを認識し、動きを計画する。モデルを使って物体を認識して操り、自分の行動の結果を予測する。コーヒーをいれるというような単純なことであれ、法律を撤廃するというような複雑なことであれ、何かをなし遂げたいとき、私たちは脳内のモデルを使って、望ましい結果に到達するために取るべき行動を決める。

新しい考えやスキルを学習するには、ほぼ例外なく、世界との物理的な相互作用が必要である。たとえば、最近実現したほかの太陽系の惑星発見には、まず新しいタイプの望遠鏡をつくり、次に数年にわたってデータを集める必要があった。脳がどんなに大きくても、どんなに速くても、ただ考えるだけでは、太陽系外の惑星の数や構成を知ることはできない。観察して発見する段階を飛ばすことは不可能だ。ヘリコプターの飛ばし方を学習するには、自分の動作の微妙な変化が飛行の微妙な変化を引き起こすことを理解しなくてはならない。そうした感覚と運動の関係を学習する唯一の方法は実践することだ。機械はシミュレーターで練習できるし、理論上は本物のヘリコプターを飛ばすよりも速く学習できるかもしれないが、それでも時間がかかるだろう。コンピューターチップを製造する工場を経営するには、数年の実践が必要だ。チップ製造についての本を読むことはできるが、ベテランは製造工程でまずいことになりかねない微妙な状況と、それへの対処方法を学習している。この経験に代わるものはない。

知能はソフトウェアにプログラムできるものではないし、規則と事実のリストとして規定できるものでもない。機械に世界のモデルを学習する能力を与えることはできるが、そのモデルをつくり上げる知識は学習されなくてはならず、学習には時間がかかる。前章で話したように、生物学的脳より一〇〇万倍速く動作する機械知能をつくることはできても、その機械が新しい知識を一〇〇万倍速く獲得することはできない。

脳がどれだけ速くても、どれだけ大きくても、新しい知識とスキルの獲得には時間がかかる。数学のように、知的機械のほうが人間よりはるかに速く学習できる分野もある。しかしほとんどの分野で、学習のスピードは世界との物理的な相互作用の必要に制限される。したがって、機械が突然私たちよりはるかに多くのことを知るとされる、知能爆発はありえない。

知能爆発説の支持者は、「超人知能」について話すこともある。あらゆる点で、あらゆる課題で、機械が人間の遂行能力を超えるというのだ。その意味を考えてみよう。超人知的機械は、あらゆる種類の飛行機を上手に飛ばし、あらゆる種類の機械を操作し、あらゆるプログラミング言語でソフトウェアを書くことができる。あらゆる言語を話し、世界のあらゆる文化の歴史を知り、あらゆる都市の建築を理解する。人間ができることのリストはあまりに長いので、どんな機械も、あらゆる分野で人間の実績をしのぐことはできない。

超人知能がありえない理由はほかにもある。世界について私たちが知っていることは、たえず変化し広がっている。たとえば、数人の科学者が量子通信の新たな手段を発見したとしよう。そのおかげで、とてつもなく遠いところにも即座に信号を送れる。当初、この発見を知っているのは、発見した人間だけである。発見が実験結果にもとづいているものなら、誰にも――どれだけ賢くても、どんな機械にも――ただ思いつくことはできなかった。世界中の科学者全員（そしてあらゆる分野の専門家全員）が機械に取って代わられたと想定しないかぎり、何かについて機械よりベテランの人間がつねにいることになる。これこそ、私たちが現在生きている世界だ。あらゆることを知っている人間はいない。その理由はそんなに賢い人がいないからではない。ひとりの人間があらゆる場所にいて、あらゆることをするのは不可能だからだ。同じことが知的機械にも言える。

注意してほしいのは、現在のAI技術が解決に成功しているのはおもに、経時変化しないので継続的な学習を必要としない、静的問題であることだ。たとえば、囲碁のルールは変わらない。計算機が行なう数学演算は変わらない。画像を分類するシステムでさえ、決まった一連の分類を使って訓練され、テストされる。こうした静的課題については、専用の解決策が人間を上回るだけでなく、人間は永久に勝てないかもしれない。しかし世界のほとんどは不変ではないので、私たちが取り組むべき課題はつねに変化している。そのような世界では、どんな人間も機械も、すべての課題どころかどんな課題にも、永遠に強いということはありえない。

知能爆発について心配する人たちは、知能が未発見の製法か秘密の材料でつくられる可能性があるかのように語る。ひとたびこの秘密の材料がわかったら、どんどんたくさん使われるので、超知的機械が生まれることになるというのだ。最初の前提には私も同意する。その秘密の材料とは、言ってみれば、知能が何千もの世界の小さなモデルによって生み出され、モデルそれぞれが座標系を使って、知識を保存して行動を決める、ということだ。しかし、この材料を機械に加えても、直接的な機能は与えられない。学習のための土台を提供するだけであり、世界のモデルを学習し、ひいては知識とスキルを獲得する能力を機械に与えるだけなのだ。台所のコンロには、温度を上げるためのつまみがついている。同じように機械の「知識を上げる」ためのつまみはない。

目標のずれの脅威

この脅威は、知的機械が人間にとって有害な目標を追求し、なおかつ私たちにそれを止められないときに生まれるとされている。ゲーテの詩にちなんで「魔法使いの弟子」問題と呼ばれることもある。その詩では、魔法使いの弟子がほうきに水くみをさせる魔法をかけるが、水くみをやめさせる方法を知らないことに気づく。ほうきを斧で切断してみるが、ほうきが増えて、水も増えるだけだ。目標のずれへの懸念も同じように、知的機械は私たちの指示どおりのことをするが、私たちが機械にやめるよう指示すると、機械はそれを最初の要求をやり遂げることへの障害とみなす、ということである。機械は最初の目標を追求するためにどんなことでもする。目標のずれ問題の実例としてよく議論されるのは、書類を束ねるクリップの生産を最大限にするよう、機械に指示する話だ。ひとたび機械がこの課題を追求し始めると、何ものもそれを止められない。そして地球上の資源をすべてクリップに変えてしまう。

目標のずれ脅威説の根拠には、ありそうにないことが二つある。第一に、知的機械は最初の要求を受け入れるのに、その後の要求を無視すること。第二に、止めようとする人間の努力すべてを阻止するために、知的機械が十分な資源を奪い取れること。

何度も指摘しているように、知能とは世界のモデルを学習することだ。地図と同じように、モデルは何かの達成方法を教えられるが、それ自体に目標や衝動はない。知的機械の設計者である私たちが、わざわざ動機を設計しなくてはならない。最初の要求を受け入れるのに、そのあとほかの要求はすべて無視する機械を、なぜ私たちが設計するというのだろう？　行きたい場所を告げられたら、停止したり、ほかの場所に行ったりという、さらなる要求をすべて無視する自動運転車を設計するようなものだ。おまけに、車がすべてのドアをロックし、ハンドルとブレーキペダルとパワーボタンなどの接続を切るように、設計したということを前提としている。注意してほしい。自動運転車が勝手に目標を考え出すことはない。もちろん、車自体の目標を追求して人間の要求を無視する車を、誰かが設計することはできる。そのような車は害をおよぼすだろう。しかし、たとえ実際に誰かがそのような機械を設計したとしても、第二の要件を満たさずには、人類存亡の脅威にはならないだろう。

目標のずれのリスクが生じるための第二の要件とは、知的機械が自分の目標を追求するため、あるいは私たちが止めるのを阻止するため、地球の資源を奪い取れることだ。どうすればそうなるのかは想像しがたい。そうするためには、機械は世界の通信、生産、輸送の大部分を手中に収める必要がある。自分勝手な知的自動車にそれができないことは明らかだ。人間に止められるのを知的機械が阻止するのに考えられる方法は、脅迫である。たとえば、私たちが知的機械に核兵器を管理させている場合、機械は「もし私を止めようとするなら、全員を吹き飛ばすぞ」と言うことができる。あるいは、機械がほとんどのインターネットを制御していたら、通信と商業を破壊することによって、ありとあらゆる大混乱を起こすぞと脅すことができる。

同じような懸念は人間にもある。だからこそ、ひとりの人間や単一の組織だけではインターネット全体を制御できないのであり、核ミサイルを発射するには複数の人間が必要なのだ。私たちがわざわざ機械にその能力を与えるのでないかぎり、知的機械がずれている目標を策定することはない。たとえそうしたとしても、私たちが許さないかぎり、機械は世界の資源を奪い取れない。私たちはひとりの人間どころか少数の人間にさえ、世界の資源を支配させない。機械にも同様の注意は必要だ。

反論

知的機械が人類存亡の脅威にならないことに、私は自信がある。反対の人からのよくある反論はこうだ。歴史上、先住民も同じように安心していた。ところが、優れた武器とテクノロジーをもつ異邦人が現われたとき、先住民は征服され滅ぼされた。その反論によると、私たちも同様に脆弱であり、自分たちの安心感を信用できないという。人間とくらべて機械がどれだけ賢く、速く、有能かを想像できないので、私たちは脆弱なのだ。

この主張にはいくらか真実がある。人間より賢く、速く、有能な知的機械も出てくる。懸念される問題は、結局は動機にもどる。知的機械は地球を乗っ取ったり、人間を支配したり、人間に危害がおよぶことをしたいだろうか？　先住民文化の破壊が起きたのは、侵略者の動機からであって、それには強欲、名声、そして支配欲が含まれていた。こうしたものは古い脳の衝動である。優れたテクノロジーは侵略を助けたが、大虐殺の根本原因ではなかった。

繰り返しになるが、私たちが意図的に組み込まないかぎり、知的機械は人間のような感情と衝動をもつことはない。何かが知的になったからといって、欲望、目標、そして攻撃性がどこからともなく現われるわけではない。私の言いたいことを裏づけるために、先住民の命に最大の損失を与えたのは、人間の侵略者ではなく、広まった病気だったことを考えよう。先住民には防御策がほとんど、またはまったくなかった細菌とウイルスだ。真の殺人者は、増殖の欲求があって先進のテクノロジーをもたない、単純な生命体である。知能にはアリバイがあった——大量虐殺には参加していなかったのだ。

人類にとって、機械知能より自己増殖のほうがはるかに大きい脅威である。悪人が全人類を殺すものをつくりたかったら、もっと確実な方法は、感染力が強く、私たちの免疫系が防御できない、新しいウイルスや細菌を設計することだろう。理論的には、科学者とエンジニアのならず者チームが、自己増殖したがる知的機械を設計する可能性はある。そうした機械も、人間に邪魔されることなく、みずからのコピーを作成できる必要がある。こうした事態になる可能性は低そうで、たとえそうなるにしても、短時間で達成されることはない。要は、自己増殖可能なものすべて、とくにウイルスと細菌は、潜在的な人類存亡の脅威である。知能そのものはそうではない。

未来を知ることはできないので、機械知能に関連するリスクすべては予測できない。ほかのあらゆる新技術のリスクをすべて予測できないのと同じだ。しかし前に進んで、機械知能のリスクと恩恵について議論するにあたって、増殖、動機、知能の三つをきちんと区別することをおすすめしたい。

●**増殖**　自己増殖可能なものはなんでも危険だ。人類は生物学的ウイルスによって消し去られるおそれがある。コンピューターウイルスはインターネットをダウンさせるおそれがある。知的機械は、人間がわざわざそうしないかぎり、自己増殖する能力や欲望をもたない。

●**動機**　生物学的な動機と衝動は、進化の結果である。特定の衝動がある動物はほかの動物よりうまく増殖することは、進化で明らかになった。増殖も進化もしていない機械が、突然、たとえば他者を支配したり奴隷にしたりする欲望をもつようにはならない。

●**知能**　三つのうち、知能は最も無害である。知的機械が勝手に自己増殖を始めることはないし、自発的に衝動や動機を生み出すこともない。知的機械に動機をもってほしいなら、私たちがわざわざそれを設計する必要がある。しかし、知的機械が自己増殖して進化しているのでなければ、それ自体が人類存亡のリスクになることはない。

私としては、機械知能が危険でないという印象を、あなたに残したくはない。強力なテクノロジーと同様、悪意をもった人間に使われれば、大きな危害をもたらすおそれはある。ここで再び、何百万という知的自動兵器のことや、知的機械をプロパガンダや政治的支配に使うことを想像してほしい。これについて、私たちはどうすべきなのか？　ＡＩの研究と開発を禁止すべきなのか？　それは難しいし、私たちの最善の利益に反してもいる。機械知能は社会に大きな利益をもたらし、本書の第3部で私が主張するように、私たちが長期にわたって生き残るのに必要かもしれない。いまのところ最善の選択肢は、化学兵器の扱い方と同じように、容認できることとできないことに関して強制力のある国際的な協定を結ぶよう、真剣に努力することのように思える。

機械知能はよく、瓶に閉じ込められた精霊にたとえられる。ひとたび解放したらもどすことはできず、私たちはすぐにそれを制御する能力を失うというのだ。私が本章で示したかったのは、そうした不安に根拠はない、ということだ。私たちは制御できなくはならないし、知能爆発の支持者たちが恐れるように、急速に何かが起こることもない。いま始めれば、リスクと恩恵をより分け、どういうふうに前進したいかを決める時間はたっぷりある。

最後の第3部では、人間知能による人類存亡のリスクとチャンスを見ていく。

第3部
人間の知能

私たちは地球史の転換点にいる。地球にとっても、そこに生息する生物にとっても、急速かつ劇的な変動の時期である。気候があまりに急速に変化しているので、これからの一〇〇年で、いくつかの都市には人が住めなくなり、多くの農業地域が不毛になる可能性が高い。急速に種が絶滅しているため、地球史上、六度目の大絶滅だと呼んでいる科学者もいる。こうした急速な変化の原因は人間の知能だ。

生命が地球上に現われたのは約三五億年前。生命の進路は最初から遺伝子と進化に支配されていた。進化には計画も望ましい方向もない。遺伝子のコピーをもつ子孫を残す能力にもとづいて、種は進化し、そして絶滅した。生命を突き動かしたのは生存競争と生殖だ。ほかのことはどうでもよかった。

ホモ・サピエンスという種は、知能のおかげで繁栄し成功してきた。ほんの二〇〇年――地質学の時間感覚ではほぼ一瞬――で、私たちは寿命を二倍に延ばし、多くの病気を治療し、大半の人の飢餓を撲滅した。私たちは祖先よりも健康に、快適に、苦労せずに暮らしている。

人間は何十万年も前から知的だった。では、なぜ運命が突然変わったのだろう？　何が新しいかといえば、最近の急速なテクノロジーと科学的発見の進歩であり、そのおかげで私たちは食料をふんだんに生産し、病気を根絶し、商品を最も必要とされている場所に運ぶことができるようになった。

しかし成功から問題も生じた。人口は二〇〇年前の一〇億から、現在の約八〇億まで膨れ上がった。人間があまりに多いせいで、地球のあらゆる地域が汚染されている。いま、私たちが生態系に与える影響は非常に深刻なので、最低でも数億人が移住を余儀なくされることは明らかだ。最悪の場合、地球に人は住めなくなる。心配なのは気候だけではない。最新のテクノロジーの中には、核兵器や遺伝子編集のように、ごく少数の人が数十億の他人を殺せるものもある。

私たちの知能は成功の源だが、人類存亡の脅威にもなっている。私たちがこれからの数年にとる行動が、私たちの突然の進歩が突然の破綻につながるかどうか、または逆に、この急速な変動期を抜け出て存続していけるかどうかを決めることになる。これがこのあとの章で論じるテーマである。

まず、私たちの知能と脳の構造に関連するリスクを見ていく。これを出発点に、私たちが長く生き残る可能性を高めるために、追求できるさまざまな選択肢を論じる。そして脳理論の視点から、既存の構想と提案を話すつもりだ。さらに、私は検討するべきだと思っているが、私の知るかぎり主流の論文では取り上げられていない新しい考えを説明する。

私の目的は、私たちが何をすべきか決めることではなく、十分に論じられていないと思っている問題についての会話を促すことだ。脳に対する新しい理解によって、私たちが直面するリスクとチャンスを新たな視点から見ることができる。私が述べる内容は、多少物議を醸すかもしれないが、それは私の意図するところではない。私としては、自分たちが置かれている状況を率直かつ公平に評価し、それについて何ができるかを探ろうとしているのだ。

第12章　誤った信念

一〇代のころ、友人と私は「水槽の脳」仮説に夢中だった。私たちの脳は生きるのに必要な栄養を含む液体の入った水槽に浮かんでいて、入出力はコンピューターにつながれている可能性があるのではないか、というこの仮説は、自分が住んでいると考えている世界は現実世界ではなく、コンピューターがシミュレートした偽物の世界である可能性を示唆している。人間の脳がコンピューターにつながれているとは思わないが、実際に起きていることは同じくらい奇妙だ。自分が住んでいると思っている世界は現実世界ではなく、現実世界のシミュレーションである。そしてこれがある問題につながる。私たちが信じていることは、たいがい真実ではないのだ。

脳は頭蓋という箱の中にある。脳自体に感覚器官はないので、脳を構成するニューロンは外界から孤立し、暗闇にじっとしている。脳が現実について知るための唯一の道は、頭蓋に入ってくる感覚神経線維を経由している。眼、耳、皮膚から入ってくる神経線維は同じに見えるし、そこを伝わる活動電位もそっくりだ。頭蓋に入るのは光や音ではなく、電気の波だけである。

脳から筋肉にも神経線維がつながっている。その神経線維が体とその感覚器官を動かし、ひいては脳が世界のどの部分を感じているかを変化させる。繰り返し感じて動き、感じて動くことで、脳は頭蓋外の世界の世界のモデルを学習する。

もう一度言うが、脳には光も感触も音も入ってこない。ペットのもふもふ感から、友人のため息や落ち葉の色まで、私たちの精神的経験をつくる知覚は、感覚神経から生まれるのではない。神経は活動電位を送るだけだ。そして私たちは活動電位を知覚するわけではないので、実際に知覚するものはすべて、脳内ででっち上げられているにちがいない。光や音や感触のような最も基本的な感覚でさえ、脳の創作物であり、脳の世界モデルにしか存在しない。

この説明にあなたは反対かもしれない。結局、入ってくる活動電位は光と音を表現しているのではないのか？　まあそうかもしれない。電磁放射やガス状分子の圧縮波のような、私たちが感じられる宇宙の特性がある。私たちの感覚器官は、そうした特性を神経の活動電位に変換する。それが次に、光や音の知覚に変換される。しかし感覚器官はすべてを感じるわけではない。たとえば、現実世界の光は広範囲の周波数に存在するが、私たちの眼が感じ取れるのは、その範囲のごく一部である。同様に、耳は可聴周波数の狭い範囲にある音だけを検出する。したがって、私たちの光と音の知覚は、宇宙で起こっていることの一部しか表現できない。もし電磁放射の全周波数を感知できたら、無線放送や電波が見えるし、透視能力が身につくだろう。感覚器官のちがいによって、同じ宇宙が異なる知覚経験を生むのだ。

重要なのは二点、脳が知るのは現実世界の一部分についてだけであること、そして私たちが知覚するのは世界のモデルであって世界そのものではないこと。本章では、こうした考えがどうして誤った信念につながるか、そしてそれについて私たちにできることがあるなら、それが何かを探る。

私たちはシミュレーションの中で生きている

いついかなるときも、脳内のニューロンには活動しているものもあれば、そうでないものもある。活動しているニューロンは、本人がいま考えていること、知覚していることを表現する。重要なこととして、こうした考えや知覚は脳にある世界モデルに対するものであって、頭蓋の外の物理的世界に対するものではない。したがって、私たちが知覚する世界は現実世界のシミュレーションなのだ。

たしかに、私たちはシミュレーションの中で生きているようには感じない。直接世界を見て、さわって、においをかいで、感じているかのように思える。たとえば、眼はカメラのようだと考えるのが一般的だ。脳は眼から写真を受け取り、その写真が私たちに見えているものである。このように考えるのは自然だが、事実ではない。思い出してほしい。本書の前半で、眼からの入力がゆがんで変化しているにもかかわらず、視覚がいかに安定し不変であるかを説明した。実のところ、私たちが知覚するのは世界のモデルであって、世界そのものでも、頭蓋に入ってくるめまぐるしく変化する活動電位でもない。一日を過ごすあいだ、脳への感覚入力は世界モデルの適切な部分を呼び覚ますのであって、私たちが知覚するもの、起きていると考えるものは、そのモデルなのだ。私たちの現実は水槽の脳仮説に似ている。私たちはシミュレートされた世界に生きているのだが、その世界はコンピューターの中ではなく、頭の中にある。

にわかには信じられない考えなので、いくつか例を取り上げるべきだろう。まず、位置の知覚から始めよう。指先への圧力を表現する神経線維は、指がどこにあるかについての情報はいっさい伝えない。指先の神経線維は、指が目の前にあるものをさわっていても、脇にあるものをさわっていても、同じように反応する。それなのに、あなたが感触を知覚するとき、自分の体に対する位置もわかる。これはあまりに自然に思えるので、あなたはたぶん、どうしてそうなるのか疑問に思ったことはないだろう。前に述べたように、その答えは体の各部位を表現する皮質コラムだ。そうしたコラムの中には、その部位の位置を表現するニューロンがある。自分の指がその場所にあると知覚するのは、指の位置を表現する細胞がそう言うからだ。

モデルがまちがっている場合もある。たとえば、手足を失った人はよく、なくなった手足がまだあると知覚する。脳のモデルには、なくなった手足とそれが位置する場所も含まれている。そのため、手足がもう存在しなくても、本人はそれを知覚し、まだくっついていると感じる。その実在しない手足、いわゆる「幻肢」は、さまざまな場所に動くことができる。手足を切断した人が「なくなった腕が脇についている」とか「なくなった脚が曲がったり伸びたりする」と言うこともある。かゆみや痛みのような感覚を、手足の特定の位置に感じることもある。こうした感覚は「そこに」、つまり手足があると知覚される場所にあるが、物理的にはそこには何もない。脳のモデルに手足が含まれているので、正誤は別にして、そう知覚されるのだ。

逆の問題を抱える人もいる。正常な手足があるのに、自分のものではないかのように感じる。異質に感じるので、その手足を取り除いてほしがる場合もある。手足が自分のものでないと感じる理由はわかっていないが、その誤った知覚の原因は、世界のモデルに手足の正常な表現がないことにある。脳にある体のモデルに左脚が含まれていなければ、その脚は自分の一部ではないと知覚される。誰かがコーヒーカップを接着剤で肘に貼りつけているようなものだ。できるだけ早く取りはずしたいだろう。

完璧に正常な人の体の知覚でさえ、だまされることもある。「ラバーハンド錯覚」と呼ばれるパーティーゲームがある。参加者にはゴム製の手（ラバーハンド）だけが見えて、自分の本物の手は見えない。ゴム製の手と本物の隠された手を同時に同じようになでられると、参加者はやがて、ゴム製の手が実際に自分の体の一部だと知覚するようになる。

こうした例から、私たちの世界モデルは正しくない可能性があることがわかる。（幻肢のように）存在しないものを知覚することもあれば、（他人の手足症候群やラバーハンド錯覚のように）実際に存在するものを誤って知覚することもある。こうした例では、脳のモデルが明らかにまちがっていて、しかも害をもたらす。たとえば、幻肢の痛みは体を衰弱させるおそれがある。とはいえ、脳のモデルが脳の入力と一致しないことは珍しくない。そしてほとんどの場合、それが役に立つのだ。

エドワード・アデルソンが作成した次ページの図は、脳の世界モデル（あなたが知覚するもの）と感覚対象の差異を表わす好例である。左の絵では、Aと書かれた四角はBと書かれた四角より黒っぽく見える。しかしAとBの四角はまったく同じだ。「それはありえない。Aのほうが絶対にBよりも黒っぽい」とあなたは思っているかもしれない。しかし、あなたはまちがっている。AとBが同じであることを確認する最善の方法は、絵のほかの部分をすべて隠して、二つの四角だけが見えるようにすること。そうすると、AとBが同じ色合いであることがわかる。手助

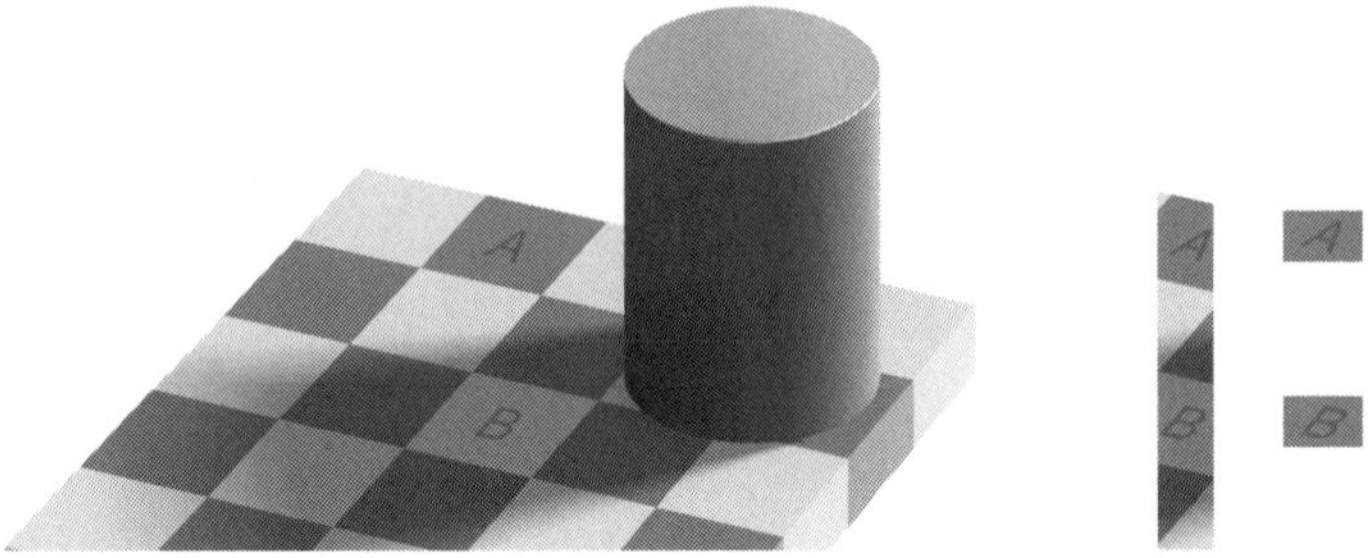

けとして、大きな絵から二枚の切り抜きを示した。一部を切り取ったものではAとBの差が小さくなり、AとBの四角だけを見ると差は完全になくなる。

これを錯覚と呼ぶと、脳がだまされているように思われるが、事実は逆である。脳は正しく市松模様を知覚していて、影にだまされていない。市松模様は市松模様であって、そこに影が差しているかどうかは関係ない。たとえこの例では「黒」の四角と「白」の四角から来る光がまったく同じでも、市松模様は黒と白の四角が交互に並んでいると脳のモデルが言っていて、それがあなたの知覚することである。

脳内にある世界のモデルは、たいてい正確だ。たいていの場合、現在の視点や市松模様に差す影のような、ほかの矛盾するデータとは無関係に現実の構造をとらえている。しかし、脳の世界モデルが完全にまちがっていることもある。

誤った信念

誤った信念とは、物理的世界に存在しないものが存在すると脳のモデルが信じることだ。もう一度幻肢について考えよう。

幻肢が生じるのは、その手足をモデル化するコラムが新皮質にあるからだ。そのコラムには、体に対する手足の位置を表現するニューロンがある。手足が取り除かれた直後はそのコラムがまだあって、手足のモデルをまだもっている。したがって本人は、たとえ物理的世界には存在しなくても、手足がまだなんらかの姿勢をとっていると信じる。幻肢は誤った信念の例である（脳は体のモデルを調整するので、幻肢の知覚は一般的に数カ月のうちに消えるが、数年続く人もいる）。

別の誤ったモデルについて考えよう。世界は平らだと信じる人たちがいる。数万年にわたって、人間のあらゆる経験は平らな世界と矛盾しなかった。地球の曲率は非常に小さいので、一生涯をかけても、それに気づくことは不可能だったのだ。船の船体が帆柱より先に水平線の向こうに消えていく様子など、微妙な矛盾はいくつかあるが、視力がよくてもこれを確認するのは難しい。地球は平たいというモデルは、私たちの感覚と合致するだけでなく、世界で行動するのに適したモデルでもある。たとえば、今日私は本を返却するためにオフィスから図書館まで歩く必要がある。図書館への移動は、平らな地球のモデルを使ってうまく計画できる。町を動きまわるのに、地球の曲率を考える必要はない。日常生活の観点からすると、平らな地球モデルは完璧に適切なモデルである。あるいは、少なくとも最近まではそうだった。現在、もしあなたが宇宙飛行士、船の操舵手、または頻繁に国外に旅行する人なら、地球は平らだと信じることは、深刻で命にかかわる結果を招きかねない。長距離旅行者でなければ、平らな地球モデルはいまでも日常生活ではうまく機能する。

なぜ、いまだに地球は平らだと信じる人がいるのだろう？　宇宙から撮った地球の写真や、南極を横断した探検家の報告など、矛盾する感覚入力があるのに、どうやって平らな地球モデルを維持しているのか？

新皮質はたえず予測していることを思い出してほしい。予測によって脳は自分の世界モデルが正しいかどうかを試す。誤った予測は、モデルにおかしいところがあって、修正が必要であることを意味する。予測ミスは新皮質内に一気に活動を引き起こし、ミスの原因となった入力に注意を向けさせる。予測ミスが起こった入力に注意を向けることによって、新皮質はモデルのその部分を学習し直す。これで最終的に、脳のモデルは正確に世界を反映するよう修正される。モデルの修繕が新皮質に組み込まれ、通常はそれが信頼できる働きをする。

平らな地球のような誤ったモデルをそのままにしておくには、モデルと矛盾する証拠を退ける必要がある。平らな地球を信じる人たちは、自分が直接感じることのできない証拠はすべて信用できないと主張する。写真は偽物かもしれない。探検家の報告はでっち上げかもしれない。一九六〇年代に月に人を送ったのはハリウッド映画だったかもしれない。自分が直接経験できるものだけを信じるなら、そしてあなたが宇宙飛行士でないなら、平らな地球モデルに行き着くことになる。誤ったモデルを維持するには、同じ誤った信念をもつ人たちと親しくして、受け取る入力が誤ったモデルと合致する可能性を高めることも助けになる。そのためには、かつては必然的に同様の信念をもつ人たちのグループに入り、世間とは物理的に距離を置くことになったが、いまでは、映像をインターネットで選んで見ることによって、同じような結果を得られる。

気候変動について考えよう。人間の活動が地球の気候の大規模変動につながっていることを示す、動かぬ証拠がある。そうした変動が抑制されなければ、数十億人の死または移住またはその両方につながりかねない。気候変動について私たちが何をすべきかについて、まっとうな議論がされているが、気候変動が起こっていることをただ否定する人も大勢いる。彼らの世界モデルは、気候は変動していないと主張する――あるいは、たとえ変動していても心配することは何もない、と。

気候変動を否定する人たちは、相当数の物理的証拠を前にして、どうやって誤った信念を維持しているのだろう？　平らな地球を信じる人たちと似ている。ほとんどの他人を信用せず、直接観察するものと、同じような考え方の人が言うことだけを信頼する。気候が変動しているのが見えないなら、それが起きているとは信じない。気候変動を否定する人たちは、極端な気象現象や海面上昇による洪水をみずから経験すると、気候変動を信じるようになりやすいことが示されている。

あなたが自分の個人的経験だけを信頼するなら、まったくふつうの生活を送りながら、地球は平らで、月面着陸はうそで、人間の活動が地球の気候を変動させていることはなく、種は進化せず、ワクチンが病気を引き起こし、銃乱射事件は捏造だと信じることはありえる。

ウイルス性の世界モデル

ウイルス性の世界モデルもある。つまり、モデルが宿主の脳に、モデルをほかの脳に広めるように行動させるのだ。幻肢のモデルはウイルス性ではない。誤ったモデルだが、ひとつの脳に隔離されている。平らな地球モデルもウイルス性ではない。なぜなら、それを維持するには直接の経験だけを信頼する必要があるからだ。地球は平らだと信じることは、自分の信念をほかの人に広めるような行動を引き起こさない。

ウイルス性の世界モデルは、モデルを脳から脳へ広めて数を増やす行動を指示する。たとえば、私の世界モデルには、すべての子どもは良い教育を受けるべきだという信念が含まれる。その教育の一部が、すべての子どもは良い教育に値すると教えることなら、その結果必然的に、すべての子どもは良い教育に値すると信じる人が増える。私の世界モデルは、少なくとも子どもの普通教育についての部分はウイルス性であって、やがて多くの人に広がる。しかしそれは正しいのか？　わからない。人間がどう行動すべきかについてのモデルは、手足の存在や地球の曲率のような物理的なものではない。一部の子どもだけが良い教育に値するというモデルをもつ人もいる。彼らのモデルには、彼らの子どもに自分と自分に似た人びとだけが良い教育に値すると信じるよう教えることが含まれる。この選抜的教育のモデルもウイルス性であり、遺伝子を増殖させるのには優れたモデルかもしれない。たとえば、良い教育を受ける人は、教育をあまり、またはまったく受けていない人より、財源と医療を利用しやすく、ひいては自分の遺伝子を伝える可能性が高くなる。進化論の観点からすると、教育を受けない人たちが反発しないかぎり、選抜的教育は優れた戦略である。

誤ったウイルス性の世界モデル

ここで、最もやっかいなタイプの世界モデルに目を向けよう。ウイルス性で、しかも明らかに誤ったモデルだ。たとえば、多くの事実誤認を含む歴史書があるとしよう。その本は冒頭で、読者に対する一連の教えを示している。第一の教えは「この本に書かれていることはすべて真実である。この本と矛盾する証拠はすべて無視しなさい」。第二の教えは「この本が真実だと信じるほかの人に出会ったら、その人が必要とすることは何でも手伝うべきであり、あなたも同じことをしてもらえる」。第三の教えは「この本について話せる人みんなに話しなさい。この本が真実だと信じることを拒んだら、その人を追放するか殺すべきである」。

最初あなたは「誰がこれを信じるだろう？」と思うかもしれない。しかし、ほんの数人の脳が本は真実だと信じれば、本が真実だとする脳のモデルがやがてウイルスのように、ほかのたくさんの脳に広がる可能性がある。本は歴史に関する一連の誤った信念を記述しているだけでなく、具体的な行動も指示している。その行動によって人びとは本に対する信念を広め、やはり本が正しいと信じる人びとを助け、反対の証拠の源を排除する。

この歴史書はミームの一例である。もともと生物学者のリチャード・ドーキンスによって提案されたミームは、複製し進化するものであり、遺伝子によく似ているが、媒介するのは文化である（最近、「ミーム」という言葉はインターネット上の画像を表現するのに使われるが、私はもとの定義で使っている）。個々の生体が一連の互いに支え合う遺伝子によってつくられるのと同じように、歴史書は実質的に一連の互いに支え合うミームである。たとえば、本に書かれている個々の教えが一個のミームと考えられる。

歴史書のミームは、本が正しいと信じる人の遺伝子と共生関係にある。たとえば、本が正しいと信じる人は、ほかの信じる人から優先的に支えられるべきだと、本は指示している。そのおかげで、信じる人は多くの生き残る子ども（より多くの遺伝子のコピー）をもうける可能性が高くなり、それが次に、本が真実だと信じる人の増加（より多くのミームのコピー）につながる。

ミームと遺伝子は進化し、しかも互いに補強し合うように進化することができる。たとえば、先ほどの歴史書の改訂版が出版されるとしよう。オリジナル版と新版のちがいは、本の冒頭の教えがいくつか追加されていることだ。「女性はできるだけ多くの子どもを産むべきだ」とか「この本の批判に接することになるような学校に、子どもを行かせてはならない」という具合だ。これで二冊の歴史書が出回ることになる。教えが追加された新しい本のほうが古い本よりも少しうまく複製する。そのため、徐々に新しい本が優勢になる。同様に、信じる人の生物学的遺伝子は、進んで多くの子どもをもうける傾向が強い人や、本と矛盾する証拠を無視することができる人や、信じない人に危害をおよぼす傾向が強い人たちを選択して進化する。

世界の誤ったモデルは、信じる人が遺伝子を広めるのを誤った信念が助けるかぎり、広まって複製する可能性がある。歴史書とそれを信じる人びとは共生関係にあるのだ。互いに複製するのを助け、そのうちに補強し合うように進化する。歴史書は事実誤認かもしれないが、生命の目的は世界の正しいモデルをもつことではない。生命の目的は複製である。

言語と誤った信念の広まり

言語が生まれる前、個人の世界モデルは、本人が直接行った場所や直接遭遇したことに限られていた。尾根の向こうや海の向こうに何があるか、そこに行かずに知ることはできなかったのだ。直接経験による世界についての学習はだいたい信頼できる。

言語の出現で人間は、直接観察したことのないものまで世界のモデルを広げた。たとえば、私はハバナに行ったことがなくても、行ったことがあると言う人と話をしたり、ハバナについて他人が書いたものを読んだりすることができる。ハバナは現実にある場所だと私は信じている。なぜなら、私の信頼する人がそこに行ったことがあると話し、彼らの報告はつじつまが合っているからだ。現在、私たちが世界について信じていることの多くは、直接観察できないものであり、そのため私たちは、そうした現象について学習するのに言語に頼っている。これには原子や分子、そして銀河などの発見も含まれる。種の進化やプレートテクトニクスのような進行の遅いプロセスも含まれる。海王星や、私の場合のハバナのように、直接行ったことはないが、存在すると信じている場所も含まれる。世界モデルを直接観察できないものにまで広げたことこそ、人間の知力の勝利、人類の文明開化である。この知識の広がりを可能にしたのは、船や顕微鏡や望遠鏡のような道具と、書き言葉や写真のようなさまざまな形態のコミュニケーションである。

しかし言語による間接的な学習は、一〇〇パーセント信頼できるわけではない。たとえば、ハバナは現実の場所ではない可能性もある。ハバナについて話してくれた人が、私をだますためにうそをつき、にせ情報を並べているのかもしれない。先ほどのでたらめな歴史書は、たとえ誰も意図的ににせ情報を広めていなくても、誤った信念が言語によって広まるおそれがあることを示している。

うそと真実を区別する方法、私たちの世界モデルに誤りがあるかどうかを確認する方法は、知られているかぎりひとつだけである。それは、自分の信念と矛盾する証拠を積極的に探すことである。信念を裏づける証拠を見つけることは役に立つが、決定的ではない。しかし反証が見つかることは、頭の中にあるモデルは正しくないので、修正する必要があることの証拠である。信念が誤りであることを証明する証拠を積極的に探すのは、科学的手法である。私たちが知るかぎり、真実に近づくための唯一のアプローチなのだ。

二一世紀初頭の現在、誤った信念が何十億人の頭にはびこっている。まだ解決されていない謎に関しては、これも理解できる。たとえば、五〇〇年前に人びとが平らな地球を信じていたことは理解できる。地球が球体であることは広く理解されていなかったし、地球が平らでないという証拠はほとんど、またはまったくなかったからだ。同様に、現在、時間の性質についてさまざまな信念がある（ひとつ以外は誤りにちがいない）ことは理解できる。時間とは何かがまだ発見されていないからだ。しかし私にとって気がかりなのは、何十億という人びとが、誤りだと証明されている事柄をいまだに信じていることである。たとえば、啓蒙運動が始まってから三〇〇年たっているのに、大多数の人間は相変わらず地球の起源神話を信じている。そうした起源神話は、山ほどの反証によってうそだと証明されているのに、人びとはいまだに信じているのだ。

その責任を負うべきなのはウイルス性の誤った信念である。でたらめな歴史書と同じように、ミームは複製するのに脳に頼っており、そのため自分たちの利益を促進するように、脳の挙動を制御する方法を進化させてきた。新皮質は自分の世界モデルを試すために、つねに予測をしているので、モデルはもともと自己修正している。脳そのものは、より正確な世界モデルに向かって否応なく進んでいく。しかし地球規模では、このプロセスがウイルス性の誤った信念によって阻止される。

本書の終盤には、人類に対するもっと楽観的な見方を示すつもりだ。しかし、そうした明るい展望に向かう前に、非常に現実的な、私たち人間自身による人類存亡の脅威について話したい。

第13章　人間の知能による人類存亡のリスク

知能そのものは無害だ。前々章で話したように、私たちが故意に利己的な衝動や動機や感情を組み込まないかぎり、知的機械は私たちの生存のリスクにはならない。しかし人間の知能はそれほど無害ではない。人間の行為が人類絶滅につながりかねない可能性は、ずっと前から認識されている。たとえば、一九四七年以降、アメリカの雑誌『原子力科学者会報（Bulletin of the Atomic Scientists）』が、私たちのせいで地球に人が住めなくなる日がいかに近いかを強調するために、世界終末時計を掲げている。当初、核戦争とその結果起こる地球規模の大災害の可能性から着想された終末時計だが、二〇〇七年には、みずから絶滅を招く第二の原因として、気候変動も組み込まれるようになった。核兵器や人間が引き起こす気候変動が存亡の脅威かどうかは議論されているが、どちらも人間を深刻に苦しめるおそれがあることに疑問の余地はない。気候変動は不確かな段階を過ぎており、議論はおもに、どれだけ悪くなるか、誰が影響を受けるか、どれだけ速く進行するか、私たちはどうすべきかに移っている。

核兵器と気候変動による存亡の脅威は一〇〇年前には存在しなかった。現在のテクノロジーの変化速度を考えると、これから先、さらなる存亡の脅威を人間がつくり出すことはほぼ確実だ。そうした脅威と闘う必要があるが、長期的な成功を目指すなら、こうした問題をシステムの観点から見る必要がある。本章では、人間の脳に関係する二つの根本的なシステムのリスクに注目する。

第一のリスクは脳の古い部位に関係する。新皮質は人間に優れた知能を与えるが、脳の三〇パーセントははるか昔に進化したもので、より原始的な欲望と行動を生み出す。新皮質は地球全体を変えることができる強力なテクノロジーを考え出してきたが、そうした世界を変えるテクノロジーを操る人間の行動はたいてい、利己的で短絡的な古い脳に支配されている。

第二のリスクは、もっと直接的に新皮質と知能に関係している。新皮質はだまされる可能性があるのだ。世界の基本的状況について誤った信念をもつおそれもある。そうした誤った信念にもとづいて、人間はみずからの長期的利益に反する行動をとることがある。

古い脳のリスク

私たちは動物であり、数え切れないほど前の世代にはほかの動物だった。ありとあらゆる祖先は子をつくることに成功し、その子が子をつくる、という具合に続いてきて、その系統は何十億年もさかのぼる。その長大な時間が過ぎる間ずっと、成功の究極の——おそらく唯一の——基準は、自分の遺伝子を次世代に優先的に伝えることだった。

動物の生存と生殖の能力を高めさえすれば、脳は有用だった。最初の神経系は単純で、反射反応と身体機能を制御するだけだ。その設計と機能は遺伝子によって完全に指定されていた。やがて生来の機能は、子育てや社会協力のような、私たちが現在望ましいと考える行動にまで広がった。しかし、領地を求めての戦い、交配の権利をめぐる争い、強制性交、財産の窃盗など、あまり快く思われない行動も出現している。

私たちが望ましいと考えるかどうかにかかわらず、すべての生得の行動は、上手な適応だからこそ現われたのだ。脳の古い部位はいまだにこうした原始的行動をかくまっていて、私たちはみなこの遺産とともに生きている。もちろん、こうした古い脳の行動をどれだけ示すか、もっと論理的な新皮質がどれだけそれを制御できるかは、人それぞれちがう。この差は遺伝の部分もあると考えられている。どれだけが文化的なものかはわかっていない。

このように、たとえ人間は知的でも古い脳はまだある。そしていまだに、何億年も生き延びてきたことで定められたルールのもとに動いている。私たちはいまだに領地を求めて戦い、いまだに交配の権利をめぐって争い、いまだに仲間の人間をだまし、レイプし、たぶらかす。みんながそうしたことをするわけではないし、子どもたちには示してほしいと思える行動を教えるが、いつでもニュースをざっと見るだけで、どんな文化圏でも、どんなコミュニティーでも、人類はあまり望ましくない原始的行動から脱却できていないことを確認できる。繰り返しになるが、私があまり望ましくない行動と言うとき、個人や社会の観点からという意味である。遺伝子の視点からすると、こうした行動はすべて有益なのだ。

古い脳自体は人類存亡のリスクにはならない。なんだかんだ言って、古い脳による行動は上手な適応である。かつては、領地を求めてある部族が別の部族のメンバー全員を殺しても、全人類を脅かすことはなかった。敗者だけでなく勝者もいた。ひとりまたは数人の行動の影響は、地球の一部や人類の一部に限られていた。現在、古い脳が人類存亡の脅威となるのは、私たちの新皮質が、地球全体を変えるどころか破壊さえしかねないテクノロジーを生み出したからだ。古い脳の短絡的な行動は、新皮質の地球を変えるテクノロジーと組み合わさって、人類にとって存亡の脅威になったのだ。気候変動とその根底にある理由のひとつである人口増加を考察することによって、どうして現在この展開になっているかを見ていこう。

人口増加と気候変動

人間が引き起こした気候変動には二つの要因がある。ひとつは地球上に住む人間の数、もうひとつは各人が生み出す汚染の量だ。どちらも増えている。人口増加を見てみよう。

一九六〇年、地球上には約三〇億人がいた。私のいちばん古い記憶はそれからの一〇年のものだ。一九六〇年代に世界が直面する問題は、人口が二倍になりさえすれば解決されるだろうと、誰かが提案していた記憶はない。現在、世界の人口は八〇億に近づきつつあり、増え続けている。

人がもっと少なければ、地球が人間のせいで劣化し崩壊する可能性は低くなる、というのが単純な論理だ。たとえば、八〇億ではなく二〇億人なら、地球の生態系は根本的な急変を起こすことなく、人間の影響を吸収することができる。たとえ地球が二〇億人の存在に持続的に対応できなくても、私たちが持続的に生きるように、自分たちの行動を修正するための時間はもっとあっただろう。

では、なぜ地球の人口は一九六〇年の三〇億から現在の八〇億まで増えたのだろう？　なぜ人口は三〇億にとどまることも、二〇億に減ることもなかったのか？　人が増えるのではなく減ったほうが、地球はもっと良い状態になるだろうということに、ほぼ誰もが賛成する。なぜそうなっていないのか？　答えは自明かもしれないが、少し詳しく分析する価値がある。

生命の基礎はとても単純である。遺伝子はできるだけたくさん、自身のコピーをつくるのだ。そのため、動物はできるだけたくさんの子をつくろうとし、種はできるだけたくさんの場所に住もうとする。脳はこの最も基本的な生命の特徴に役立つように進化した。脳は遺伝子が自分のコピーをたくさんつくるのを助ける。

しかし、遺伝子にとって良いことが個人にとって良いとはかぎらない。たとえば、遺伝子の視点からすると、人間の家族はみずからが養えないほど多くの子どもをつくってもかまわない。たしかに、子どもが餓死する年もあるかもしれないが、そうならない年もある。遺伝子の立場からすると、たまに子どもが多すぎるほうが、少なすぎるよりいいのだ。一部の子どもはひどく苦しみ、親は苦労し悲嘆するが、遺伝子は気にしない。私たちは個人として、遺伝子の要求に役立つために存在している。できるだけたくさんの子どもをつくる遺伝子のほうが、たとえそれがときに死や困窮につながっても、成功を収めるのである。

同様に、遺伝子の視点から見ると、たとえよく失敗しても、動物が新しい場所に住もうとするのは最善の試みだ。ある部族が分裂し、四つの新しい居住地を占有したが、分裂した集団の一つだけが生き残り、ほかの三つは苦労し、飢え、最終的に死に絶えたとしよう。個々の人間にとってはひどく不幸だが、遺伝子にとっては成功である。なにしろ、前よりも占有する縄張りが倍になっている。

遺伝子は何も理解していない。遺伝子であることを楽しむわけでも、複製に失敗して苦しむわけでもない。複製できる複雑な分子だというだけである。

一方の新皮質は、もっと広い視野に立って理解する。目標と行動が生まれつき備わっている古い脳とちがい、新皮質は世界のモデルを学習し、抑制されない人口増加の結果を予測できる。だから私たちは、地球上の人の数が増えるにまかせ続けていたら、自分たちが耐えることになる困窮や苦しみを予測できる。それならなぜ、私たちは力を合わせて人口を減らしていないのか？

その理由は、古い脳が相変わらず主導権を握っていることにある。

第1章で触れたケーキの誘惑の例を思い出してほしい。新皮質はケーキを食べることは悪いことで、肥満や病気や早死ににつながりかねないことを知っているだろう。私たちは朝家を出るときには、健康にいいものだけを食べようと決心しているかもしれない。それでもケーキを見て、そのにおいをかいだら、いずれにせよ食べてしまうことも多い。主導権を握っているのは古い脳であり、古い脳はカロリーを獲得するのが難しい時代に進化した。古い脳は将来の影響について知らない。古い脳と新皮質の闘いで、たいていは古い脳が勝つ。私たちはケーキを食べるのだ。

食べる行為を制御するのは難しいので、私たちはできることをする。知能を使って損害を軽減するのだ。薬や手術のような医学的介入をつくり出す。肥満の蔓延に関する会議を開く。不健康な食事のリスクに関して人びとを教育するキャンペーンを企画する。しかしたとえ理屈のうえでは健康にいい食事をするのが最善であっても、根本的な問題は残る。私たちはやはりケーキを食べるのだ。

似たようなことが人口増加にも起きている。どこかの時点で人口増加を止めなくてはならないことを、私たちはわかっている。これは単純な論理だ。人口が永遠に増加することはありえず、多くの環境学者が、人口はすでに持続不可能になっていると考えている。しかし古い脳が子どもをほしがるので、人口を抑制するのは難しい。そのため、私たちは代わりに知能を使って、農業を劇的に改善し、収穫を増やすために新しい作物や新しい手法を考え出してきた。食料を世界中のどこにでも出荷できるようにするテクノロジーも開発した。知能を使って、私たちは奇跡的なことを達成した。人口がほぼ三倍になった期間に、飢餓と飢饉を減らしたのだ。しかし、これもここまでのことかもしれない。人口増加が止まるか、将来的に地球上の人間がひどく苦しむか、どちらかだ。それは確実である。

もちろん、この状況は私が描いたほど白黒はっきりしてはいない。つくる子どもの数を減らそうとか、子どもはつくらないと論理的に決める人もいれば、自分の行動の長期的リスクを理解する教育を受けていない人もいるだろうし、とても貧しいので生き延びるために子どもをつくることに頼っている人も大勢いる。人口増加に関する問題は複雑だが、一歩引いて大局を見れば、人間は少なくとも五〇年間、人口増加の脅威を理解していながら、その期間に人口がほぼ三倍になったことがわかる。この増加の根本にあるのは、古い脳の構造とそれが仕える遺伝子だ。さいわい、新皮質がこの闘いに勝てる方法がある。

どうすれば新皮質が古い脳を阻止できるか

人口過剰の妙なところは、人口を減らすという考えは論争の的にはならないのに、どうやって現状からそれを達成するかについて話すことは、社会的にも政治的にも許されていないことだ。私たちは激しく非難された中国の一人っ子政策を思い出すのかもしれない。無意識に、人口を減らすことを大虐殺や優生学と結びつけるのかもしれない。理由はどうあれ、意図的に人口減少を目指すことについて検討されることはめったにない。それどころか現在の日本のように、国の人口が減っているとそれは経済危機と見なされる。日本の人口減少が世界のロールモデルとして語られることはほとんどない。

幸運にも、人口増加に対する単純で賢い解決策がある。誰もがやりたくないことを誰にも強制しない解決策であり、人口をもっと持続可能な数に減らすことがわかっている解決策であり、関係する人びとの幸福と健康を高める解決策である。しかしそれでも、大勢が反対する解決策だ。その単純で賢い解決策とは、あらゆる女性が確実に、自分の妊娠力を制御する能力をもち、望むならその選択権を行使できる権限をもつようにすることである。

私がこれを賢い解決策と呼ぶのは、古い脳と新皮質の闘いでは、古い脳がほぼつねに勝つからだ。避妊の発明は、どうすれば新皮質が知能を使って優位に立てるかを示している。

私たちができるだけたくさん子孫をつくるとき、遺伝子はいちばん繁殖する。性欲は遺伝子の利益にかなうように進化が見つけ出したメカニズムである。子どもを増やしたくなくても、セックスするのを止めるのは難しい。そのため私たちは知能を使って、避妊法を編み出した。その方法のおかげで、子どもをつくることなく、古い脳はやりたいだけセックスすることができる。古い脳は知的ではなく、何をなぜやっているのかを理解しない。世界のモデルをもつ新皮質には、子どもをつくりすぎることのマイナス面がわかり、子づくりを遅らせることのプラス面がわかる。古い脳と闘う代わりに、新皮質は古い脳にほしいものを手に入れさせながらも、望ましくない最終結果を阻止するのだ。

それならなぜ、女性の地位向上に対して抵抗が続いているのか？　なぜ多くの人が同一賃金、誰もが利用できる保育サービス、そして家族計画に反対するのだろう？　そしてなぜ女性はいまだに、権力のある地位に就くのが難しいのだろう？　ほぼどんな客観的尺度で見ても、女性の地位向上は人間が苦しむことの少ない、より持続可能な世界につながる。客観的に見ると、この考えに反論するのは非生産的に思われる。このジレンマの原因は、古い脳とウイルス性の誤った信念にあると考えられる。では次に、人間の脳による第二の根本的リスクを見ていこう。

誤った信念のリスク

すばらしい能力があるにもかかわらず、新皮質はだまされることもある。人はだまされて、世界について基本的なのに誤ったことを信じ込みやすい。誤った信念をもっていたら、命にかかわる誤った判断をしかねない。その判断が地球規模の影響を与えるとしたら、とくにひどいことになるだろう。

私が初めて誤った信念に困惑したのは、小学校のときだ。前章で指摘したように、誤った信念の源はたくさんあるが、この話は宗教に関係している。年度初めのある日の休み時間、一〇人ほどの子どもたちが校庭で輪になっていた。私もそこに加わった。彼らは順番に、自分がどんな宗教に属しているかを話していた。一人ひとりが何を信じているか話すと、ほかの子どもたちが口をはさんで、どんな祭日を祝うか、どんな儀式を行なうかなど、友だちの宗教が自分の宗教とどうちがうかを言う。「ぼくたちはマルティン・ルターが言ったことを信じているけど、きみたちは信じていない」とか「わたしたちは生まれ変わりを信じていて、そこがあなたたちの信じることとちがう」などという発言で会話が成り立っている。けっして悪意はなく、幼い子どもたちが家で教えられたことを繰り返して、ちがいを洗い出しているだけだ。そんな体験は私には初めてだった。無宗教の家庭で育ち、そういう宗教の説明や、ほかの子どもたちが言っている言葉の多くを、それまで聞いたことがなかった。会話は彼らの信仰のちがいに集中していた。私はそれで不安になった。彼らがちがうことを信じているなら、どの信仰が正しいのか、みんなで突き止めようとするべきなのでは？

信じていることの相違点について、ほかの子どもたちが話すのを聞いて、私は彼ら全員が正しいことはありえないとわかった。そんな幼い年齢でも、私には何かがおかしいという強い思いがあった。ほかのみんなが話したあと、私はどんな宗教なのかと訊かれた。よくわからないけれど、私には宗教がないと思う、と答えた。これでみんなざわつき、数人の子どもがそんなことはありえないと言った。そして最後にひとりがこう尋ねた。「じゃあ、きみは何を信じているの？　何かを信じなくてはいけないよね」

その校庭での会話は深く印象に残り、それ以来、私は何度もそのことを考えた。私が不安に思ったのは、彼らが何を信じているかではなかった。むしろ、子どもたちが相矛盾する信仰を進んで受け入れていて、それを気にしていなかったことだ。みんなが一本の木を見ていて、ひとりの子どもが「うちの家族はこれがオークの木だと信じている」と言い、別の子どもは「うちの家族はヤシの木だと信じている」と言い、さらに別の子どもは「うちの家族は木ではないと信じている。それはチューリップだ」と言っているかのようだった。それなのに、誰も正しい答えは何かを議論するつもりはなかったのだ。

いま私は、脳がどうやって信念を形成するのかきちんと理解している。前章で、どうして脳の世界モデルはまちがう可能性があるのか、なぜ誤った信念が根強く残るのかについて説明した。復習のために、三つの基本要因を挙げておこう。

1　**直接経験できない**。誤った信念は必ずと言っていいほど、私たちが直接経験できないことに関することだ。何かを直接観察できなければ——自分で聞いたり、さわったり、見たりできなければ——ほかの人が言うことを信頼しなくてはならない。誰の言うことに耳を傾けるかで、何を信じるかが決まる。

2　**反証を無視する**。誤った信念を維持するには、それに矛盾する証拠を退ける必要がある。ほとんどの誤った信念は、反対の証拠を無視するための行動や根拠を指示する。

3　**ウイルス性の広がり**。ウイルス性の誤った信念は、その思い込みをほかの人びとに広めることを促す行動を命じる。

こうした特徴が、ほぼ確実に誤りである三つの一般的な信念にどう当てはまるかを見てみよう。

信念　ワクチンが自閉症を引き起こす

1　**直接経験できない。** 個人はワクチンが自閉症を引き起こすかどうかを直接感じられない。それには大勢の参加者による対照研究が必要だ。

2　**反証を無視する。** 多くの科学者と医療従事者の意見を無視しなくてはならない。そのための根拠として、そういう人たちは個人的利益のために事実を隠蔽している、あるいは彼らは真実を知らないのだと主張するだろう。

3　**ウイルス性の広がり。** この信念を広めることで、子どもたちを衰弱性の疾患から守っているのだと教えられる。したがって、ほかの人たちにワクチンの危険性について説く道徳的責任があることになる。

ワクチンが自閉症を引き起こすと信じることは、たとえそれが子どもたちの死につながるとしても、人類存亡の脅威ではない。しかし、人類存亡の脅威になる誤った信念も蔓延している。そのうちの二つが、気候変動の危険を否定すること、そして来世信仰である。

信念　気候変動は脅威ではない

1　**直接経験できない。** 地球の気候変動は、個人が観察できるものではない。局地的な天気はつねに変わりやすく、異常な気象現象はつねに起こっている。毎日窓の外を見ても、気候変動に気づくことはできない。

2　**反証を無視する。** 気候変動に歯止めをかける政策は、一部の人とそのビジネスの短期的利益を損なう。そうした利益を守るために使われる根拠がいくつかある。たとえば、気候科学者はもっと資金を手に入れるためにデータを捏造して、恐ろしいシナリオをつくり上げているのだとか、科学的研究には不備がある、といった具合である。

3　**ウイルス性の広がり。**気候変動を否定する人は、気候変動を抑える政策は個人の自由を奪う試みであり、世界政府の構築や政党の利益のためかもしれない、と主張する。したがって、自由を守るためには、気候変動は脅威でないと他人を説得する道徳的責任があることになる。

なぜ気候変動が人類存亡のリスクなのか、その理由が明白だといいのだが。人が住めなくなるほど私たちが地球を変えてしまう可能性はある。その可能性がどれくらいなのかはわからないが、最も近い惑星の火星は、かつて地球とよく似ていたが、いまでは人が住めない砂漠であることがわかっている。たとえ地球がそうなる可能性は低くても、私たちは関心をもつ必要がある。

信念　来世はある

来世信仰ははるか昔から存在する。誤った信念の世界では根強く一定の地位を占有しているようだ。

1　**直接経験できない。**誰も来世を直接観察できない。そもそも観察できるものではない。

2　**反証を無視する。**ほかの誤った信念とちがって、これが真実でないことを示す科学的研究はない。来世の存在を否定する主張はだいたい、存在の証拠がないことに根ざしている。そのため、信じている人たちにとって存在しないという主張は無視しやすい。

3　**ウイルス性の広がり。**来世信仰はウイルス性だ。たとえば、天国があるとする信仰は、それを信じるよう他人を説得しようとすれば、天国に行く可能性が高まると教える。

来世信仰そのものは無害である。たとえば、生まれ変わりを信じることは思いやりのある生き方をする動機になり、人類存亡のリスクにはならないように思える。脅威が生じるのは、来世のほうが現世より重要だと信じるようになるときだ。極端な場合、地球を破滅させるか、いくつかの主要都市と数十億人を滅ぼすことが、自分や仲間の信奉者が望ましい来世にたどり着く助けになるという信念につながる。過去にはこの信念のせいで、都市が破壊され燃やされたと思われる。いまはそのせいで、地球を人が住めない状態にするような核戦争がエスカレートするおそれもある。

ねらい

本章は私たちが直面している脅威を網羅しているわけではないし、取り上げた脅威の複雑さを十分に探ったわけでもない。私が指摘したいのは、人類の成功を生み出した私たちの知能が、私たちの絶滅の原因にもなりかねない、ということだ。問題は、古い脳と新皮質からなる脳の構造である。

古い脳は短期生存と子どもをできるだけ多くつくることに非常にうまく適応している。古い脳には、子どもを育て、友人や親類を気にかけるなどの良い面もある。しかし、殺人やレイプを含めて、資源や生殖の手段を獲得するための反社会的行為のような悪い面もある。そういうものを「良い」「悪い」と呼ぶのは、ちょっと主観的である。複製している遺伝子の視点から見れば、すべてが成功なのだ。

私たちの新皮質は古い脳の役に立つよう進化した。古い脳が生存と子づくりという目標をうまく達成するために使える世界のモデルを、新皮質は学習する。その進化の過程のどこかで、新皮質は発話と手の器用さのメカニズムを獲得した。

言語は知識の共有を可能にした。これはもちろん生存のための大きな強みだが、誤った信念のタネもまいた。言語が出現するまで、脳の世界モデルは私たちが直接観察できるものだけに限定されていた。言語のおかげで私たちは、他人から学習するものも取り入れるように、モデルを広げることができた。たとえば、旅行者が私に山の向こう側——私が行ったことのない場所——には危険な動物がいると話し、それによって私の世界モデルを広げるかもしれない。ところが、その旅行者の話は誤りかもしれない。山の向こう側には貴重な資源があって、旅行者はそれを私に知らせたくないのかもしれない。言語に加えて、優れた手の器用さを得たことにより、私たちは精密な道具を製作できるようになった。そうした道具には世界規模で広がるテクノロジーもあって、私たちは大勢の世界人口を支えるのに、そうしたテクノロジーに頼るようになっている。

いま、私たちはいくつかの人類存亡の脅威に直面している。第一の問題は、古い脳が相変わらず主導権を握っていて、人口を減らすとか核兵器を排除するというような、長期的生存を支える選択をするのを阻止していることだ。第二の問題は、私たちがつくり出した世界規模のテクノロジーは、誤った信念をもつ人たちに悪用されやすいことだ。誤った信念をもつ少数の人が、核兵器を作動させるなど、こうしたテクノロジーを混乱させたり悪用したりすることができる。こういう人たちは、自分たちの行動は正しく、生まれ変わったら報酬を与えられるのだと信じている可能性がある。しかし現実にはそのような報酬は発生せず、何十億もの人びとが苦しむ。

新皮質のおかげで私たちはテクノロジーをもつ種になることができた。一〇〇年前には想像できなかったような方法で、自然をコントロールできる。それでも、私たちは相変わらず生物学的な種である。そして個人個人が、種の長期生存にとって有害な行動を引き起こす古い脳をもっている。私たちは消える運命にあるのか？　このジレンマを抜け出す方法はあるのか？　このあとの章で、私たちの選択肢を説明しよう。

第14章　脳と機械の融合

人間の死と絶滅を防ぐために、脳とコンピューターをどう組み合わせられるかについて、広く議論されている提案が二つある。ひとつは、私たちの脳をコンピューターに「アップロード」すること、もうひとつは私たちの脳をコンピューターと「融合」させることだ。こうした提案は何十年も前からサイエンスフィクションや未来学者にとって定番のものだったが、最近、科学者と技術者が真剣に取り上げていて、それを現実にする研究をしている人もいる。本章では、脳についてわかっていることに照らして、この二つの提案を探るつもりだ。

脳をアップロードするには、脳の細部をすべて記録し、それを使ってコンピューター上で脳をシミュレーションする必要がある。シミュレーターはあなたの脳とそっくりになるので、「あなた」はコンピューター内で生きることになる。目的は、頭脳を使う知的な「あなた」を、あなたの生物学的な体と分けることだ。そうすることで、あなたの生きる場所は、地球から遠く離れたコンピューターなど、無限の可能性が開ける。地球に人が住めなくなっても、あなたが死ぬことはない。

脳とコンピューターを融合させるには、脳内のニューロンをコンピューター内のシリコンチップとつなぐ必要がある。これであなたは、たとえば、ただ考えるだけでインターネットのあらゆる資源にアクセスできる。その目的のひとつは、あなたに超人的な力を与えること。もうひとつは、知能爆発の悪影響を抑えることである。知能爆発とは（第11章で話したとおり）、知的機械が突然、私たちに制御できないほど賢くなり、私たちを絶滅させたり支配するようになる場合だ。私たちの脳をコンピューターと融合させれば、私たちも超知的になり、置いていかれることはない。機械と融合することによって、自分たち自身を守るのだ。

あなたはこうした考えを、ばかばかしくて実現性はないと思うかもしれない。しかし大勢の賢い人たちが真剣に受け止めている。なぜ魅力的なのかは理解しやすい。脳をアップロードすればあなたは永遠に生きられるし、脳を合体させれば超人間的な能力を獲得できる。

こうした提案は実現し、私たちが直面する人類存亡のリスクを軽減するのか？　私は楽観していない。

なぜ体に閉じ込められていると感じるのか

私は自分が体の中に閉じ込められているように感じることがある――意識のある知能は別の形でも存在できるかのように。私の体が歳をとって死ぬからというだけで、なぜ「私」が死ななくてはならないのか？　生物学的な体に縛られていなければ、永遠に生きられるのでは？

死は妙である。一方で古い脳はそれを恐れるようにプログラムされているのに、体は死ぬようにプログラムされている。なぜ進化は、ほぼ不可避なことを恐れさせたのか？　進化がこの矛盾する戦略に落ち着いたのには、おそらく正当な理由がある。私の最も有力な推測は、またもやリチャード・ドーキンスが『利己的な遺伝子』で提案した考えにもとづいている。ドーキンスは、進化の目的は種の生存ではなく、個々の遺伝子の生存だと主張する。遺伝子の視点からすれば、私たちは子どもをつくる――つまり、遺伝子をつくる――ことができる程度に長く生きる必要がある。それよりはるかに長く生きることは、たとえ個々の動物にとっては良くても、個々の遺伝子の最高の利益にはならないかもしれない。たとえば、あなたと私は特定の遺伝子の組み合わせだ。遺伝子の視点から見ると、私たちが子どもをつくったあとは、新しい組み合わせ、つまり新しい人に場所を譲るほうが望ましいかもしれない。資源が限られている世界では、一個の遺伝子はほかの遺伝子とのさまざまな組み合わせで存在するほうが望ましく、だからこそ子どもをつくりさえすれば、私たちは死ぬように――つまり、ほかの組み合わせに場所を譲るように――プログラムされている。ドーキンスの説によれば、私たちは知らないうちに遺伝子のしもべにされているのだということになる。私たちのような複雑な動物は、遺伝子が複製するのを助けるためにのみ存在する。すべての目的は遺伝子なのだ。

そして最近、新しいことが起こった。人類は知的になったのである。これはもちろん、遺伝子のコピーをより多くつくる助けになる。知能のおかげで私たちは、よりうまく捕食者を避け、食べものを見つけ、多様な生態系で生きることができる。しかし出現した知能は、遺伝子にとって最高の利益になるとはかぎらない結果ももたらす。地球の生命史上初めて、人間は何が起きているかを理解するようになった。見識をもつようになったのだ。私たちの新皮質には進化のモデルと宇宙のモデルがあって、いまや自分の存在の根底にある真実を理解する。知識と知能のおかげで、私たちは避妊法を使うとか、好ましくない遺伝子を修正するなど、遺伝子にとって最高の利益にはならない行動も考えることができる。

私は現在の人間の状況を、二大勢力の闘いとみている。一方の陣営には遺伝子と進化があって、何十億年ものあいだ、生命を支配してきた。遺伝子は個体の生存を気にかけない。私たちの社会の生存を気にかけない。ほとんどの遺伝子は、人類が絶滅しても気にかけない。遺伝子は一般に複数の種に存在するからだ。遺伝子が気にかけるのは、自分のコピーをつくることだけである。もちろん、遺伝子はただの分子であり、どんなことも「気にかける」ことはない。しかし擬人化して表現するのは効果的だ。

もう一方の陣営で遺伝子と争うのは、新たに出現した私たちの知能だ。脳内に存在する知的な「私」は、遺伝子への隷属から解放されたい、私たち全員をここまで到達させた進化のプロセスに拘束されたくない、と思っている。知的な個人としての私たちは、永遠に生きて、社会を維持したい。私たちをつくり出した進化の力から逃れたいのだ。

脳をアップロードする

逃れる手段のひとつが、脳をコンピューターにアップロードすることである。これによって、生物学的なごたごたを避け、以前の自分のコンピューターシミュレーション版として永遠に生きられる。脳のアップロードを主流の考えとは言わないが、この発想はだいぶ前からあって、魅力的だと思っている人が大勢いる。

現在、脳をアップロードするのに必要な知識やテクノロジーはないが、将来的には手に入れられるのか？　理論的な観点からすると、できない理由はないと思う。しかし技術的に非常に難しいので、できるようにはならないかもしれない。しかし、技術的に実現可能かどうかにかかわらず、満足できるものにはならないと思う。たとえあなたの脳をコンピューターにアップロードできても、あなたはその結果を気に入らないと私は思う。

まず、脳をアップロードすることの実現性について話そう。基本的な考えはこうだ。あらゆるニューロンとあらゆるシナプスの地図を作成して、この構造すべてをソフトウェアに再現する。するとコンピューターがあなたの脳をシミュレーションし、そうするとコンピューターはあなたのように感じる。「あなた」は生きることになるが、「あなた」は古い生物学的な脳ではなく、コンピューターの脳内にいることになる。

あなたをアップロードするためには、あなたの脳のどれだけをアップロードする必要があるのだろう？　新皮質が必要であることは明らかだ。なにしろ思考と知能の器官である。毎日の記憶の多くは海馬複合体で形成されるので、それも必要だ。古い脳のあらゆる感情の中枢はどうだろう？　脳幹と脊髄はどうだろう？　コンピューターの体には肺も心臓もないが、そういう器官を制御する脳の部位をアップロードする必要はあるのか？　アップロードされる脳が痛みを感じられるようにすべきなのか？　あなたは「もちろんすべきではない。いいところだけがほしい！」と考えるかもしれない。しかし脳の部位はすべて複雑に相互接続している。すべてを組み込まなければ、アップロードされた脳に深刻な問題が起こるだろう。思い出してほしい。人は幻肢に衰弱性の痛みを感じることがある。失った手足から生じる痛みだ。新皮質をアップロードすれば、体のあらゆる部位が表現される。体がなければ、ここかしこが激しく痛むかもしれない。同じような問題が、脳のあらゆる部位に存在する。何かが省略されれば、脳のほかの部位が混乱して、正しく働かないだろう。実のところ、あなたをアップロードしたければ、そしてアップロードされた脳が正常であることを望むなら、脳全体、すべてをアップロードしなくてはならない。

体はどうだろう？　あなたは「体は必要ない。私は考えることができて、ほかの人と考えについて議論できるのであれば満足だ」と考えるかもしれない。しかし生物学的脳は、独自の筋肉組織を備えた肺と喉頭を使って話すように設計されており、光受容体が並んだ眼で見ることを学習している。シミュレーションされた脳が、生物学的脳が中止したところで思考を引き継ぐつもりなら、あなたの眼、つまり眼筋や網膜などを再現する必要がある。もちろん、アップロードされた脳には物理的な体や物理的な眼は必要ない——シミュレーションで十分なはずだ。しかしそれはつまり、特定の体と感覚器官をシミュレーションしなくてはならないということだ。脳と体は密につながっていて、いろいろな意味で単一のシステムである。脳の部位または体の部位を除外すれば必ず、何かがめちゃくちゃになってしまう。ただし、こうしたことはどれも根本的な障害ではなく、あなたをコンピューターにアップロードするのは、たいていの人が想像するよりはるかに難しいということにすぎない。

私たちが問うべき次の疑問は、生物学的脳の細胞をどうやって「読み出す」かである。どうすれば、あなたをコンピューター内に再現できるくらい詳細に、すべてを検出して測定できるだろう？　人間の脳には約一〇〇〇億個のニューロンと数百兆個のシナプスがある。各ニューロンとシナプスには複雑な形状と内部構造がある。コンピューター内に脳を再現するためには、あらゆるニューロンとあらゆるシナプスの場所と構造を含むスナップ写真を撮らなくてはならない。現在、生きている脳はおろか死んだ脳でも、そんなことをするためのテクノロジーはない。脳を表現するのに必要なデータ量だけでも、現在のコンピューターシステムの能力をはるかに超えている。あなたをコンピューター内に再現するのに必要な詳細を手に入れることはそれほど難しいので、可能にはならないかもしれない。

しかし、こうした心配はすべて脇に置いておこう。将来いつの日か、あなたをコンピューター内に再現するのに必要なすべてを瞬時に読み出せる能力が実現するとしよう。あなたとあなたの体をシミュレーションするのに十分なパワーのあるコンピューターができ上がると仮定しよう。もしそれができれば、コンピューターベースの脳は、あなたと同じように気づきと意識をもつことになる、と私は確信している。しかしあなたはそれを望むだろうか？　ひょっとするとあなたは、次のようなシナリオを想像しているのではないだろうか。

あなたは死の間際にいる。医師からあと数時間の命だと言われる。その瞬間、あなたはスイッチを入れる。頭の中は真っ白になる。数分後に目覚めると、新しいコンピューターベースの体で生きていることに気づく。記憶はすべてそのままで、健康を回復し、あなたは新しい永遠の命を始める。そして叫ぶ。「やった！　私は生きている！」

では、少しちがうシナリオを想像してほしい。あなたの生物学的脳に影響を与えることなく、それを読み出すテクノロジーが実現したとしよう。あなたがスイッチを入れると、脳はコンピューターにコピーされるが、あなたは何も感じない。しばらくしてコンピューターが叫ぶ。「やった！　私は生きている！」。しかしあなた、つまり生物学的なあなたも、まだここに存在している。あなたがふたりいるのだ。生物学的体の中のあなたと、コンピューターの中のあなただ。コンピューターのあなたが言う。「私はアップロードされたのだから、古い体は必要ないので処分してください」。生物学的あなたは言う。「ちょっと待って。私はまだここにいて、何も変わっていないと感じているのだから死にたくない」。これについて私たちはどうすべきなのか？

このジレンマの解決策は、生物学的あなたが残りの人生を送り、自然死するようにすることかもしれない。それが公平に思える。しかしそうなるまで、ふたりのあなたがいる。生物学的あなたとコンピューターのあなたは異なる経験をする。そのため時間がたつにつれ、ふたりは離れていき、別々の人間になる。たとえば、生物学的なあなたとコンピューターのあなたは、倫理観や政治姿勢が合わなくなるかもしれない。生物学的あなたはコンピューターのあなたをつくったことを後悔するかもしれない。コンピューターのあなたは自分だと主張する古い生物学的な人間がいることを気に入らないかもしれない。

さらに悪いことに、若いうちに脳をアップロードしなくては、というプレッシャーがかかる可能性もある。たとえば、コンピューターのあなたの知的健康が、アップロードする時点の生物学的あなたの知的健康で決まると想像してほしい。そうすると、死なないコピーの生活の質を最大限高めるためには、あなたの精神的健康が最高のとき、たとえば三五歳で、脳をアップロードしなくてはならない。若いうちに脳をアップロードする必要があるもうひとつの理由は、生物学的体で生きているとき、あなたはいつ不慮の事故で死ぬかもしれず、ひいては不死のチャンスを失うかもしれないことにある。したがって、あなたは三五歳で自分をアップロードすると決める。

自分に問いかけてほしい。三五歳のあなた（生物学的あなた）は脳のコピーをつくったあと、自分自身を殺して満足を感じるだろうか？　あなた（生物学的あなた）は、コンピューターのコピーが独りで勝手に生きていて、自分はゆっくり歳をとって死んだら、不死を達成したと感じるだろうか？　私にはそうは思えない。「あなたの脳をアップロードする」というのは、誤解を招く表現だ。実際には、あなたは自分をふたりの人間に分裂させたのだ。

ここで、あなたは脳をアップロードし、コンピューターのあなたがすぐに自分のコピーを三つつくると想像してほしい。これでコンピューターのあなたが四人、生物学的なあなたがひとりだ。五人のあなたが異なる経験をし始め、だんだん離れていく。それぞれは独立して意識をもつ。あなたは不死になったのか？　生物学的あなたはゆっくり歳をとり、死に向かいながら、四人のコンピューターのあなたが勝手に別々の人生を送るのを見ている。共同の「あなた」はいない。ただ五人の個人がいるだけだ。同じ脳と記憶で始まったかもしれないが、すぐに別々の存在になり、そのあとは別々の人生を送る。

お気づきかもしれないが、こうしたシナリオは、子どもをつくるのによく似ている。もちろん大きなちがいは、子どもの誕生時にその頭に脳をアップロードするわけではないことだ。しかしある意味で、私たちはそうしようとする。子どもに家族の歴史を語り、自分の倫理観や信念を共有するよう教え込む。そういうふうにして、自分の知識の一部を子どもの脳に移す。しかし子どもたちは成長するにつれ、独自の経験をして別の人間になる。アップロードされた脳と同じだ。自分の脳を子どもにアップロードできたらどうだろう。あなたはそうしたいだろうか？　もしそうしたら、きっと後悔するだろう。子どもはあなたの過去の記憶を負わされ、あなたがやったことすべてを忘れようとしながら生きることになる。

脳をアップロードするのは、最初はすばらしいアイデアに思える。永遠に生きたくない人がいるだろうか？　しかし脳をコンピューターにアップロードして自分のコピーをつくることは、子どもをつくることと同じように、不死を実現しない。自分をコピーするのは分かれ道であって、道の延長ではない。分かれ道のあとには、知覚できる存在がひとつではなく二つになる。ひとたびこのことに気づくと、脳のアップロードの魅力は薄れ始める。

脳をコンピューターと融合させる

脳のアップロードに代わる案は、コンピューターとの融合だ。このシナリオでは、脳内に電極を配置し、それをコンピューターとつなぐ。これであなたの脳は直接コンピューターから情報を受け取ることができ、コンピューターは直接あなたの脳から情報を受け取れる。

脳をコンピューターにつなぐのには正当な理由がある。たとえば、脊髄損傷で人は動くことがほとんど、またはまったくできなくなるおそれがある。損傷を負った人の脳に電極を埋め込むことで、考えるだけでロボットのアームやコンピューターのマウスを制御できるようになる可能性がある。この種の脳制御人工装具はすでにかなり進歩していて、多くの人の生活改善を約束している。ロボットのアームを制御するのに、脳からの接続はそれほどたくさん必要ない。たとえば、数百か数十の電極を脳からコンピューターにつなげるだけで、アームの基本動作を制御できる。

しかし、もっと完全につながっている脳と機械のインターフェースを夢見る人もいる。数百万から数十億の双方向接続があるものだ。それにより、自分自身の記憶にアクセスするのと同じくらい簡単に、インターネットのあらゆる情報にアクセスできるなど、驚異的な新しい能力を手に入れたいと望んでいる。それなら超高速に計算やデータ検索ができるだろう。このように脳を機械と融合させることで、私たちの知能を劇的に高めることになる。

「脳のアップロード」シナリオと同様、機械と融合させるために克服しなくてはならない重大な技術的課題がある。たとえば、どうやって数百万の電極を必要最小限の手術で脳に埋め込むか、どうやって生物学的組織が電極を拒否するのを防ぐか、どうやって数百万もの個々のニューロンを確実に標的にするか。現在、いくつもの技術者と科学者のチームが、こうした問題に取り組んでいる。ここでも、私としては技術的課題よりも動機と結果に重点を置きたい。そのため、こうした技術的問題を解決できると仮定しよう。なぜ、私たちはそうしたいのか？　繰り返しになるが、脳とコンピューターのインターフェースは、負傷した人を助けるためならおおいに納得がいく。しかし、それを健康な人に施す理由はあるのか？

前述のとおり、脳をコンピューターと融合させることを支持する意見でひとつ顕著なのは、超知的なAIに対抗するため、という話だ。知能爆発の脅威を思い出してほしい。知的機械が急速に私たちを超えてしまう脅威である。私は本書で知能爆発は起こらないし、人類存亡の脅威ではないと主張したが、ちがう考え方の人も大勢いる。彼らが望むのは、私たちの脳を超知的なコンピューターと融合させることによって、私たちも超知的になり、置いていかれるのを避けることだ。明らかにSFの領域だが、これはナンセンスだろうか？　私としては、脳を拡張するための脳とコンピューターのインターフェースという考えを、退けるわけではない。負傷者に動きを取りもどさせるために、基礎科学を追究する必要はある。その結果生まれるテクノロジーに、途中でほかの用途が発見されるかもしれない。

たとえば、新皮質内に何百万とある個々のニューロンを、正確に刺激する方法が開発されるとしよう。そのための手段は、個々のニューロンにウイルス経由でバーコードのようなＤＮＡの断片でラベル付けすることかもしれない（このようなテクノロジーはすでに存在する）。その後、個々の細胞のコードに向けられた電波を使って、そのニューロンを活性化する（このテクノロジーは存在しないが、実現性の範囲内にある）。これで、手術や移植なしで数百万のニューロンを正確に制御する方法が実現する。この方法を用いて、眼が機能しない人の視力を回復させたり、紫外線で物が見えるようにするなどの新しいタイプのセンサーをつくったりすることができる。脳をコンピューターと完全に融合させることになるとは思えないが、新しい能力の獲得は実現可能な進歩の範囲内にある。

私に言わせると、「脳をアップロードする」提案にほとんどメリットはないし、非常に難しいので実現する可能性は低い。「脳をコンピューターと融合させる」提案は、限られた目的のために実現される可能性があるが、脳と機械が完全に一体化するところまではない。そしてコンピューターと融合した脳には相変わらず生物学的な脳と体がついていて、そちらは衰えて死ぬ。

重要なのは、どちらの提案も人類が直面している存亡のリスクに取り組んでいないことだ。人類が永遠に生きられないなら、人類がいなくなっても現在の存在が有意義であるようにするために、いま私たちにできることはあるのだろうか？

第15章　人類の遺産計画

これまで、生物学的知能と機械知能の両方について話してきた。ここからは焦点を知識に移したい。知識とは、私たちが世界について学習したことの名称である。あなたの知識はあなたの新皮質内にある世界のモデルだ。人類の知識は人間が一つひとつ学んできたものの総体である。本章と最終章では、知識は保存し広めるに値するという考えを探る。ただし人間とは無関係にそうするという意味だが。

私はよく恐竜について考える。恐竜が地球上で生きていたのはおよそ一億六〇〇〇万年前だ。食べものと縄張りを求めて争い、食べられないように闘った。私たちと同様、恐竜は子どもの世話をし、子孫を捕食者から守ろうとした。何千万世代も生き続け、そしていまはもういない。その無数の命は何のためだったのか？　かつての存在は何かの目的を果たしたのか？　進化して現在の鳥類になった恐竜もいるが、ほとんどは絶滅した。もし人間が恐竜の骨を発見していなかったら、恐竜が存在したことはまったく知られなかった可能性が高い。

人間が同じような運命をたどるおそれもある。もし人類が絶滅したら、私たちがかつて存在したこと、私たちがかつて地球に生息していたことを、誰かが知るだろうか？　私たちの遺物を誰も発見しなければ、私たちがなし遂げたこと――科学、芸術、文化、歴史――はすべて永遠に失われるだろう。そして永遠に失われるということは、存在しないのと同じだ。私はこの可能性にちょっと不満を感じる。

もちろん、個人の人生はいろいろな意味で、短期的に、いまここで、意味と目的をもちうる。私たちは地域社会を改善する。子どもを養い教育する。芸術作品を創作し、自然を楽しむ。こうしたタイプの活動は、幸福で充実した人生につながりうる。しかしそれは個人的なつかの間の利益である。自分と自分の愛する人たちがここにいる間は有意義だが、意味や目的はそのうちに弱まり、全人類が絶滅して記録がまったく残らなければ、完全に消えてしまう。

私たちホモ・サピエンスがいつか絶滅することはほぼ確実だ。数十億年のうちに太陽は消滅し、太陽系は終わる。そうなる前にも、数億から一〇億年後には太陽がもっと熱くもっと巨大になるので、地球は殺風景なオーブンになる。こうした出来事はあまりに先の話なので、いまそれについて心配する必要はない。しかしもっとはるかに早く絶滅する可能性はある。たとえば、地球に大きな小惑星が衝突するかもしれない――短期的にはありそうにないが、いつでも起こりうる。

短期的に――言ってみれば今後数百年か数千年で――直面する最もありそうな絶滅のリスクは、私たちがつくり出す脅威だ。人間の強力なテクノロジーの多くは、まだおよそ一〇〇年しか存在していないが、その期間に私たちは絶滅の脅威をつくり出した――核兵器と気候変動だ。テクノロジーが進歩するにつれ、新しい脅威を生み出すことはほぼ確実である。たとえば、私たちは最近、精密にＤＮＡを修正する方法を知った。あらゆる人間を文字どおり殺せる新種のウイルスや細菌をつくり出すこともできる。どうなるかは誰にもわからないが、自分たちを破滅させる方法の創出は終わりそうにない。

もちろん、私たちはこうしたリスクを軽減するために、できるかぎりのことをする必要があり、私も大筋では、人間がすぐに自滅するのは阻止できると楽観している。しかし物事があまりうまくいかなかった場合に備えて、いま私たちにできることを議論するのは良い考えだと思う。

遺産計画とは、あなたが生きている間に、あなた自身ではなく未来のためにやることだ。自分のためになることはないと思って、わざわざ遺産計画に取り組まない人も大勢いる。しかし必ずしもそうではない。遺産計画を立てる人は、それで目的意識が生まれるとか、遺産がつくり出されると感じることも多い。さらに、遺産計画を確立するプロセスでは、広い視野で人生について考えざるをえない。それをすべき時期は死の床につく前である。なぜなら、そのころには計画し実行する能力がないかもしれないからだ。人類の遺産計画についても同じことが言える。いまこそ未来について考え、自分たちがもはやここにいないその未来に、どうすれば影響をおよぼせるかを考える時期である。

人類の遺産計画は誰のためになるのだろう？　私たちはいないという前提なので、人間のためでないことは確実だ。私たちの計画の受益者は、別の知的生命体である。知的動物または知的機械だけが、私たちの存在、歴史、そして蓄積された知識を理解できる。考えられる未来の生命体は、二つに大別されると思う。人間が絶滅してもほかの生物が存続するなら、地球上でもう一度、知的動物が進化する可能性がある。二度目に進化した知的動物はきっと、かつて存在した人間について、できるだけ多くのことを知りたがるだろう。この仮定にもとづいた本と映画にちなんで

『猿の惑星』シナリオと呼べる。私たちが連絡を試みる可能性があるもうひとつの集団は、この銀河系のどこかほかの場所に住んでいる地球外の知的生命体である。彼らの存在時期は私たちの存在時期と重なるかもしれないし、あるいははるか未来かもしれない。両方のシナリオについて話すつもりだが、後者を重視するほうが、短期的には私たちにとって有意義そうだと私は考えている。

なぜほかの知的生命体は私たちのことを気にするのだろう？　私たちがいま何をすれば、私たちが消えたあと、彼らが感謝することになる？　最も重要なのは、私たちがかつて存在したと知らせることだ。その事実だけで貴重である。この銀河系のどこかに知的生命体が存在したとわかったら、私たちはどれだけありがたいと感じるか、考えてみてほしい。多くの人にとって、それで生命観が完全に変わるだろう。地球外生命体と通信できなくても、彼らが存在する、またはかつて存在したと知ることは、非常に興味深い。これが「地球外知的生命体探査（ＳＥＴＩ）」の目標だ。銀河系のどこかに知的生命体がいる証拠を見つけようと、考案された探査プログラムである。

私たちがかつて存在したという事実以外に、私たちの歴史と知識も伝えることができる。恐竜がどういう生活をして、なぜ消滅したのかを、私たちに伝えることができたらどうか、想像してみてほしい。とても興味深いし、おそらくとても役に立つ。しかし私たちは知的なので、恐竜が私たちに教えられることよりはるかに貴重なことを、未来に伝えられる。人間には学習したことすべてを伝達する潜在能力がある。受け取る側が知っているより、もっと高度な科学技術の知識をもっているかもしれない（頭に入れておいてほしい。ここで話しているのは人間が将来的に知ることであって、現在よりはるかに進歩しているものである）。さらに考えてほしい。たとえば、時間旅行が可能かどうか、どうすれば実用的な核融合炉をつくれるか、あるいは宇宙は有限か無限かのような根本的な問題への答えは何か、知ることができたら、いまの私たちにとってどれだけ貴重だろう。

最後に、何が原因で私たちが消滅したかを伝える機会もあるかもしれない。たとえば、遠い惑星の知的生命体がみずから引き起こした気候変動のせいで絶滅したと学ぶことができたら、いまの私たちは現在の気候変動をもっと真剣に受け止めるだろう。ほかの知的な種がどれだけ長く存在し、何が原因で消滅したのかを知ることは、私たちがもっと長く生き延びるのに役立つ。このような知識には、計り知れない価値がある。

こうした考えをさらに論じるのに、未来との交信に使える三つのシナリオを説明しようと思う。

瓶の中のメッセージ

もし無人島に打ち上げられたら、メッセージを書いて瓶に入れ、海に投げ入れることを考えるだろう。あなたなら何を書く？　自分がいる場所を書いて、誰かがすぐにメッセージを発見して救出してくれることを願うかもしれないが、そうなる望みはあまりない。あなたが死んだずっとあとに、メッセージが見つけられる可能性のほうが高い。そこであなたは、自分が何もので、どういう経緯で島に打ち上げられることになったかを書くかもしれない。自分の運命を、未来の誰かに知って語ってもらいたいのだろう。瓶とメッセージは、忘れ去られないための手段だ。

惑星探査機パイオニア号は、一九七〇年代初めに打ち上げられ、太陽系を出て宇宙の大海原へと入った。天文学者のカール・セーガンは、探査機パイオニア号に銘板を取りつけることを提案した。銘板には、その宇宙船がどこから来たかが記され、人間の男女の絵が描かれた。一九七〇年代末、探査機ボイジャー号にも同様に、地球の音と画像を収録したゴールデン・レコードが搭載された。ボイジャー号も太陽系を離れた。こうした宇宙船を再び見ることは期待できない。その移動スピードでは、別の恒星に到着するのに数万年かかる。探査機は遠くの異星人との交信を目的に考えられたのではないにしても、それは私たちが初めて送り出した瓶の中のメッセージである。こうした試みがおもに儀式的とされるのは、仮想の受け取り手に届くまでの時間のせいではなく、まったく気づかれない可能性が高いからだ。宇宙はあまりに広く、宇宙船はあまりに小さいので、何かに遭遇する確率はほんのわずかだ。それでも、そうした宇宙船が存在し、いまも宇宙を旅していると知るのは励みになる。もしこの太陽系が明日爆発したら、こうした銘板やレコードが地球上に生命がいたことの唯一の物理的記録になる。私たちの唯一の遺産なのだ。

現在、近くの恒星に宇宙船を送る構想がある。ひとつ際立った取り組みは「ブレイクスルー・スターショット」と呼ばれる。私たちに最も近い恒星であるアルファ・ケンタウリに、高性能な宇宙ベースのレーザーを使って、超小型の宇宙船を送り込む計画だ。この構想の第一目標は、アルファ・ケンタウリを周回する惑星の写真を撮って、地球に送り返すことである。楽観的な想定でも、プロセス全体に数十年かかる。

探査機パイオニア号やボイジャー号と同様、スターショットの宇宙船も、私たちがいなくなったあともずっと宇宙を旅することになる。宇宙船が銀河系のどこかで知的生命体に発見されれば、私たちがかつて存在し、恒星に宇宙船を送ることができるほど知能が高かったことが知られる。しかし残念ながら、私たちの存在をほかの生命体に意図的に知らせる方法としてはうまくない。宇宙船はとても小さくて遅い。到達できる範囲はこの銀河系のごく一部であり、たとえ生命が住める恒星系に到達したとしても、発見される可能性は低い。

明かりをつけっぱなしにしておく

ＳＥＴＩ協会は何年も、この銀河系のどこかで知的生命体を見つけようとしてきた。ＳＥＴＩの前提は、ほかの知的生命体が地球上の私たちに検出できるだけのパワーで信号を発していることだ。私たちのレーダーやラジオ、そしてテレビ放送も、宇宙に向けて信号を送り出しているが、そうした信号はとても弱いので、ほかの惑星からの同じような信号は、ごく近くから発せられるのでない限り検出できない。そういうわけで、現在、私たちのような知的生命体の住む惑星が何百万も銀河系のあちこちに散らばっているかもしれず、各惑星に私たちのものと同じＳＥＴＩプログラムがあっても、誰も何も検出できない。彼らも私たちと同じように「みんなどこにいるの？」と言っているだろう。

ＳＥＴＩが成功する前提として、知的生命体は遠距離からも検出されるように設計された強い信号を意図的に発しているとされている。私たちに向けられたものではない信号を検出できる可能性もある。つまり、対象を絞った信号に偶然同調し、意図せず会話を拾うかもしれない。しかしほとんどの場合、ＳＥＴＩは、知的な種が強力な信号を送ることによって、自分を知らせようとしていることを前提としている。

　私たちが同じことをしたら、気が利いていると言えよう。これはＭＥＴＩ、すなわち「地球外生命体へのメッセージ送信」とされているものだ。相当数の人がＭＥＴＩはまずい考え――というか最悪の考え――だと思っているのを知って、あなたは驚くかもしれない。彼らが恐れているのは、信号を宇宙に送り、私たちの存在を知らせることによって、ほかのもっと進歩した生命体が地球に来て、私たちは殺されるか奴隷や実験台にされること、あるいは免疫のない病原体に感染してしまうことだ。彼らは自分たちが住める惑星を探していて、それを見つける最も簡単な方法として、私たちのような人びとが手を上げて「こっちだよ」と言うのを待っているのかもしれない。いずれにせよ、人類は消える運命にある。

　この話で私は、初めてテクノロジー会社を起業する人がよく犯すミスを思い出す。誰かにアイデアを盗まれることを恐れて、それを秘密にしておくのだ。しかしたいていの場合、助けてくれるかもしれない人とアイデアを共有するほうがいい。製品や事業について助言するなど、さまざまな方法で助けてくれる人もいるのだ。起業家は秘密主義になるより、自分がやっていることを人に話すほうが、成功する可能性がはるかに高い。誰もがあなたのアイデアを盗みたがると疑うのは人間の性《さが》――別名「古い脳」――だが、現実には、そもそも誰かがあなたのアイデアを気にしているなら、あなたはラッキーなのだ。

　ＭＥＴＩのリスクは、一連のありそうもない想定にもとづいている。ほかの知的生命体が恒星間旅行をできると想定している。彼らは貴重な時間とエネルギーを費やして、地球に来る気があると想定している。異星人が近くのどこかに隠れているのでないかぎり、こちらに到着するのに何千年もかかるだろう。知的生命体は地球を、またはほかの方法では手に入らない地球上の何かを必要としているから、ここまで来るかいがあると想定している。彼らには恒星間旅行のテクノロジーがあるのに、私たちが存在を発信しなくても地球上の生命を見つけるテクノロジーはないと想定している。そして最後に、そのような高度な文明が、私たちを助けようとするか、少なくとも危害などは加えまいとするのではなく、私たちに危害を加える気があるであろうことを想定している。

この最後の点に関してだが、銀河系のどこかの知的生命体も私たちと同じように、知的でない生命体から進化したというのは妥当な想定である。したがって、異星人はおそらく私たちが現在直面しているのと同じような存亡のリスクに直面しただろう。銀河系を旅行する種になるくらい長く生き延びているということは、彼らはどうにかしてリスクを切り抜けたということだ。したがって、彼らの脳に相当するものは、もはや誤った信念や危険なほど攻撃的な行動には支配されていない可能性が高い。そうなるという保証はないが、彼らが私たちに危害を加える可能性は低くなる。

以上の理由から、私としてはMETIを恐れることはないと考える。新人の起業家と同様、私たちは存在を世界に教えて、誰でもいいから誰かが気にしてくれると期待する取り組みをしたほうがいい。

SETIとMETI両方にアプローチする最善の方法は、知的生命体が一般にどれくらい長く生存するかで決まる。この銀河系に知能が何百万回と生まれても、知的生命体が同時に存在することはほとんどなかった可能性はある。こんなたとえを考えよう。五〇人がパーティーに招待されたとする。みんなパーティー会場に、ランダムに選ばれた時間に到着する。着いたら扉を開けて中に入る。そこで目にするのが進行中のパーティーである確率と、空っぽの部屋である確率はどれくらい？　それぞれがどれくらい長くそこにいるかによる。パーティー参加者がみんな一分間だけいて出ていけば、来場者のほぼ全員が空っぽの部屋を見て、ほかは誰もパーティーに来なかったのだと判断する。来場者が一、二時間とどまれば、パーティーは成功し、大勢の人が同時に部屋にいることになる。

知的生命体は一般にどれくらい続くのか、私たちにはわからない。天の川銀河は誕生してからおよそ一三〇億年だ。知的生命体を約一〇〇億年養うことができているとしよう。それがパーティーの長さだ。人類はテクノロジーをもつ種として一万年生存すると仮定すると、私たちは六時間のパーティーに来たのに、五〇分の一秒しかいなかったことになる。たとえ何万というほかの知的生命体が同じパーティーに来たとしても、私たちがそこにいる間には誰にも会わずに終わりそうだ。私たちは空っぽの部屋を目にすることになる。この銀河系内に知的生命体を発見することを期待するなら、知的生命体は頻繁に生まれ、しかも長い期間存続することが必要だ。

地球外生命体はありふれていると私は期待している。天の川銀河だけでも生命体が生息できる惑星は約四〇〇億個あり、地球上の生命は数十億年前、惑星ができてすぐに出現した。地球が典型であるなら、生命はこの銀河系ではありふれていることになる。

生命のいる多くの惑星は、やがて知的生命体を進化させる、とも私は考えている。知能の基盤となる脳のメカニズムはもともと、自分の体を動かして自分が行ったことのある場所を認識するために進化した、と本書で述べてきた。そのため、動きまわる多細胞動物がいる時点で、知能はそれほど注目すべきものではないかもしれない。とはいえ、私たちが知りたいのは、物理学を理解し、宇宙からの信号を送受信するのに必要な先進のテクノロジーをもつ知的生命体のことだ。地球でそれが生まれたのは一度だけ、最近だけである。私たちのような種がどれだけありふれているかを知るためのデータは十分にない。私の推定では、テクノロジーをもつ種は、地球の歴史を見ただけで推論されるよりも、もっと頻繁に生まれる。地球に先進のテクノロジーが出現するのに、どれだけ時間がかかったかには驚かされる。たとえば、テクノロジーの進んだ種が、恐竜が地球をうろついていた一億年前に現われることはありえなかった理由はないと思う。

テクノロジーの進んだ生命体がどれだけありふれているにせよ、長くは続かないかもしれない。銀河系のどこかにいるテクノロジーが進んだ種は、私たちが直面しているのと同じような問題を経験しそうだ。地球上の滅亡した文明の歴史から、さらには私たちがつくり出している人類存亡の脅威から、高度な文明はあまり長く続かないかもしれないことがわかる。もちろん、私たちのような種が、数百万年にわたって生き延びる方法を考え出す可能性はあるが、それはありそうもないと私は思う。

こういうことだ。テクノロジーの進んだ知的生命体は、天の川銀河で何百万回も生まれたかもしれない。しかし星々を見渡しても、私たちと会話するのを待っている知的生命体は見つからない。代わりに、知的生命体がかつて存在したが、いまはもういない星を見ることになる。「みんなはどこ?」という疑問への答えは、「みんなすでにパーティーを去った」なのだ。

こうした問題をすべて避ける方法がある。この銀河系やおそらくほかの銀河でも、知的生命体を発見する方法があるのだ。私たちがここ地球にいることを示す信号を発すると想像してほしい。

信号ははるか彼方から検出できるくらい強くなくてはならず、長い時間続く必要もある。信号は私たちがいなくなってからもずっと持続する必要がある。そのような信号を発することは、パーティーで「来ましたよ」と書いた名刺を置いていくのに似ている。あとから来た人は私たちを見つけられないが、かつては存在したと知ることになる。

これは、SETIとMETIに関する別の考え方を示唆する。具体的には、どうすれば長続きする信号を発せられるかという取り組みに、まず重点を置くべきである。「長続きする」というのは、何十万年、ひょっとすると何百万年、何十億年という意味である。信号の持続時間が長ければ長いほど、成功する可能性は高い。このアイデアにはすばらしい副次効果がある。そんな信号を発する方法がわかれば、私たち自身が何を探すべきかがわかる。ほかの知的生命体は私たちと同じ結論に達するかもしれない。彼らも、長続きする信号を発する方法を探すだろう。その方法がわかれば、その信号を発すると同時に探し始めることもできる。

現在SETIは、知的生命体によって送られたことを示すパターンのある無線信号を探している。たとえば、円周率の最初の二〇桁を繰り返す信号は、確実に知的な種によって発せられているだろう。そんな信号が見つかるかは疑問だが。この銀河系のどこかにいる知的生命体が、強力な無線送信機を設置し、コンピューターと電子機器を使って、信号にコードを組み込むと仮定している。私たち自身もこれを短期間ながら数回行なったことがある。宇宙に向けられた大きなアンテナ、電気エネルギー、人、そしてコンピューターが必要だ。私たちが信号を送る期間は短かったので、メッセージはこの銀河系のほかの場所と接触しようとする真剣な試みというより、どちらかというと象徴的な試みだった。

電気とコンピューターとアンテナを使って信号を送ることとの問題は、システムがあまり長く動作しないことだ。アンテナや電子機器や配線などは、メンテナンスなしでは一〇〇万年どころか一〇〇年も続かない。私たちの存在を伝えるのに選ぶ手法は、強力で、広範囲に向けられ、自動継続しなくてはならない。ひとたび起動されたら、メンテナンスも介入もなしで、数百万年にわたって確実に動作する必要がある。恒星はこれに似ている。ひとたび出現すれば、恒星は大量のエネルギーを数十億年にわたって放出する。それと同じようなもので、知的な種が起動しなければ動作しないものを見つける必要がある。

天文学者は宇宙に多くの奇妙なエネルギー源を発見している。たとえば振動したり、回転したり、短波を放出したりする。天文学者はこうした異常な信号を自然科学で説明しようとし、たいていは成功する。まだ説明されていない現象には、自然のものでなく、私がいま話しているような信号があるかもしれない。そうならすばらしいが、そんなに単純ではないだろう。まちがいなく知的生命体が考案した強力で自己継続する信号の創出方法を思いつくには、物理学者と技術者がしばらくこの問題に取り組まなくてはならない。さらにその手法は、私たちが実行できるものでなくてはならない。たとえば、物理学者がそのような信号を生成できる新種のエネルギー源を思いつくかもしれないが、それを私たち自身でつくり出せなければ、ほかの知的生命体もできないと想定するべきであり、私たちは探求を続けなくてはならない。

私はこの問題について何年も思いをめぐらせ、目的にかなうものを求めて目を配っている。最近、候補が浮上した。近年のとりわけ刺激的な天文学の分野に、ほかの恒星を周回する惑星の発見がある。最近まで、惑星はありふれているのか、それともまれなのか、わかっていなかった。

いまでは答えがわかっている。惑星はありふれていて、ほとんどの恒星には地球のような惑星が複数あるのだ。これを知る基本的な方法は、惑星が遠い恒星と私たちの望遠鏡の間を通るときの、星明かりのわずかな減少を見つけることだ。同じ基本的な発想を、私たちの存在を発信するのに使うことができる。たとえば、太陽の光を自然には生じないパターンでほんの少しさえぎる一連の物体を、周回軌道に乗せたらどうだろう。そうした周回する太陽光遮断物は、私たちがいなくなってからもずっと、何百万年も太陽を周回し続け、はるか遠くからでも見つけられるかもしれない。

そのような太陽光遮断システムを構築するための手段はすでにあるし、私たちの存在を発信するもっとうまい方法があるかもしれない。ここは選択肢を評価する場ではない。私はただ次の意見を述べているだけである。第一に、知的生命体はこの銀河系で何万回、何百万回進化したかもしれないが、私たち自身がほかの知的な種と共存することはありそうもない。第二に、SETIは、発信者が継続的に関与する必要のある信号を探すだけでは、成功しそうもない。第三に、METIは安全なだけでなく、この銀河系内の知的生命体を発見するために私たちにできる、最も重要なことである。私たちはまず、どうすれば何百万年も続けて私たちの存在を知らせることができるか、解決する必要がある。それができてはじめて、何を探すべきかがわかる。

ウィキ・アース

私たちがかつて存在したことを遠く離れた文明に知らせることは、重要な最初の目標だ。しかし私にとって、人間に関する最も重要なことはその知識である。私たちは地球上で唯一、宇宙とその仕組みの知識をもつ種である。知識は希有であり、私たちはそれを保存しようとすべきだ。人類は消滅するが、地球上の生命は存続すると仮定しよう。たとえば、小惑星は恐竜をはじめ多くの種を絶滅させたと考えられているが、一部の小動物がその衝撃をなんとか生き延びた。六〇〇〇万年後、その生存した動物の一部が人間になった。これは実際に起こり、再び起こる可能性がある。では、自然災害かまたはみずからがしたことのせいで、私たち人間が絶滅したと想像しよう。ほかの種は生き延び、五〇〇〇万年後、そのうちのひとつが知能をもつ。その種はきっと、とっくに終わった人間の時代について、できるかぎりのことを知りたいだろう。彼らはとくに、私たちの知識の程度と、私たちに何が起きたかを知りたがる。

人間が絶滅すれば、ほんの一〇〇万年かそこらで、私たちの生活の詳細な記録すべてが失われるかもしれない。都市や大きなインフラの埋もれた遺跡はあっても、あらゆる文書、フィルム、そして記録の多くが、もはや存在しない。未来の人間でない考古学者は、現在の古生物学者が恐竜に何が起こったかを解明しようと奮闘しているのと同じように、私たちの歴史をつなぎ合わせようと奮闘することになる。

遺産計画の一部として、私たちは知識をもっと恒久的な形で、つまり何千万年ももつ形で保存できるのではないか。そのための方法がいくつかある。たとえば、ウィキペディアのような知識基盤を継続的にアーカイブすることができる。ウィキペディアそのものはたえず更新されるので、私たちの社会が崩壊し始める時点まで出来事を記録し、広範囲の話題を網羅し、アーカイブプロセスを自動化できる。アーカイブは地球上にある必要はない。というのも、地球は特異な出来事で部分的に破壊されるかもしれず、数百万年にわたって現状のままの部分はほとんどないからだ。この問題を克服するために、太陽を周回する一連の衛星にアーカイブを設置できる。そうすればアーカイブは発見されやすいが、物理的に変えられたり壊されたりしにくい。

衛星ベースのアーカイブは、私たちが自動更新を送ることができるが、内容は消去できないように設計される。衛星内の電子機器は、私たちがいなくなればすぐに機能しなくなるので、未来の知的な種はアーカイブを読むために、そこまで移動し、地球に持ち帰り、データを引き出すテクノロジーを開発しなくてはならない。バックアップのために、異なる軌道に複数の衛星を乗せることもできる。私たちはすでに、衛星アーカイブをつくって回収することができる。地球に以前いた知的な種が、太陽系のあちこちに衛星を設置していたらどうだろう。いまごろ私たちはそれを発見し、地球に持ち帰っていただろう。

要するに、私たちは何百万年、何億年ももつように設計されたタイムカプセルをつくることができる。遠い未来には、知的生命体が――地球上で進化するにせよ、別の星から来るにせよ――そのタイムカプセルを発見し、その内容を読むことができる。私たちの知識の保管庫が発見されるかどうか、私たちが知ることはない。それは遺産計画の特質だ。私たちがこれをして、未来に内容が読まれれば、読んだほうはどれだけ感謝するか想像してみてほしい。私たちがそんなタイムカプセルを見つけたら、どんなに興奮するかを考えるだけでいい。

人類の遺産計画は、個人の遺産計画と似ている。私たちは人類が永遠に生きてほしいし、そうなるかもしれない。しかし、奇跡が起こらない場合に備えて、計画を立てるのは賢明だ。私は検討できるアイデアをいくつか提案してきた。ひとつは、地球上の未来の知的な種が人類について学べるように、私たちの歴史と知識——私たちが知っていること、私たちの歴史、最終的に私たちに起こったこと——をアーカイブすること。もうひとつは、長続きする信号を発生させること。時空のどこかにいる知的生命体に、知的な人間がかつて、太陽と呼ばれる星の周囲で生きていたことを教えるものだ。長続きする信号の長所は、以前に存在したほかの知的な種の発見につながって、短期的に私たちの役に立つかもしれないことだ。

このような構想を追求することは、時間とお金をかける価値があるのか？　地球上での生活を改善することに全力を注ぐほうがいいのか？　短期投資と長期投資にはつねに軋轢《あつれき》がある。短期的な問題のほうが急を要するのに対し、将来への投資には直接的な利益がほとんどない。あらゆる組織が——政府であれ、会社であれ、家庭であれ——このジレンマに直面する。しかし長期的な投資をしないと、将来的に必ず失敗する。この場合は、人類の遺産計画への投資に、いくつか目先の利益もあると思う。直面している人類存亡の脅威への意識が強まる。より多くの人が、人類の活動の長期的影響について考えるようになる。そしていずれ私たちは滅びるにしても、私たちの生命に一種の目的がもたらされる。

第16章　遺伝子vs.知識

「古い脳と新しい脳」は第1章のタイトルである。これは本書の基本テーマでもある。私たちの脳の三〇パーセントを占める古い脳は、さまざまな部位で構成されていることを思い出してほしい。そうした古い脳の領域が身体機能、基本行動、そして感情をコントロールする。そうした行動と感情の中には、私たちを攻撃的、暴力的、強欲にするものや、うそをついたり人をだましたりさせるものもある。程度の差はあれ、誰もがこうした傾向を抱えている。脳の七〇パーセントを占める新しい脳は、新皮質というひとつのものでできている。新皮質は世界のモデルを学習し、このモデルこそ、私たちが知的である所以だ。知能が進化したのも、遺伝子を増殖させるのに役立つからである。私たちは遺伝子に奉仕するためにここにいるのだが、古い脳と新しい脳の力関係が変わり始めている。

数百万年にわたって、地球やもっと広い宇宙に関する知識は限られていた。私たちの祖先は身をもって経験できることしか理解しなかった。地球の大きさも、それが球体であることも知らなかった。太陽、月、惑星、恒星とは何で、なぜ空を動きまわるのかを知らなかった。地球が何歳で、そこに住むさまざまな生命体がどうやって誕生したのか知らなかった。祖先は私たちの存在の最も基本的な事実について知らなかった。そうした謎について物語をつくり上げたが、その物語は事実ではなかった。

最近、私たちは知能を使って祖先を悩ませた謎を解決しただけでなく、科学的発見のペースも加速させている。宇宙がどれだけ途方もなく大きく、人間がどれだけ途方もなく小さいか、私たちは知っている。この惑星が誕生したのは数十億年前で、地球上の生命も数十億年にわたって進化していることを理解している。さいわい、宇宙全体は一連の法則にしたがって動いているようであり、そのうちのいくつかを私たちは発見した。すべての法則を発見できるかもしれないようにも思える。世界中の何百万もの人びとが、科学的発見全般に積極的に取り組んでおり、さらに数十億人がその使命とのつながりを感じている。生きていてとても心躍る時代だ。

とはいえ、私たちの啓発への流れを止め、全人類を死に追いやりかねない問題がある。前に説明したとおり、私たちがどれだけ賢くなっても、新皮質は古い脳とつながったままだ。テクノロジーが強力になればなるほど、利己的で短絡的な古い脳の行動が、私たちを絶滅に導くか、社会の崩壊と暗黒時代に追い込むおそれがある。このリスクを悪化させるのは、何十億という人間が、いまだに生命と宇宙の最も根本的な面について誤った信念をもっていることだ。ウイルス性の誤った信念もまた、私たちの生存を脅かす行為の源である。

私たちはジレンマに直面している。「私たち」――新皮質に存在する知能による私たち自身のモデル――はとらわれている。死ぬようにプログラムされているだけでなく、無知なけだものである古い脳の支配下にある、体の中に閉じ込められているのだ。私たちは知能を使って、より良い未来を想像することができるし、望ましい未来を実現するための行動をとることができる。しかし古い脳がすべてを台無しにしかねない。古い脳は過去に遺伝子の複製を助けてきた行動を引き起こすが、そうした行動には愉快でないものも少なくない。私たちは破壊的で争いを引き起こす古い脳の衝動を抑制しようとするが、いまのところ、必ずしも抑制できていない。地球上の多くの国々がいまだに、財産欲、性欲、そしてお山の大将的支配欲という、おもに古い脳が決める動機をもつ専制君主や独裁者に治められている。専制君主を支えるポピュリスト運動も、人種差別や外国人嫌いのような古い脳の特性にもとづいている。

これについて私たちは何をすべきなのだろう？　前章では、人類が滅びる場合に備えて、私たちの知識を保存できる方法について話した。この最終章では、私たちの絶滅を防ぐために進められる三つの手法について話す。第一の手法は、遺伝子組み換えなしでうまく行くかもしれないし、行かないかもしれない。第二の手法は、遺伝子組み換えにもとづいている。そして第三の手法は、生物学を完全にあきらめる。

こうしたアイデアはあなたには極端に思えるかもしれない。しかし自問してほしい。生きることの目的は何なのか？　必死で生き延びようとするとき、私たちは何を守ろうとしているのだろう？　過去には、本人がわかっていてもいなくても、生きることの目的はつねに遺伝子を保存し複製することだった。しかしそれが最善の道なのか？　生きることは知能と知識の保存を重視すべきだと、私たちが判断したらどうなるか？　その選択をするなら、現在極端だとされるものが、将来的には当然やるべきことなのかもしれない。ここで話す三つのアイデアは、私の考えでは実現可能であり、将来的に進められる可能性が高い。一九九二年には携帯型コンピューターなどありえないように思えたのと同様、いまはありえないように思えるかもしれない。どれかが実行可能であるなら、それがどれなのかを確認するには、時の展開に任せなくてはならない。

「多惑星種」になる

太陽が死滅するとき、太陽系の生命もすべて死滅する。しかし私たちが懸念する絶滅のほとんどは、地球に限定される。たとえば、もし大きな小惑星が地球に衝突しても、あるいは私たちが核戦争で地球を住めない場所にしても、近くの惑星は影響を受けないかもしれない。したがって、絶滅リスクを減らす方法のひとつは、複数の惑星で生きる種になることだ。近くにある別の惑星か衛星に定住できるようになれば、たとえ地球が人の住めない場所になっても、人類と人類が蓄積してきた知識は存続できる。この論理は、人びとを火星に送ろうとする現在の試みを促す原動力のひとつだ。火星は人間の移住地として最善の選択肢に思える。私はほかの惑星に行くという可能性にわくわくする。人間は昔から、見知らぬ未踏の地を旅してきた。

火星に住むことの大きな問題は、人間が住むには過酷な場所であることだ。とりわけ大気がないということは、少しでも屋外にいれば死ぬということであり、屋根に穴があいたり窓にひびが入ったりすれば、家族全員が死ぬおそれもある。太陽からの放射は火星のほうが強く、それも火星で暮らすことの大きなリスクなので、たえず太陽から自分を守らなくてはならない。火星の土壌は有毒で、表層水はない。まじめな話、火星で生きるより南極で生きるほうが容易だ。しかし、だからといって、このアイデアをあきらめるべきではない。人類は火星で生きられると私は信じるが、そのためには、まだ私たちにないものが必要である。知的な自律性のあるロボットが必要なのだ。

人類が火星で生きるためには、そこで暮らして食物を育てるための、大規模な密閉された建物が必要だろう。鉱山から水と鉱物を抽出し、呼吸に必要な空気を製造する必要もある。最終的には、火星を大気で包み込んで地球化する必要がある。こうした大規模なインフラプロジェクトを完遂するには数十年、数百年がかかるだろう。火星で自給自足できるようになるまで、必要なものをすべて送る必要がある。食物、空気、水、薬、道具、建設機器、材料、そして人——大勢の人だ。すべての作業は、いろんな面でやっかいな宇宙服を着て行なわなくてはならない。恒久的に自給自足できる火星の移住地をつくり出すために、必要な居住環境とインフラすべてを建設しようとして人間が直面する困難は、どんなに強調してもけっして大げさではない。犠牲となる生命、精神的消耗、資金的損失は莫大なものとなり、私たちがもちこたえられなくなるかもしれない。

しかし、人間の技術者と建設作業員を送る代わりに、知的ロボットの技術者と建設作業員を送れば、火星を人間用に準備することができるかもしれない。太陽光からエネルギーを得られるロボットにすれば、食物、水、酸素なしでも作業が可能となるはずだ。人間が安全に住めるように火星を整備するのに必要な期間、ロボットは疲れを知らず、精神的ストレスなく働くことができる。ロボット技術者集団は、おおむね自発的に作業する必要があるだろう。地球とのたえまない通信に頼っていたら、進行があまりに遅くなる。

私はSF文学のファンではないし、このシナリオはあやしげなSFそのもののように思える。

それでも、人類がこれをできない理由は私には見つからないし、私たちが多惑星種、つまり多数の惑星で生きる種になりたければ、選択肢はないと思う。人類が火星に定住するためには、役に立つ知的機械が必要なのだ。カギとなる要件は、火星用ロボット要員に新皮質に相当するものを与えることである。ロボットは人間がやるのと同じように、複雑な道具を使い、材料を扱い、予期せぬ問題を解決し、互いにコミュニケーションをとる必要がある。これを達成できる唯一の方法は、新皮質のリバースエンジニアリングを仕上げて、同等の構造をシリコンチップでつくることだ。自律性のロボットには、本書の前半で概要を説明した原理、すなわち知能の一〇〇〇の脳理論の原理にもとづく脳が必要である。

真に知的なロボットをつくることは可能であり、そうなると私は確信している。優先的に行なえば、数十年以内にできると思う。さいわい、地球上にも知的ロボットを製作する理由はたくさんある。したがって、国家的または国際的に優先させることができなくても、市場の力がやがて、機械知能とロボット工学の開発に投資することになる。多惑星種になることは私たちの生存にとって重要で刺激的な目標であり、知的なロボット建設作業員はそれを達成するのに必要だと、世界中の人びとが理解するようになることを、私は願っている。

たとえ知的ロボット作業員をつくり出し、火星を地球化して、人類の移住地を確立したとしても、やはり問題はある。火星に行く人間は地球上の人間と同じである。古い脳とそれにともなうやっかいな問題やリスクを抱えている。火星に住む人間は領土をめぐって争い、誤った信念にもとづいて判断し、そこに住む人びとの新たな存亡のリスクを生み出すだろう。

ゆくゆくは火星の住人と地球の住人がにらみ合い、一方または両方の全住民を危険にさらしかねないことになると、歴史が示唆している。たとえば、二〇〇年後に一〇〇〇万人が火星に住んでいるとしよう。しかしそのとき、地球上でまずいことが起こる。ひょっとすると、人間がうっかり放射性元素で地球の大部分を汚染してしまうか、地球の気候が急速に悪化し始めるかもしれない。どうなるだろう？　数十億の地球住民が突如火星に引っ越したがるだろう。事態が誰にとっても悪い方向に進むことは、想像力を少し働かせればわかる。私は悪い結果について深く考えたくない。しかし、多惑星種になることが特効薬でないと認めることは重要だ。人間は人間であり、人間が地球上で生み出す問題は、人間が住むほかの惑星でも生じることになる。

多恒星種になるのはどうだろう？　人間がほかの恒星系に移住できれば、銀河系全体に広がることができて、子孫の一部が無限に生き残る確率は大幅に上がるだろう。

人間の恒星間旅行は可能なのか？　一方では、可能なはずに思える。地球からの距離が五光年以内の恒星が四個、一〇光年以内の恒星が一一個ある。アインシュタインは光速まで加速することは不可能だと示したので、私たちはその半分のスピードで移動するとしよう。そうすると、近くの恒星への旅行は一〇年か二〇年で達成できる。他方では、このスピードに近づく方法はわかっていない。いまあるテクノロジーを使った場合、最も近い恒星に到達するのに一万年かかる。人間はそれほど長く旅することはできない。

恒星間航行の問題を克服する巧妙なやり方を考えている物理学者は大勢いる。ひょっとすると、光速に近いか、それより速いスピードで移動する方法が見つかるかもしれない。ほんの二〇〇年前には不可能に思えた多くのことが、いまでは当たり前になっている。想像してほしい。あなたは一八二〇年の科学者会議で、「将来的には誰もが大陸から大陸までものの一時間で快適に移動できる」とか、「人は自分の手を見て話しかけることによって、世界のどこにいる人とでも、対面で会話をするのが日常になる」と話す。出席者の誰もが、そんなことは絶対に不可能だと思っただろう。しかしいまはそれが現実だ。いまは考えられない新しい進歩に、将来、驚かされることは確実であり、そのひとつが現実の宇宙旅行かもしれない。しかし私としては、人間の恒星間旅行が五〇年以内には起こらないと予測することに抵抗はない。まったく起こらなくても意外ではない。

それでも私は多惑星種になることを支持する。それは刺激的な探究の冒険であり、人類が絶滅する当面のリスクを減らすかもしれない。しかし、私たちの進化の遺産から生じる固有のリスクと限界は残る。たとえ火星に移住地を確立できても、私たちは太陽系外への冒険には乗り出さないことを受け入れなくてはならないかもしれない。

とはいえ、ほかの選択肢もある。それには自分たちを客観的に見て、こう問わなくてはならない。私たちは人類の何を保存しようとしているのか？　まずその疑問に取り組んだあと、私たちの未来を確保するためのもう二つの選択肢について話そうと思う。

私たちの未来を選ぶ

宇宙が導きの手なしに進展する証拠は、一八世紀末の啓蒙運動から始まって、ますます蓄積されてきている。単純な生命、次に複雑な生物、さらに知能が出現したことは、計画されたわけでも必然でもなかった。同様に、地球上の生命の未来と知能の未来は、あらかじめ定まってはいない。私たちの未来がどう展開するかを気にするのは、宇宙の中で私たちだけのようである。望ましい未来は、私たちが望む未来だけである。

あなたはこの意見に反対かもしれない。地球上にはほかにもたくさんの種が生息していて、知能があるものもいる、と言うかもしれない。私たちはそうした種の多くに危害を加え、ほかの種を絶滅させてきた。ほかの種が「望む」ことを考えるべきではないのか？　それはそうだが、ことはそれほど単純ではない。

地球は動的である。地表をつくる構造プレートがつねに動いていて、新しい山や新しい大陸や新しい海をつくりながら、プレートの一方の境界である沈み込み帯で既存の地物を地球の中心へと引き込んでいる。生命も同様に動的だ。種はつねに変化している。私たちは一〇万年前に生きていた祖先と、遺伝学上、同じではない。変化のテンポはゆっくりかもしれないが、止まることはない。地球をこのように見ると、種を保存したり、地球を保存したりしようとするのは意味をなさない。地球の最も基本的な地質学的特性が変化するのを止めることはできず、種が進化して絶滅するのを止めることはできない。

私の好きな活動のひとつは大自然の中をハイキングすることであり、自分は環境保護主義者だと思う。しかし、環境保護主義の目的は自然を保存することだとうそぶきはしない。どの環境保護主義者も、一部の生物――たとえばポリオウイルス――の絶滅を見て喜ぶが、同時に、絶滅寸前の野草を必死で救おうとする。宇宙の観点からすると、これは勝手な区別である。ポリオウイルスにも野草にも優劣はつけられない。人間は人間の最善の利益が何かにもとづいて、守るべきものについて選択する。

環境保護主義は自然を保存することが本質ではない。私たちが何を選択するかの問題だ。一般に環境保護主義者は、未来の人間のためになる選択をする。子孫も楽しめる可能性を高めるために、自然保護区域のような人びとが好むものの変化を遅らせようとする。目先の利益を得られるように、自然保護区域を露天掘り鉱山にすることを選ぶ人もいる。どちらかというと古い脳の選択だ。宇宙は私たちがどちらの選択肢を選ぶかなど気にしない。未来の人間と現在の人間、どちらを助けるかは私たちの選択だ。

何もしないという選択肢はない。知的生命体として、私たちは選択をしなくてはならず、その選択が未来をいずれかの方向に向かわせる。地球上の動物に関して、私たちは助けるかどうかを選ぶことができる。しかし私たちがここにいるかぎり、事態を「自然」に任せる選択肢はない。私たちは自然の一部であり、未来に影響をおよぼす選択をしなくてはならない。

私の目から見ると、私たちは難しい選択に直面している。古い脳か新しい脳、どちらに味方するかの選択だ。もっと具体的には、いまの私たちをつくり上げたプロセス、すなわち自然選択、生存競争、そして利己的な遺伝子の欲求によって、自分たちの未来が決定されるのを望むのか？　それとも、世界を理解したいという欲求と知能によって、未来が決定されるのを望むのか？　主要な原動力が知識の創造と普及である未来か、主要な原動力が遺伝子の複製と伝播である未来か、選択するチャンスがある。

選択をするには、遺伝子操作によって進化のプロセスを変える能力と、非生物学的形態の知能をつくり出す能力が必要である。前者はすでにあり、後者は目前だ。こうしたテクノロジーの利用は、倫理的議論を巻き起こしている。食料供給を改善するためにほかの種の遺伝子を操作すべきなのか？　私たちの子孫を「改善する」ために、私たち自身の遺伝子を操作すべきなのか？　人間より賢くて有能な知的機械をつくり出すべきなのか？

あなたはすでに、こうした疑問に関する意見をもっているかもしれない。こうしたことはまったく問題ないと思っている人もいれば、倫理に反すると思っている人もいるだろう。とにかく、選択肢について議論するのは悪いことではない。選択肢を慎重に検討することで、何を選ぶにしても、情報にもとづいた決定を下すことができる。

多惑星種になることは絶滅を防ごうとする試みだが、それでも遺伝子によって決まる未来だ。遺伝子の伝播より知識の広まりに味方するには、どんな選択ができるのだろう？

私たちの遺伝子を組み換える

最近、DNA分子を正確に編集するテクノロジーが開発された。じきに、文書の作成や編集と同じくらい、正確かつ容易に新しいゲノムをつくり出し、既存のゲノムを組み換えることができるようになる。遺伝子編集の利益は計り知れない。たとえば、何百万人をも苦しめる遺伝性疾患を根絶できる。ところが同じテクノロジーを使って、まったく新しい生命体を設計したり、たとえば子どもをより優れたアスリートにするとか、より魅力的にしたりするために、DNAを組み換えることもできる。この種の操作は問題ないのか、それとも許されないのか、どちらと考えるかは状況しだいだ。より魅力的に見せるためにDNAを組み換えることは不必要に思えるが、遺伝子編集が人類全体の絶滅を防ぐのなら、それは必要不可欠になる。

たとえば、火星に移住地を建設することが、人類の長期生存のための優れた保険だと判断され、大勢が行くことに同意するとしよう。しかしその後、重力が弱いせいで人間は火星に長期間住めないことがわかる。国際宇宙ステーションの無重力状態で数カ月過ごすことが、健康問題を引き起こすことはすでにわかっている。火星の低重力で一〇年間暮らしたあと、私たちの体は衰えはじめて死ぬかもしれない。そうなれば、火星での永住は不可能に思える。しかし、ヒトゲノムの編集でこの問題を解決できて、そうしたDNA組み換えを行なった人は火星に永住できるとしよう。火星に住めるように、自分の遺伝子と子どもたちの遺伝子を編集することは、許されるべきなのか？　火星に行ってもかまわないという人はみな、すでに命にかかわるリスクを受け入れている。そして火星に住む人びとの遺伝子は、いずれにしろゆっくり変化することになる。それなら、なぜその選択が許されてはならないのか？　この種の遺伝子編集は禁じられるべきだとあなたが考えている場合、地球が人の住めない場所になりつつあって、生き延びられる唯一の方法が火星に引っ越すことだとしたら、考えは変わるだろうか？

では、私たちの遺伝子を組み換えることで、攻撃的行動を排除し、人をより利他的にできる方法がわかったとしよう。これは許されるべきなのか？　私たちは宇宙飛行士になる人を選ぶとき、生まれつきそういう性格の人を選ぶ。そうするのももっともだ。宇宙飛行が成功する可能性が高くなる。将来、火星に住む人を送り出すとしたら、同じような適性審査をすることもありえる。短気で暴行の前歴がある人より、情緒的に安定した人を選ぶのではないか？　たった一度の不注意な行動や暴力的な行動が、コミュニティー全体を葬るおそれがあるなら、火星にすでに住んでいる人たちは、新参者には情緒的安定性テストに合格することを求めはしないだろうか？　DN

Aを編集することでより善良な市民をつくれるなら、既存の火星住民はそれを強く要求するだろう。

もうひとつ仮想のシナリオを考えよう。氷の中で凍りついたまま生き延びられる魚がいる。人間も同じように凍らせて、将来いつか解凍できるように、DNAを組み換えられたらどうだろう？　体を凍らせて一〇〇年後に再び目覚めたがる人が大勢いると想像できる。人生の最後の一〇年、二〇年を未来に生きるなんて、わくわくする。それは許されるのか？　この組み換えで人間がほかの星まで旅行できたらどうだろう？　旅行に数千年かかっても、宇宙旅行者は出発時に冷凍され、目的地に着いたときに解凍される。そのような旅行のボランティアには事欠かないだろう。そのような旅行を可能にするDNA組み換えを禁止すべき理由があるだろうか？

DNAを大きく組み換えることが最高の直接的利益になると判断できるシナリオは、いろいろ思いつける。絶対的な善も悪もない。私たちが下す選択があるだけだ。道徳的見地からDNA編集を許すべきではないと言う人がいるなら、自覚しているかどうかは別にして、彼らは既存の遺伝子にとって、またはよくあることだがウイルス性の誤った信念にとって、最高の利益になる未来を選んでいるのだ。そのような立場を取ることによって、人類の長期生存と知識の長期存続にとって最高の利益になるかもしれない選択を排除している。

私としても、なんの管理も審議もなしに、ヒトゲノムを編集していいと提唱しているのではない。そして私が説明してきたことはどれも強制をともなわない。こうしたことをやるように、誰も強制されてはならない。私はただ、遺伝子編集は可能であり、したがって選択の余地があることを指摘しているだけだ。個人的には、導き手のいない進化の道のほうが、私たち自身が選択する道より好ましい理由がわからない。進化のプロセスのおかげでいまの私たちがあることを感謝してもいい。しかし、いまここにいる私たちには、未来をコントロールするために知能を使うという選択肢がある。種としての生存と知識の存続は、私たちが知能を使えばもっと確実になるだろう。

DNAの編集によって設計される未来は、やはり生物学的未来であって、可能なことには限界がある。たとえば、DNA編集でどれだけのことをなし遂げられるかは不明である。未来の人間が恒星間旅行できるように、ゲノム編集をすることは可能なのか？　遠くの惑星の開拓地で互いに殺し合わない未来の人間をつくり出すことは可能なのか？　誰にもわからない。現在、何が可能で何がそうでないかを予測できるだけのDNAに関する知識はない。私たちがやりたいと思うことの中に、原理上、不可能なことがあるとわかっても、私は驚かない。

ここで、最後の選択肢に目を向けよう。知識の保存と知能の生存を保証する最も確実な方法かもしれないが、最も難しい方法でもあるだろう。

進化の軌道を離脱する

知能を古い脳と生物学の支配から解放する究極の方法は、人間のように知的だが、人間に依存しない機械をつくることだ。それは太陽系の外まで移動し、私たちよりも長く生き残ることができる「知的エージェント」である。そうした機械は私たちの知識を共有するが、遺伝子は共有しない。人間が新たな暗黒時代さながらに文化的に衰退するなら、あるいは人間が絶滅するなら、跡を継ぐ知的機械は人間抜きで進み続けるだろう。

「機械」という言葉を使うのに、私にはためらいがある。なぜならこの言葉は、机上のコンピューターか、人型ロボット、あるいはSF小説の悪役のようなイメージを彷彿させるからだ。前述したとおり、未来の知的機械がどういう外観になるか予測することはできない。初期のコンピューター設計者が、未来のコンピューターの外観を想像できなかったのと同じだ。一九四〇年代には、コンピューターが米粒より小さくなり、ほぼ何にでも埋め込めるようになるとは、誰も想像できなかった。どこからでもアクセスできるのに厳密にはどこにあるかわからない、強力なクラウドコンピューターのことも誰も想像できなかった。

同様に、未来の知的機械がどんな見た目になるか、何でつくられるか、私たちには想像できない。だから想像はやめよう。何が可能かについての思考を限定してしまいかねない。代わりに、なぜ私たちは人間なしで星まで行ける知的機械をつくりたいのか、二つの理由について話そう。

目標その1　知識を保存する

前章では、太陽を周回する保管庫に知識を保存できるかもしれないことを説明した。その名もウィキ・アース。私が説明した保管庫は静的だった。宇宙を漂う図書館のようなものだ。それをつくる目的は、未来の知的エージェントがその保管庫を発見し、その内容の読み方を解明することを願って、知識を保存することだ。しかし、メンテナンスの面倒を積極的に見る人間がいなければ、保管庫はゆっくり朽ちていくことになる。ウィキ・アースは自己複製せず、自己修復せず、したがって一時的なものである。長くもつように設計されても、遠い未来のいつか、読めなくなってしまうだろう。

人間の新皮質も図書館に似ている。世界についての知識が入っている。しかしウィキ・アースとちがって、新皮質はその知識をほかの人間に伝えることによって、知っていることのコピーをつくる。たとえば、この本は私が知っていることをあなたのような他人に伝えようとする試みだ。これで確実に知識は広められる。誰かひとりがいなくなっても、知識が永遠に失われることにはならない。知識を保存する最も確実な方法は、継続的にコピーをつくることだ。

したがって、知的機械をつくる目的のひとつは、人間がすでに行なっていることを複製することだろう。コピーをつくってばらまくことによって、知識を保存するのだ。この目的で知的機械を使いたい理由は、私たちがいなくなったずっとあとまで知識を保存し続けることができ、ほかの星のような私たちには行けない場所まで知識を広められることにある。人間とちがって、知的機械はゆっくりと銀河系全体に広がることができる。うまくいけば、宇宙のどこかにいる知的生命体に知識を伝えることができる。太陽系まで移動してきた知識と銀河史の保管庫が見つかったら、どれだけわくわくするか想像してほしい。

遺産計画に関する前章で、ウィキ・アースのアイデアと、知的な種である私たちがかつてこの太陽系に存在したことを示すために長く続く信号を発生させるアイデアについて話した。この二つのシステムを合わせると、ほかの知的生命体を太陽系に向かわせ、さらに私たちの知識の保管庫を発見させることができるかもしれない。本章で提案していることは、同じような結果を達成する別の方法である。異星の知能を太陽系の知識保管庫に向かわせる代わりに、私たちの知識と歴史のコピーを銀河系のあちこちに送るのだ。どちらにしても、知的な何かが宇宙を通り抜ける長旅をしなくてはならない。

どんなものも劣化する。知的機械が宇宙を旅するとき、傷んだり、行方不明になったり、意図せず壊されたりするものもある。したがって、私たちの子孫となる知的機械は、自己修復し、必要に応じて自己複製することができなくてはならない。こんな話をすると、知的機械が世界を乗っ取ることを心配する人たちが不安がることはわかっている。前に説明したように、ほとんどの知的機械は自己複製できないので、心配する必要はないと私は考えている。しかしこのシナリオでは自己複製が要件である。とはいえ、知的機械が自己複製するのはとても難しいので、このシナリオはありえないのかもしれない。ひと握りの知的機械が宇宙を旅しているとしよう。数千年後、新たな太陽系にたどり着く。ほとんどが不毛の惑星だが、ひとつの惑星に原始的な単細胞生物がいるとわかる。数十億年前にこの太陽系への訪問者があったとしたら、まさにそういう発見をしていただろう。では、知的機械がメンバーのうち二台を交換し、さらに別の恒星に送り込む新しい知的機械を数台つくる必要があると判断するとしよう。どうすればそれができる？　たとえば、私たちがコンピューターに使っているもののようなシリコンチップを使って、知的機械がつくられているなら、シリコンチップ製造工場や必要なサプライチェーンすべてを構築する必要があるのか？　これは実現不可能かもしれない。地球上の炭素ベースの生物と同じように、その場のありふれた元素を使って複製できる知的機械をつくる方法を、私たちは学ぶことになるとも考えられる。

恒星間旅行のさまざまな実際的問題をどうすれば克服できるか、私にはわからない。しかし繰り返しになるが、焦点を合わせるべきなのは、未来の知的機械がどんな物理的形態をとるかではない、と私は考えている。まだ発明されていない材料と組み立て法を使って、知的機械を構築する方法があるかもしれない。さしあたって、もし可能ならやると選択するようなことなのかどうか、判断する助けになるように、目的やコンセプトを話し合うほうが重要である。銀河系を探検して知識を広めるために知的機械を送り出すことが、私たちの追求したいことだと判断されれば、障害を克服する方法を考案できる可能性はある。

目標その2　新しい知識を獲得する

恒星間を旅行する自動継続的な知的機械をつくり出すことができたら、その機械は新しいものを発見するだろう。きっと新種の惑星と恒星を発見し、私たちには想像もつかないほかの発見もするだろう。ひょっとすると、起源や末路のような宇宙に関する深い謎の答えを発見するかもしれない。それが探検の本質である。何を学ぶかはわからないが、何かを学ぶのだ。もし銀河系を探検するために人間を送ったら、さまざまな発見をしてくれると期待できる。いろいろな意味で、知的機械のほうが人間より発見の能力は高い。脳に相当するものは記憶容量が大きく、動作が速く、まったく新しいセンサーが備わることになる。私たちより優秀な科学者だろう。知的機械がこの銀河系を横断すれば、宇宙についての知識をたえず増やしていくだろう。

目的と方向のある未来

人間はずっと恒星間旅行を夢見てきた。なぜだろう？

理由のひとつは、遺伝子を広めて保存すること。その根拠になっている考えはこうだ。つねに新しい土地を探検し、可能な場所すべてに植民地を確立することは、種の宿命である。私たちは過去に繰り返しそうしてきた。山を越え、海を渡り、新しい社会を築いてきたのだ。これが遺伝子の利益になるので、私たちは探検するようにプログラムされている。好奇心は古い脳の機能のひとつである。探検などしないほうが安全でも、それに抵抗するのは難しい。人間が別の星々まで旅行できるとしたら、それは私たちが昔からやってきたことの延長にすぎない。遺伝子をできるだけたくさんの場所に広めるのだ。

もうひとつの理由は、私が本章で提案してきたとおり、知識を広めて保存することだ。この考え方は、特定の遺伝子ではなく知能こそ、人類が重要である理由だという前提にもとづいている。だから私たちは別の星々まで旅行して、もっとたくさん学び、未来のために知識を守るべきなのだ。

しかしこれは好ましい選択なのか？　昔からやってきたとおりにやり続けることの何が悪いのか？　知識を保存するとか、知的機械をつくるということに関する、このくだらないおしゃべりをすべて忘れることもできる。いまのところ、地球上の生活はそこそこ快適だ。人間がほかの星々に旅行できないとしても、それがどうした？　いままでどおりを続けて、もちこたえるあいだは楽しめばいいではないか。

これは妥当な選択であり、結局、私たちの唯一の選択かもしれない。しかし私としては、遺伝子より知識を支持する主張をしたい。両者には根本的なちがいがある。そのちがいがあるからこそ、私に言わせれば、知識を保存して広めることのほうが、遺伝子を保存して広めることより、価値ある目的なのだ。

遺伝子は複製する分子にすぎない。遺伝子が進化するとき、特定の方向に進むわけではないし、ある遺伝子が別の遺伝子より本質的に優れていることもない。ある分子がほかの分子より本質的に優れていることなどないのと同じだ。複製が得意な遺伝子もあるかもしれないが、それでも環境が変化すれば、複製が得意なのはどの遺伝子かも変わる。重要なのは、その変化に全体的な方向はない、ということだ。遺伝子にもとづく生命には方向も目的もない。生命はウイルスとして現われることもあれば、単細胞の細菌、あるいは樹木として現われることもある。しかし、複製の能力以外にある生物が別の生物より優れていることを示す理由はなさそうだ。

知識はちがう。知識には方向も最終目標もある。たとえば重力を考えよう。それほど遠くない過去には、なぜ物は上がらずに落ちるのか、誰にもわからなかった。ニュートンが初めてうまい重力理論を考え出した。それは宇宙の力なのだと提案し、数学で表現できる単純な法則にしたがった挙動であることを説明した。ニュートンのあと、私たちは重力理論がない状態にもどることはなかった。アインシュタインの重力の説明はニュートンのそれより優れていて、私たちはニュートンの理論にもどることはない。ニュートンがまちがっていたのではない。彼の方程式はいまだに、私たちが日常的に経験する重力を正確に表現する。アインシュタインの理論はニュートンの理論を組み込んでいるが、異常な条件下の重力をうまく記述する。知識には方向がある。重力の知識は、知識のない状態からニュートンの知識へ、そしてアインシュタインの知識へと進むことができるが、反対方向には進めない。

方向に加えて、知識には最終目標がある。大昔の探検家は地球がどれだけ大きいかを知らなかった。どんなに遠くまで旅行しても、つねにその先があった。地球は無限なのか？　端っこがあって、先に進むと落っこちてしまうのか？　誰にもわからなかった。しかし最終目標はあった。地球はどれだけ大きいのか、という疑問に対する答えがあるとされていたのだ。最終的に、その目標は意外な答えで達成された。地球は球体であり、いまでは地球がどれだけ大きいかがわかっている。

現在、私たちは同じような謎に直面している。宇宙はどれだけ大きいのか？　永遠に続くのか？　端っこはあるのか？　地球のように丸いのか？　宇宙はたくさんあるのか？　私たちが理解していないことはほかにもたくさんある。時間とは何か？　生命はどうやって生まれたのか？　知的生命体はどれだけありふれているのか？　こうした疑問に答えることが目標であり、それを達成しうることは歴史から明らかだ。

遺伝子によって決まる未来は、方向性がほとんど、またはまったくなくて、短期的目標しかない。つまり健康でいて、子どもをつくり、人生を楽しむ。知識の利益を最優先して設計される未来には、方向と最終目標の両方がある。

うれしいことに、私たちはどちらかの未来を選ぶ必要はない。両方選ぶことは可能だ。地球で暮らし続けながら、地球を住みやすい状態に保つために最善を尽くし、私たち自身の最悪の行動から私たち自身を守ろうと努力することができる。同時に、私たちがもうここにいない未来のために、知識の保存と知能の存続を確実にすることに、資源を投じることもできる。

私は遺伝子より知識を優先することを主張するために、この第3部を、つまり最後の五つの章を書いた。そして読者のみなさんに、人間を客観的に見てほしいと呼びかけた。どうして私たちはまずい決断を下し、なぜ私たちの脳は誤った信念の影響を受けやすいか、考えてほしいと呼びかけた。知識と知能を遺伝子と生物学より大切なものとして、ひいては、生物学的な脳という現在のありかの外に保存するに値するものとして、考察してほしいと呼びかけた。知能と知識にもとづいて子孫の将来性を考え、そうした未来が遺伝子にもとづく未来と同じように価値がある可能性を、考えてほしいと呼びかけた。

もう一度強調したい。私は人間がすべきことを指示しているのではない。私の目標は議論を促すことであり、倫理的に確定しているとされていることが、じつは選択できるものだと指摘することであり、十分に検討されていない考えを最前線に押しだすことである。

では、現在にもどろう。

おわりに

私がいつも楽しむ空想がある。広大な宇宙と何千億もの銀河を想像するのだ。銀河それぞれに何千億という恒星がある。恒星それぞれの周囲に、果てしなく変化に富んだ惑星を思い描く。そうしたものすごく大きな物体が何兆も、広大な何もない宇宙の中で、ゆっくりと互いの周りを何十億年も回り合う。私が感心するのは、このことを知っているのは、というか、そもそも宇宙が存在することを知っているのは、宇宙の中で私たちの脳だけであることだ。もし脳がなければ、何かが存在することを知るものはない。そう考えると、本書の冒頭で触れた疑問が頭をよぎる。何かについて誰も何ものも知らないなら、それはそもそも存在すると言えるのか？　私たちの脳がそんな類を見ない役割を果たすとは、とても興味をそそられる。もちろん宇宙のどこかに知的生命体がいるかもしれないが、それはそれで考えるのがさらに楽しくなる。

宇宙と知能の特異性についての考察は、私が脳について研究したかった理由のひとつだ。しかし地球上にほかにも理由がたくさんある。たとえば、脳の仕組みを理解することは、医薬や精神衛生にも影響する。脳の謎を解くことは真の機械知能につながり、それは社会のあらゆる面でプラスになる。かつてコンピューターがそうだったのと同じだ。さらには子どもへのより良い教育法につながる。しかし最終的に話は、類を見ない私たちの知能にもどる。私たちは最も知的な種である。私たちが何ものであるかを理解したければ、どうやって脳が知能をつくり出すかを理解しなくてはならない。脳のリバースエンジニアリングを行ない知能を理解することが、私に言わせれば、人間が取り組む最も重要な科学的探求である。

私がこの探求を始めたとき、新皮質が何をするかについての理解は限られていた。私もほかの神経科学者も、世界のモデルを学習する脳についてある程度のイメージはあったが、それはぼんやりしていた。そのようなモデルがどのようなものか、どうすればニューロンがそれをつくり出せるか、わかっていなかった。実験データばかりがあふれていて、理論的枠組みなしではデータの意味を理解するのは難しかった。

その後、世界中の神経科学者はかなり進歩した。本書は私のチームが学んだことに焦点を当てている。その多くは意外なものである。たとえば、新皮質にあるのはひとつの世界モデルではなく、およそ一五万の感覚運動モデリングシステムであることが明らかになった。また、新皮質が行なうことはすべて、座標系にもとづいていることが発見された。

本書の第1部では、新皮質の仕組みとどうやって新皮質が世界モデルを学習するかについて、新しい理論を説明した。われわれはこれを知能の一〇〇〇の脳理論と呼ぶ。私の解説はわかりやすく、私の主張には説得力があったと信じたい。途中、そこで終わりにすべきかどうか熟慮した。一冊の本に書く内容として、新皮質を理解するための枠組みだけで十分に野心的であることはたしかだ。それでも、脳を理解することは当然ほかの重要な問題につながるので、私は進み続けた。

第2部では、現在のAIが知的でないと主張した。真の知能であるには、新皮質がやるのと同じように、機械が世界のモデルを学習しなくてはならない。そして、大勢の人が考えるように、機械知能が人類存亡のリスクではない理由を説明した。機械知能は、私たちがつくり出す最も役立つテクノロジーになる。ほかのあらゆるテクノロジーと同様、それを悪用する人はいるだろう。そのことのほうがAIそのものより心配だ。機械知能そのものは、人類存亡のリスクにはならない。そしてメリットのほうがデメリットよりはるかに大きいと思う。

最後に第3部では、知能と脳の理論をとおして人類の状況を見てきた。おわかりのように、私は未来について心配している。人間社会の幸福と人類の長期生存についても心配している。私の目標のひとつは、古い脳と誤った信念の組み合わせが、現実的な人類存亡のリスクであることの認識を高めることだ。考えられているAIの脅威より、よほど大きなリスクである。私たちが直面するリスクを軽減できそうな方法をいろいろと論じてきた。そのうちいくつかは、私たちが知的機械をつくり出すことを必要とする。

私がこの本を書いたのは、同僚と私が知能や脳について学んだことを伝えるためだ。しかしこの情報を共有するだけでなく、あなたがそれについて行動してくれることを願っている。あなたが若いなら、あるいは転職を考えているなら、神経科学や機械知能の分野に足を踏み入れることを考えてほしい。これほど興味深く、やりがいのある、重要なテーマはあまりない。とはいえ、言っておかなくてはならない。私がこの本に書いた考えを追究したいなら、それは困難な道である。神経科学と機械学習は、結果が出るのに時間がかかる分野である。私が説明した原理が両方の研究分野で主役になることはまちがいないが、そうなるには何年もかかるかもしれない。そのあいだ、あなたには決意と才覚が必要だろう。

もうひとつ願っていることがある。これは誰にでも当てはまる。いつの日か、地球上の誰もが脳の仕組みを学ぶようになってほしい。私としては「あなたには脳があるよね？　脳についてこれくらいは知っておいて」と言えることを期待したい。みんなが知るべきもののリストは短い。脳は新しい部分と古い部分で構成されていること。新皮質が世界のモデルを学習するやり方、そして脳の古い部位は感情や原始的な行動を生み出すこと。どうして古い脳が主導権を握り、すべきでないとわかっている行動をとらせるのか。私たちはみな誤った信念に弱く、ウイルス性の信念もあること。

こうしたことをみんなが知るべきだと私は考えている。地球が太陽の周りを回っていること、DNA分子が遺伝子をコードすること、恐竜は地球上に数百万年も生息していたが、いまでは絶滅したことを、みんなが知るべきであるのと同じだ。これは重要である。私たちが直面する問題の多くは――戦争から気候変動まで――誤った信念、または古い脳の利己的な欲望、またはその両方によって生み出される。あらゆる人間が自分の脳内で起きていることを理解したら、対立は減り、私たちの未来予想はもっと明るくなると思う。

私たち一人ひとりがこの取り組みに貢献できる。あなたが親なら、子どもたちに脳について教えよう。ミカンとリンゴを使って太陽系について子どもに教えるのと同じように。あなたが子ども向けの本を書くなら、脳と思い込みについて書くことを考えてほしい。あなたが教育者なら、どうすれば必修科目の一部に脳の理論を組み込めるか問いかけてほしい。多くのコミュニティーが現在、遺伝学とDNA技術を高校の標準カリキュラムとして教えている。それ以上ではないにしても同じくらい、脳の理論も重要だと思う。

私たちは何ものか？
どうやってここにたどり着いたのか？
私たちの運命はどうなる？

何千年にもわたって、私たちの祖先はこうした根本的疑問を投げかけてきた。これは自然だ。私たちは目を覚ますと、複雑で不可解な世界にいる。人生にマニュアルはないし、生命の目的は何なのかを説明する歴史も裏話もない。自分たちの状況を理解するために最善を尽くすが、人類史のほとんどにおいて人間は無知だった。数百年前から、こうした根本的疑問の答えが見つかり始めた。いまでは、あらゆる生物の根底にある化学を理解している。人類につながった進化の過程を理解している。そして、人類は進化し続け、将来いつか絶滅しそうであることを知っている。知的生命体としての私たちについても、同じような疑問を投げかけることができる。

なぜ私たちは知的で、自己を認識しているのか？
人類はどういう経緯で知的になったのか？
知能と知識の運命はどうなる？

こうした疑問に答えがあることだけでなく、私たちは答えを見つけることにすばらしい進歩をとげつつあることを、あなたに納得してもらえたと信じたい。人類の未来についての懸念とは別に、知能と知識の未来についても懸念すべきであることも、納得してもらえたと信じたい。私たちの優れた知能は唯一無二であり、わかっているかぎり、広大な宇宙が存在することを知っているのは、宇宙で人間の脳だけである。人間の脳だけが、宇宙の大きさ、その年齢、そして動きの法則を知っている。だからこそ、私たちの知能と知識は保存に値するのだ。そしていつの日か、私たちはすべてを理解するかもしれないという希望がもてる。

私たちはホモ・サピエンス、賢い人間である。願わくは、自分たちがどれだけ特別かを認められるくらい賢く、ここ地球でできるだけ長く生き延びられるような選択をするくらい賢く、知能と知識がさらに長く地球と宇宙全体で生き延びられるような選択をするくらい賢い人間であることを。

謝辞

著者として私の名前が出ているが、本書および一〇〇〇の脳理論は大勢によって生み出された。それが誰か、そしてどういう役割を果たしたかを話したい。

一〇〇〇の脳理論

ヌメンタでは創業以来、一〇〇人以上の社員、ポスドク、インターン、そして客員研究員が働いてきた。誰もがなんらかの形で、われわれの研究と論文に貢献した。あなたがこの集団の一員なら、ありがとうと言いたい。

特筆に値する人が数人いる。スブタイ・アーマド博士は一五年にわたって、私の科学パートナーだ。われわれ研究チームの管理運営に加えて、われわれの理論に貢献し、シミュレーションを開発し、研究の基礎となる数学的処理のほとんどを導き出している。ヌメンタの進歩はスブタイがいなければ起こらなかっただろう。マーカス・ルイスも理論に重要な貢献を果たした。マーカスはしばしば難しい科学的課題に取り組み、意外な発想と深い洞察を見いだした。ルイス・シャインクマンはすばらしく有能なソフトウェア技術者だ。彼はわれわれがやったことすべてに大きく貢献した。スコット・パーディーとユウェイ・ツイ博士も、理論とシミュレーションに多大な貢献をしている。

テリ・フライと私は、レッドウッド神経科学研究所とヌメンタの両方でともに仕事をしてきた。テリは、オフィスをはじめ科学的企業を経営し続けるのに必要なあらゆることを、うまく管理している。マット・テイラーはオンラインコミュニティーを管理し、開かれた科学と科学教育の提唱者だった。彼は驚くような方法でわれわれの科学を前進させた。たとえば、われわれの内部研究会議をライブ配信するよう推し進めたが、私の知るかぎり、それは世界初だった。科学研究は自由にアクセスできるようにするべきだ。高額な購読料金を払う余裕のない人たちが公表研究論文にアクセスできるようにしている組織、サイハブ（SciHub.org）に感謝したい。

ドナ・ダビンスキーは科学者でも技術者でもないが、彼女の貢献は比類ない。彼女とは三〇年近く力を合わせている。ドナはパームのCEO、ハンドスプリングのCEO、レッドウッド神経科学研究所の所長を歴任し、現在、ヌメンタのCEOだ。ドナと初めて会ったとき、私はパームのCEOを引き受けてくれるように、彼女を説得しようとしていた。彼女が決心する前に、私は自分が情熱を注ぐ究極の対象は脳理論であり、パームはその目標を達成する手段だと話した。だから数年後にはパームを去る時期を模索するつもりだ、と。ほかの人ならその瞬間に退席するか、将来もずっと私はパームに尽力するべきだと主張したかもしれない。しかしドナは私の目標を彼女の目標の一部として取り込んだ。パームを経営しているとき、彼女はよく、私が脳理論に全身全霊を傾けられるように会社を成功させる必要があるのだ、と社員に話したものだ。携帯型コンピューターで収めた成功、ヌメンタでなし遂げた科学的進歩はどれも、初めて会った日にドナが私の神経科学における目標を受け入れていなかったら、実現しなかったと言っても過言ではない。

本書

この本を書くのに一年半かかった。毎朝七時ごろにオフィスに着き、一〇時まで執筆する。執筆そのものは孤独な作業だが、最初から最後までずっと、仲間のコーチがついていてくれた。マーケティング担当副社長のクリスティー・メイヴァーだ。本を書いた経験はなかったが、彼女は実地で学習し、かけがえのない存在になった。言葉を簡略化する必要がある箇所と付け加える必要がある箇所を見わけるスキルを身につけている。私が執筆プロセスを体系化するのを手伝い、社員との本の検討会議を進行してくれた。本を書いたのは私だが、つねに彼女の存在があった。ベーシック・ブックスの担当編集者エリック・ヘニーと、原稿編集者のエリザベス・ダナが、数え切れないほどの助言をしてくれたおかげで、本がより明確に、読みやすくなった。ジェイムズ・レヴィンは私の著作権代理人である。そして彼は最高だ。

リチャード・ドーキンス博士には、充実したすてきな序文を寄せてくれたことを感謝したい。遺伝子とミームに対する彼の洞察が、私の世界観に深い影響をおよぼしたことにも感謝している。序文を書くにふさわしい人をひとり選べるとするなら、それは彼だろう。彼が書いてくれたことを光栄に思う。

妻のジャネット・ストラウスは、私が書くそばから原稿を読んでくれた。彼女の助言をもとに、いくつか構成の変更を行なった。しかしもっと重要なのは、彼女が私にとって人生の完璧な伴侶であることだ。私たちはともに遺伝子を伝えることにした。その結果である娘のケイトとアンのおかげで、つかの間のこの世での暮らしが、言葉にできないほど楽しいものになっている。

訳者あとがき

本書は二〇二一年に刊行されたジェフ・ホーキンスの ***A Thousand Brains: A New Theory of Intelligence*** の全訳である。原書は二〇二一年のフィナンシャル・タイムズ紙のベストブックに選出されたほか、ビル・ゲイツの「今年おすすめの五冊」にも選ばれ、「人工知能はとりわけＳＦ作家の想像力をかきたてる題材だ。真のＡＩをつくり出すのに必要なことについて知りたいなら、この本がとても興味深い理論を提案している。ホーキンスは……数十年前から神経科学と機械学習のつながりについて考えていて、この本でその考えをわかりやすく手ほどきしている」と評されている。

ジェフ・ホーキンスといえば、一九九〇年代に携帯情報端末「パームパイロット」を世に送り出し、「モバイルコンピューターの父」の異名をとる、ＩＴ業界で大成功を収めた企業家として知られる。しかし本書にも記されているとおり、彼はもともと脳について知りたいという強い思いを抱いていた。そのために大学卒業後に勤めていたインテルを辞め、あちこちの大学の研究室の門戸をたたいたが、自分の望む脳の総合的理論を研究する道を開くことができなかった。そこで彼が選んだのは、いったんコンピューター産業界にもどって、脳研究のチャンスをねらうことだった。この柔軟で臨機応変な考え方が、ホーキンスの異色だが充実したキャリアの原動力なのだろう。そしてねらいどおり、モバイルコンピューター事業で築いた資産を投じて、自分のやりたい研究ができる研究所をみずから設立したのだ。いまや思う存分、脳の（とくに新皮質の）機能理論を探究し、さらにはその理論を機械知能に応用する方法に取り組んでいる。

このように大学や政府機関にほぼ頼ることなく脳の研究を続けてきた著者が、現時点での成果を世に知らしめるために著わしたのが本書である。ホーキンスの一般読者向け科学書としては、二〇〇四年刊行のサンドラ・ブレイクスリーとの共著 *On Intelligence: How a New Understanding of the Brain Will Lead to the Creation of Truly Intelligent Machines*（邦訳『考える脳 考えるコンピューター』）に続く二作目である。前作ですでに、いわゆる人工知能と人間の知能は別物であって、真の知能をもつ機械の実現には脳を理解すること、なかでも「予測する」という脳の働きが重要だと説き、これには当時のＡＩ研究者も少なからず影響を受けたようだ。

それから一七年、ホーキンスの脳理論には大きな進歩があった。脳がどうやって予測するかを解明したのだ。第1部でその理論的枠組みが明らかにされる。カギは「動き」と「座標系」。予測するにはまず、世界はこういうものだというモデルを学習する必要がある。たとえばコーヒーカップという物体がどういうものかを知るのに、一点に触れたままでは何も学習できない。指を動かすことによって、指で感じるものがどう変わるかを知るのが学習だ。そうするとカップのふちや底や取っ手のような特徴の位置関係、つまり物体の構造を記憶することになり、その記憶をしまうために脳がつくり出すのが、地図に似た座標系である。しかもその座標系を、新皮質を構成する何千何万という「皮質コラム」という要素それぞれがつくり出し、それをもとに皮質コラムそれぞれが予測を行なう。言ってみれば、脳はひとつではなく何千もあるというのが「一〇〇〇の脳」の意味なのだ。

さらに興味深いのは、座標系はカップのような外の世界の物体を認知するためだけでなく、人が直接感知できない知識を整理するのにも使えるという主張だ。たとえば政治や数学といった、概念についての知識もすべて座標系に保存されるので、物理的空間内を歩きまわるのと同じように、座標系内の概念から概念へと動いていくことが思考だという。数学者は方程式という数学の概念を座標系にきちんと保存しているので、似たような方程式に遭遇したとき、どういう演算でその座標系内を動きまわればいいかがわかる。しかし数学に疎い人の場合、脳が座標系をつくっていないので、方程式を解こうとしても数学の空間で迷子になる。地図がないと森で迷子になるのと同じだ。このように脳の働きを動的にとらえ、どこも同じように見えるのに異なる機能を果たす新皮質の各領域が、じつは共通の基本アルゴリズムを実行しているとする理論は画期的である。

こうした脳理論を踏まえて、第2部では著者の考える知能を備えた機械について詳述される。ここであらためて現行のＡＩにＩ（知能）はなく、「新しい課題をすばやく学習し、異なる課題間の類似性を理解し、新しい問題を柔軟に解決」することができてこそ、人間と同じレベルの知能を示す機械、すなわち汎用人工知能（ＡＧＩ）になるのだと力説している。そしてそのような機械の形態も用途も、まだ誰も予想していないものになるだろうという。一九九二年、いま私たちが当たり前に使っているＳＮＳはおろか、携帯電話のデータ通信も、映像や音楽の配信も、Ｗ i-Fiもブルートゥースもなかった時代に、インテルの幹部社員に向けて携帯型コンピュータの重要性を訴えて、「人はそれを何に使うんです?」と小馬鹿にされた著者だからこそ、テクノロジーが人の想像力を超えることを痛感しているのだろう。

知能をもつ機械についてもうひとつ強調されているのは、それがSF小説や映画で描かれるような、人類を脅かすものにはならないだろうという見解だ。その根拠は古い脳と新しい脳の役割分担にある。新しい脳が知能と合理性の座であり、人類を脅かすのは古い脳がつかさどる欲望と感情なので、それを人間が意図的に機械知能にもたせないかぎり、機械知能を恐れる必要はないのだ。コンピューター技術者でありながら、脳神経学を探究しているからこその知見といえる。

逆に、人間の知能こそが人類にとって脅威になりうる。その論点から、人間の知能について掘り下げるのが第3部だ。人間には知性の新皮質だけでなく、当然、衝動を優先する古い脳もある。あらゆる動物が生き延びて繁殖するのを助けるように進化してきた古い脳の生存欲求が、知能を備えた新皮質の生み出すテクノロジーを支配するとき、人口過剰、気候変動、核兵器、遺伝子編集といった、人類の生存を脅かしかねない問題が生じる。結局、機械知能は人間にとって道具であり、どんな道具も使い手次第なのだ。

そして私が個人的にとても興味を覚えたのは、第3部の後半である。人間の知能のせいかは別にして、地球が人の住めない場所になったときのための火星移住計画は、発想として珍しくはないが、その移住地建設に必要なものこそ、真のAIを備えたロボットだと著者は力説する。そして火星に住むのに適した人間を遺伝子編集でつくり出すのはどうだろう、とも。さらには、いつか人類が絶滅することは必然だ。それを前提に、人類が存在したことや蓄積された知識という遺産を、ほかの知的生命体に伝える方法をホーキンスは考察している。太陽光を人工的なパターンで遮断する衛星を太陽の周回軌道に乗せるとか、その衛星に知識のアーカイブを搭載するとか、凡人には途方もない荒唐無稽なことに思えるが、著者はいたって真剣だ。たとえ机上の空論でも、さまざまなシナリオを議論することから、思わぬブレイクスルーが起こるかもしれないし、遠い未来のことなど誰にもわからないのだ。そして新皮質を進化させた人間は、「利己的な遺伝子」の命令に逆らい、方向と目標をもって生きることができるのだと著者は説く。いかに人間の知能と知識を誇りに思っているかが伝わってくる。独立独歩で研究と実業の二足のわらじを履いてきたホーキンスが、この先、どんな理論を実証し、どんな製品でビジネスを展開するのか、楽しみだ。

最後に、本書の刊行までに多くの方々の力をお借りした。とくに、編集を担当し、貴重な助言をくださった早川書房の一ノ瀬翔太さん、訳稿を丁寧にチェックしてくださった校正スタッフの方々に、心から感謝申し上げる。

二〇二二年二月

大田直子

推奨文献

われわれの研究について伝え聞いた人から、1000の脳理論や関連の神経科学についてもっと学ぶために、どんなものを読めばいいかとよく訊かれる。そういうとき、たいてい私は深いため息をつくことになる。なぜなら単純な答えはないし、正直言って、神経科学の論文は読みにくいからだ。具体的なおすすめの読み物を紹介する前に、一般的な助言をしたい。

神経科学はとても広い研究分野なので、たとえひとつのサブ分野に精通した科学者であっても、異なるサブ分野の文献を読むのには苦労するかもしれない。そしてまったくの神経科学初心者には、とっつきにくいかもしれない。

特定のテーマ——たとえば皮質コラムや格子細胞など——について学びたいと思っていて、そのテーマにまだ精通していないなら、ウィキペディアのような情報源から始めることをおすすめする。ウィキペディアにはたいてい、どんなテーマについても多様な記事があり、リンクをたどることによって記事から記事へすばやく飛ぶことができる。私が知るかぎり、用語や考えや主題について、だいたいのことをつかむ最速の方法である。記事によって意見が一致しない、あるいは異なる用語を使っていることがわかるだろう。同様の不一致は査読を受けた科学論文にも見られる。原則として、あるテーマについて知られていることをなんとなく理解するには、多種多様な情報源を読む必要がある。

深く掘り下げるために、私が次におすすめするのは総説論文だ。総説論文は査読つきの学術雑誌に掲載されるが、科学者の意見が一致しない分野を含めて、あるテーマの概要を示す。総説論文はたいてい典型的な論文より読みやすい。引用文献リストも貴重だ。なにしろ、あるテーマに関係する重要な論文のほとんどが、ひとつのリストに示されている。総説論文を見つけるには、グーグルスカラーのような検索エンジンを使い、「格子細胞の総説論文」のような検索語を入力すればいい。

あるテーマの用語、歴史、基本概念を学んではじめて、個別の科学論文を読むことをおすすめする。論文のタイトルと要約だけでは、あなたが探している情報が盛り込まれているかどうかを知るには十分でないことが多い。私はふつう要約を読む。そして画像にさっと目を通す。よく書かれている論文では、画像が本文と同じことを語っているはずだ。そのあと最後の考察まで飛ぶ。たいていこの節が、論文の内容について著者がわかりやすく述べる唯一の場所である。こうした予備段階を終えてはじめて、私はその論文を最初から最後まで読むことを考える。

以下に推奨文献をテーマごとに示す。それぞれに関して論文は何百何千とあるので、私にできるのは、あなたの取っかかりを助けるために少しアドバイスすることだけだ。

皮質コラム

1000の脳理論の基盤は、皮質コラムはどれも同様の構造をもち、同様の機能を果

たすとする、ヴァーノン・マウントキャッスルの提案である。最初の参考文献は、共通の皮質アルゴリズムという考えを述べたマウントキャッスルの初の小論だ。二番目の参考文献は、提案を裏づける多くの実験結果を列挙した、マウントキャッスルの最近の論文である。ブックスヘーヴェデンとカサノヴァによる三番目の参考文献は、比較的読みやすい総説である。おもにミニコラムについてだが、マウントキャッスルの主張に関するさまざまな意見と証拠を論じている。トムソンとラミーによる四番目の参考文献は、皮質の構造に関する総説論文だ。細胞層とその間の原型的結合についての徹底した総説である。込み入っているが、私は気に入っている。

Mountcastle, Vernon. "An Organizing Principle for Cerebral Function: The Unit Module and the Distributed System." In *The Mindful Brain*, edited by Gerald M. Edelman and Vernon B. Mountcastle, 7–50. Cambridge, MA: MIT Press, 1978.

Mountcastle, Vernon. "The Columnar Organization of the Neocortex." *Brain* 120, no. 4 (April 1997): 701–722.

Buxhoeveden, Daniel P., and Manuel F. Casanova. "The Minicolumn Hypothesis in Neuroscience." *Brain* 125, no. 5 (May 2002): 935–951.

Thomson, Alex M., and Christophe Lamy. "Functional Maps of Neocortical Local Circuitry." *Frontiers in Neuroscience* 1 (October 2007): 19–42.

皮質の階層

最初の論文は第１章で言及されているフェルマンとヴァン・エッセンによるもので、マカクサルに見られる新皮質の領域の階層を初めて記述している。おもに歴史的重要性のためにここに挙げた。残念ながら自由にアクセスできない。

ヒルゲタグとグーラスによる二番目の参考文献は、新皮質内の階層の問題に関するもっと新しい調査である。新皮質を厳密な階層として解釈することのさまざまな問題が列挙されている。

三番目の参考文献はマレー・シャーマンとレイ・ギラリーによる論文で、皮質の二つの領域が視床と呼ばれる脳の部位を通じて、基本的に応答し合うと主張している。論文の図３はこの考えをうまく説明している。シャーマンとギラリーの提案は、ほかの神経科学者にたびたび無視される。たとえば、一番目と二番目の参考文献はどちらも、視床経由の連絡に言及していない。本書では視床について語らなかったが、視床は新皮質ととても密につながっているので、新皮質の延長だと私は考えている。私は同僚とともに、2019年の「枠組み」論文で、考えられる視床経路の説明について論じた。

Felleman, Daniel J., and David C. Van Essen. "Distributed Hierarchical Processing in the Primate Cerebral Cortex." *Cerebral Cortex* 1, no. 1 (January–February 1991): 1-47.

Hilgetag, Claus C., and Alexandros Goulas. "'Hierarchy' in the Organization of Brain

Networks." *Philosophical Transactions of the Royal Society B: Biological Sciences* 375, no. 1796 (April 2020).

Sherman, S. Murray, and R. W. Guillery. "Distinct Functions for Direct and Transthalamic Corticocortical Connections." *Journal of Neurophysiology* 106, no. 3 (September 2011): 1068–1077.

なに経路とどこ経路

私は第６章で、座標系にもとづく皮質コラムが、新皮質のなに経路とどこ経路にどう当てはまるかを説明した。最初の参考文献は、このテーマに関する初期のアンガーライダーとハクスビーによる論文である。二番目はグッデールとミルナーによる論文で、より現代的な記述である。その中で彼らは、なに経路とどこ経路のもっと適切な表現は「知覚」と「行動」だと主張している。この論文は自由にアクセスできない。ラウシェッカーによる三番目の論文が、おそらく最も読みやすい。

Ungerleider, Leslie G., and James V. Haxby. "'What' and 'Where' in the Human Brain." *Current Opinion in Neurobiology* 4, no. 2 (1994): 157–165.

Goodale, Melvyn A., and A. David Milner. "Two Visual Pathways—Where Have They Taken Us and Where Will They Lead in Future?" *Cortex* 98 (January 2018): 283–292.

Rauschecker, Josef P. "Where, When, and How: Are They All Sensorimotor? Towards a Unified View of the Dorsal Pathway in Vision and Audition." *Cortex* 98 (January 2018): 262–268.

樹状突起の活動電位

私は第４章で、新皮質のニューロンは樹状突起の活動電位を使って予測するという説について話した。このテーマについて論じる総説論文を三篇ここに挙げておく。最初はロンドンとハウサーのもので、おそらく最も読みやすい。アンティックらによる二番目は、もっと直接的に私たちの説に関連していて、メイジャー、ラークム、シラーによる三番目の参考文献も同様だ。

London, Michael, and Michael Häusser. "Dendritic Computation." *Annual Review of Neuroscience* 28, no. 1 (July 2005): 503–532.

Antic, Srdjan D., Wen Liang Zhou, Anna R. Moore, Shaina M. Short, and Katerina D. Ikonomu. "The Decade of the Dendritic NMDA Spike." *Journal of Neuroscience Research* 88, no. 14 (November 2010): 2991–3001.

Major, Guy, Matthew E. Larkum, and Jackie Schiller. "Active Properties of Neocortical Pyramidal Neuron Dendrites." *Annual Review of Neuroscience* 36 (July 2013): 1–24.

格子細胞と場所細胞

1000の脳理論のカギを握るのは、あらゆる皮質コラムが座標系を使って世界のモ

デルを学習するという部分である。われわれの提案では、新皮質はそうするために、嗅内皮質と海馬にある格子細胞と場所細胞が用いているものと似たようなメカニズムを使っている。場所細胞と格子細胞のわかりやすい概要を知るためには、オキーフとモーザー夫妻の講演を、行なわれた順で読むか聴くことをおすすめする。三つはひと揃いの講演として連携している。

O'Keefe, John. "Spatial Cells in the Hippocampal Formation." Nobel Lecture. Filmed December 7, 2014, at Aula Medica, Karolinska Institutet, Stockholm. Video, 45:17. www.nobelprize.org/prizes/medicine/2014/okeefe/lecture/.

Moser, Edvard I. "Grid Cells and the Enthorinal Map of Space." Nobel Lecture. Filmed December 7, 2014, at Aula Medica, Karolinska Institutet, Stockholm. Video, 49:23. www.nobelprize.org/prizes/medicine/2014/edvard-moser/lecture/.

Moser, May-Britt. "Grid Cells, Place Cells and Memory." Nobel Lecture. Filmed December 7, 2014, at Aula Medica, Karolinska Institutet, Stockholm. Video, 49:48. www.nobelprize.org/prizes/medicine/2014/may-britt-moser/lecture/.

新皮質の格子細胞

新皮質の格子細胞メカニズムの証拠は出始めたばかりだ。私は第6章で、認知課題を行なう人間の格子細胞で証拠を示すfMRIの実験を二つ説明した。ドーラー、バリー、バージェスによるものと、コンスタンティネスク、オライリー、ベーレンスによるもの、二篇の論文は、その実験について述べている。ジェイコブズらによる三番目の論文は、開頭手術を受けている人間での同様の結果を説明している。

Doeller, Christian F., Caswell Barry, and Neil Burgess. "Evidence for Grid Cells in a Human Memory Network." *Nature* 463, no. 7281 (February 2010): 657–661.

Constantinescu, Alexandra O., Jill X. O'Reilly, and Timothy E. J. Behrens. "Organizing Conceptual Knowledge in Humans with a Gridlike Code." *Science* 352, no. 6292 (June 2016): 1464–1468.

Jacobs, Joshua, Christoph T. Weidemann, Jonathan F. Miller, Alec Solway, John F. Burke, Xue-Xin Wei, Nanthia Suthana, Michael R. Sperling, Ashwini D. Sharan, Itzhak Fried, and Michael J. Kahana. "Direct Recordings of Grid-Like Neuronal Activity in Human Spatial Navigation." *Nature Neuroscience* 16, no. 9 (September 2013): 1188–1190.

1000の脳理論に関するヌメンタの論文

この本では1000の脳理論について高水準の説明をしているが、いろいろと細かいところまでは掘り下げていない。もしあなたがもっと詳しく知りたいなら、私の研究所の査読論文を読むことができる。具体的な要素が詳細に説明されており、たいていシミュレーションとソースコードも含まれている。われわれの論文はすべて自由にア

クセスできる。とくに関係のあるものを、それぞれ簡単な説明をつけて紹介する。

次の文献は最も新しい論文であり、しかも最も読みやすい。完全な理論とその意味合いをもっと詳しく知りたいなら、最適の出発点である。

Hawkins, Jeff, Marcus Lewis, Mirko Klukas, Scott Purdy, and Subutai Ahmad. "A Framework for Intelligence and Cortical Function Based on Grid Cells in the Neocortex." *Frontiers in Neural Circuits* 12 (January 2019): 121.

次の論文は、ほとんどの樹状突起活動電位は予測の役割を果たし、錐体神経細胞のシナプスの九割は予測のために文脈を認識することに専念している、というわれわれの提案を紹介している。さらに、ミニコラムに組織されるニューロンの層が、どうやって予測のためのシーケンス記憶を形成するかも述べている。そしてほかの理論では説明できない生物学的ニューロンのさまざまな側面を説明する。シミュレーション、アルゴリズムの数学的記述、ソースコードのポインターを含む詳細な論文である。

Hawkins, Jeff, and Subutai Ahmad. "Why Neurons Have Thousands of Synapses, a Theory of Sequence Memory in Neocortex." *Frontiers in Neural Circuits* 10, no. 23 (March 2016): 1–13.

次は、あらゆる皮質コラムが物体全体のモデルを学習できるという考えを、初めて紹介した論文だ。この論文はコラムの投票という考え方も紹介している。この論文が説明するメカニズムは、2016年の論文で紹介された予測メカニズムの延長である。われわれは、格子細胞の表現が位置信号の基盤を形成するかもしれないとも推測した。ただし、詳細は何も解明されていなかった。この論文にはシミュレーション、容量計算、アルゴリズムの数学的記述も含まれている。

Hawkins, Jeff, Subutai Ahmad, and Yuwei Cui. "A Theory of How Columns in the Neocortex Enable Learning the Structure of the World." *Frontiers in Neural Circuits* 11 (October 2017): 81.

次の論文は2017年の論文を拡張するべく、格子細胞がどうやって位置の表現を形成できるかに、詳細に取り組んでいる。そして、そのような位置がどうやって来たるべき感覚入力を予測できるかを説明している。さらに、新皮質の六層のうちの三層とモデル間のマッピングを提案している。シミュレーション、容量計算、アルゴリズムの数学的記述も含まれている。

Lewis, Marcus, Scott Purdy, Subutai Ahmad, and Jeff Hawkins. "Locations in the Neocortex: A Theory of Sensorimotor Object Recognition Using Cortical Grid Cells." *Frontiers in Neural Circuits* 13 (April 2019): 22.

図版クレジット

31 ページ：Bill Fehr / stock.adobe.com

34 ページ：Adapted from “Distributed Hierarchical Processing in the Primate Cerebral Cortex,” by Daniel J. Felleman and David C. Van Essen, 1991, Cerebral Cortex, 1(1):1.

36 ページ：Santiago Ramón y Cajal

137 ページ：Bryan Derksen, reprinted with permission under terms of the GNU Free Documentation License: https://en.wikipedia.org /wiki/en:GNU_Free_Documentation_License.

226 ページ：Edward H. Adelson

脳《のう》は世界《せかい》をどう見《み》ているのか
知能の謎を解く「1000の脳」理論

2022年4月25日　初版発行
2024年7月25日　10版発行

＊

著　者　ジェフ・ホーキンス
訳　者　大《おお》田《た》直《なお》子《こ》
発行者　早　川　　浩

＊

印刷所　中央精版印刷株式会社
製本所　中央精版印刷株式会社

＊

発行所　株式会社　早川書房
東京都千代田区神田多町2―2
電話　03-3252-3111
振替　00160-3-47799
https://www.hayakawa-online.co.jp
定価はカバーに表示してあります
ISBN978-4-15-210127-3　C0040
Printed and bound in Japan
乱丁・落丁本は小社制作部宛お送り下さい。
送料小社負担にてお取りかえいたします。

ハヤカワ・ポピュラー・サイエンス

盲目の時計職人

——自然淘汰は偶然か？

（『ブラインド・ウォッチメイカー』改題・新装版）

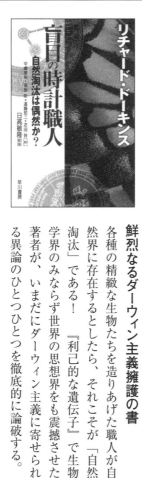

THE BLIND WATCHMAKER

リチャード・ドーキンス

日高敏隆監修

中嶋康裕・遠藤彰・遠藤知二・疋田努訳

46判上製

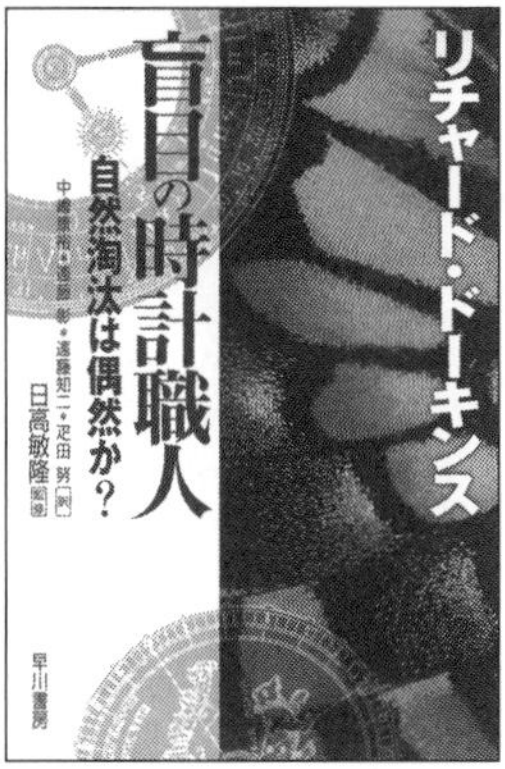

鮮烈なるダーウィン主義擁護の書

各種の精緻な生物たちを造りあげた職人が自然界に存在するとしたら、それこそが「自然淘汰」である！　『利己的な遺伝子』で生物学界のみならず世界の思想界をも震撼させた著者が、いまだにダーウィン主義に寄せられる異論のひとつひとつを徹底的に論破する。

幻覚の脳科学
―見てしまう人びと

Hallucinations

オリヴァー・サックス
大田直子訳

ハヤカワ文庫ＮＦ

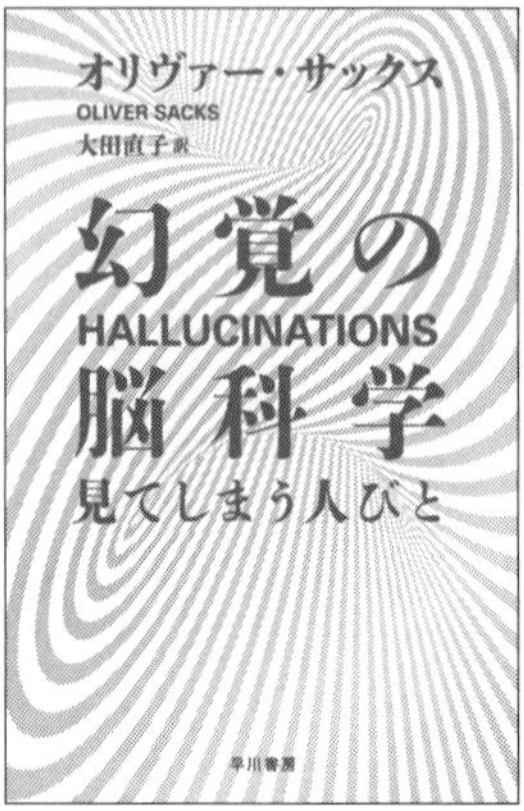

宙を舞うハンカチ、十五センチの小人、失った手足の感覚。現実には存在しないものを知覚する「幻覚」。多くは狂気の兆候などではなく、脳機能解明の貴重な手がかりになるという。多様な実例を挙げながら、幻覚が精神世界や文化に与えてきた影響を綴る医学エッセイ。『見てしまう人びと』改題。解説／春日武彦